QIANGJING
JINENG PeiXun JiChu

腔镜技能
培训基础

陈 捷 —— 主编

U0253868

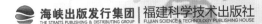
海峡出版发行集团
THE STRAITS PUBLISHING & DISTRIBUTING GROUP
福建科学技术出版社
FUJIAN SCIENCE & TECHNOLOGY PUBLISHING HOUSE

图书在版编目（CIP）数据

腔镜技能培训基础 / 陈捷主编. —福州：福建科学
技术出版社，2024.4
ISBN 978-7-5335-7182-5

Ⅰ.①腔… Ⅱ.①陈… Ⅲ.①内窥镜－外科手术
Ⅳ.①R61

中国国家版本馆CIP数据核字（2024）第006845号

出 版 人　郭　武
责任编辑　李　英
装帧设计　刘　丽
责任校对　林峰光

腔镜技能培训基础

主　　编　陈　捷
出版发行　福建科学技术出版社
社　　址　福州市东水路76号（邮编350001）
网　　址　www.fjstp.com
经　　销　福建新华发行（集团）有限责任公司
印　　刷　福建新华联合印务集团有限公司
开　　本　787毫米×1092毫米　1/16
印　　张　17.5
字　　数　339千字
版　　次　2024年4月第1版
印　　次　2024年4月第1次印刷
书　　号　ISBN 978-7-5335-7182-5
定　　价　168.00元

前言 | FORWORDS

内镜医学是医学传统理论与现代科学技术相结合的产物，它依赖于电子信息技术、生物工程技术以及机械工程技术等的全面发展。随着数字化时代的到来，内镜医学进入了前所未有的崭新时期。

内镜外科的治疗水平在不断地进步，体现在手术病死率降低，病人住院时间缩短，特别是并发症的发生率低。内镜手术为许多患者在治疗上提供了一个新的选择和途径，这是医学科学的一个革命性进步。

近年来国家卫健委公布的有关通知和文件指出，全国各地医院在内镜下临床诊疗工作、内镜消毒、内镜设备购买等方面都显现了有待解决的一些问题，临床各专业很多内镜医师没有接受系统的内镜理论学习和规范的专业技术培训。为做好全国各专科内镜医师技术培训、考核和准入资格的管理工作，受国家卫健委有关部门委托，中国医师协会内镜医师分会在全国各省、自治区和直辖市分别设立国家卫健委9个专科内镜医师的培训考核基地，设立全国内镜医师基地培训认证中心。中国医师协会内镜医师分会全国多专科内镜医师培训考核认证中心在国家卫健委主管部门的指导下，将统一协调管理各个培训基地，统一各基地的训练操作技术，统一内镜设备、器材，统一模拟训练操作系统，统一理论考核标准等，推进中国内镜医师的规范化培训以及与国际接轨的步伐。

福建中医药大学附属人民医院外科系统开展的内镜手术方式包括胸腔镜、腹腔镜、膀胱镜、宫腔镜等，妇科是首批原卫生部批准的内镜诊疗技术培训基地、妇科四级内镜手术培训基地，于2017年获得美国权威机构——美国腹腔镜内镜外科医师协会（SLS）颁发的教育培训机构资质证书，是中国医师协会整合医学医师分会整合盆底医学专业委员会（学组）主任委员单位、福建省妇科微创与整合盆底研究中心、福建省中西医结合学会微创分会主任委员单位；至今已完成各类宫腹腔镜手术 6 万余例，手术范围涵盖宫腹腔镜 1~4 级手术，多次举办各种国际、国内妇科微创技术会议及学习班，接受来自全国各地的进修学员，培养了一批又一批优秀的腔镜医师，积累了相当多的临床、教学和科研经验。普外科、胸外科、泌尿外科、结直肠外科、胃肠外科近年来逐步开展各种常见病及疑难杂症等的高难度微创手术，建设以治疗各专科疾病为主，融合医疗、教学、科研为一体的外科科室。

福建中医药大学附属人民医院组织编写此书，旨在促进腔镜手术的规范化培训和培训系统化，以便更多、更好、更系统地规培学员学习腔镜手术技能，发挥腔镜微创外科手术的优越性，使这一技术能更好地为患者服务。本书详尽地阐述了腔镜的器械及工作原理，选取各个科室的优势诊治病种，从解剖、适应证、禁忌证、围手术期管理、手术操作注意事项及技巧等方面进行论述，希望能对广大的外科临床医师有所裨益。

目录
CONTENTS

第一章　腔镜的基本理论

第一节　腔镜的发展史

一、腔镜的萌芽与成长

在 2019 年中国中央电视台播放的纪录片《手术两百年》中，描述过一个 100 多年前的场景：麻醉后的病人躺在简单做过卫生的手术床上，外科医生用锯子、电钻等犹如装修工具的器械进行人体手术。这种场面往往既血腥而又暴力，手术成功率极低。而病人即使侥幸存活下来，手术后切口的感染以及身上巨大的瘢痕也会给病人带来生理和心理上的创伤。

也许从那时起，医生追求一种更精细、对病人创伤更小手术的想法就已经产生。

早在 1795 年，德国医生 Bozzine 提出了一些关于内镜的看法，他用简单的直筒内镜观察直肠和子宫。这一创意为后来的腔镜技术奠定了基础。1901 年，德国医师 Kelling 第一次用膀胱镜观察狗的腹腔；1910 年瑞典一位医师 Jacobacus 首次将腹腔镜用于临床检查；1980 年美国医师 Nezhat 开展了全球首例电视腹腔镜手术，为现代腹腔镜外科揭开辉煌的一页，而且电视腹腔镜画面不仅可供多人观看，且可录像，更有利于医师相互学习、交流。1987 年 3 月法国里昂的一位名叫 Philipe Mouret 的医师用电视腹腔镜成功完成世界上首例腹腔镜胆囊切除术，这一个手术具有划时代的意义，被誉为外科发展史上的里程碑，也被公认为是现代微创外科的起源。

巴西作家保罗·科埃略曾言："世界掌握在那些有勇气凭借自己的才能去实现自己梦想的人手中。"外科医师抓住了技术革新带来的机遇，在不同领域不断挑战自己，使腔镜手术的极限被一次次改写。

1988 年，美国的 Mckernan 医师率先将激光成功地引入腹腔镜胆囊切除术，随后 Reddick 和 Olson 以及 Berci 等人分别在纳斯维尔和洛杉矶相继展开这一项工作。1990 年 10 月至 11 月在美国和荷兰分别召开了专题研讨会，制订了 LC（腹腔镜胆囊切除术）医师培训与资格审查条例，从而使之从一开始就步入科学发展的轨道。不久后，腹腔镜胆囊切除术在全世界引起了极大的轰动，腹腔镜外科成为最具活力的领域。短时间内各种腹腔镜手术相继出现，如食管切除术（Buess，1989）、高选择迷走神经切断术（Dubois，1989）、胃部分切除术（Goh，1992）、胃空肠吻合术、脾切除术、肾上腺切除术、经胆囊管胆管造影术、胆总管切开取石及置 T 管术、肝转移病灶切除术、结肠切除术、疝成形手术等。

我国腔镜手术起步较晚，1991 年 2 月 19 日云南省曲靖市第二人民医院医师荀祖武，在国内首次独立完成 1 例腹腔镜胆囊切除术，此为我国腹腔镜外科萌芽的标志，并拉开了中国内地开展这一新兴技术的序幕。同年，北京、上海、广州、成都等地的医院相继开展了腹腔镜胆囊切除术。

随后，北京协和医院郎景和等在我国首次发表《腹腔镜在妇科临床诊断上的应用》，张爱容等完成我国第一例电视腹腔镜妇科手术并发表《妇科电视腹腔镜手术 40 例报道》。1995 年成立了全国性腹腔镜外科学组，促进了腹腔镜技术的推广与发展。

100 多年来，腔镜微创技术的发展经历了一个漫长而曲折的过程，从诊断腔镜到手术腔镜，再到现代腔镜，是无数先辈们努力探索、开拓进取的结果。随着科学技术的飞速进步，如今腔镜手术在外科系统中已普遍开展。

二、腔镜的发展现状

20 世纪 90 年代后，腔镜手术开始在医学的各个领域开花结果，现已涉及外科、妇科、耳鼻喉外科、头颈外科、肿瘤科、内镜室等诸多学科，其器械则包括各种腔镜、内镜和各种导管（超声或 X 线引导下的穿刺引流、溶栓、栓塞、射频治疗、支架放置）等。内镜微创手术的兴起对外科医师既往的"切口越大，暴露越清楚；手术范围越大，根治效果越好"的传统观念提出了挑战。至今，内镜微创手术已当之无愧地成为外科发展史上继麻醉术、无菌术、临床营养治疗学和器官移植术后的又一个伟大的里程碑。

（一）腹腔镜在普通外科的应用

腹腔镜手术在结直肠外科方面的发展已基本成熟，2006 年美国 NCCN 结肠癌临床实践指南中即已明确腹腔镜手术成为结肠癌根治手术的标准方案之一。在技术方面，随着超声刀的应用，解剖游离朝着精细化方向发展，结直肠癌根治手术的淋巴结清扫、血管裸化等关键技术得到保障。而高清、超高清、3D 腹腔镜摄像系统的逐步问世，为腹腔镜手术中的神经保护和侧方淋巴结清扫等精准手术提供了客观条件。

对于腹腔镜胃癌手术而言，在理论层面上，腹腔镜早期胃癌根治手术的安全性和肿瘤根治性等均已得到循证医学证据的支持。近几年，结合开腹胃癌手术在淋巴结清扫方面的循证医学数据结果以及相关理念的改变，腹腔镜胃癌根治术在淋巴结清扫范围等关键步骤上也逐渐规范化。2019 年，我国腹腔镜胃癌手术相关的临床数据已取得重大突破：由中国腹腔镜胃肠外科研究组（CLASS）牵头推进的腹腔镜进展期胃癌根治手术的多中心前瞻性临床对照研究结果公布，并发表在《美国医学会杂志》（JAMA），初步证实其肿瘤学远期疗效非劣于传统开腹手术。

自 1991 年 Reich 首次报道腹腔镜肝切除术后，该术不断发展。从 2008 年 Louisiville 宣言到 2015 年 Morioka 共识，再到 2018 年 Southampton 指南的发布，反映了对于腹腔镜肝切除术专业内的认识从无到有，从探索到规范的发展历程。腹腔镜肝切除术的手术适应证从简单的肝肿瘤局部切除，发展到现在的精准半肝切除、尾状叶切除及肝脏 8 段切除；涉及疾病从良性疾病如肝内胆管结石，到各类良恶性肿瘤，包括肝细胞癌、胆管癌和转移性肿瘤等。在手术技术方面，我国的腹腔镜肝脏外科医师已经探索出一套腹腔镜肝切除术中控制出血的技术，这些技术主要包括腹腔镜区域性血流阻断技术、刮吸解剖法断肝技术、肝静脉阻断技术。这些技术的应用，阻断了来自门静脉或肝动脉途径、断面上的交通血管途径和肝静脉途径的血液，使腹腔镜肝切除术达到了"无血切肝"的境界，同时也从根本上预防了气体栓塞的发生，使整个腹腔镜肝切除术，尤其是腹腔镜半肝切除术的安全性大大提高，从而使得腹腔镜下的精准肝脏切除手术成为可能，并扩大了腹腔镜肝切除术适应证。

（二）腹腔镜在妇科的应用

妇科腹腔镜的应用非常广泛，从简单的不孕症腹腔镜检查、异位妊娠手术、卵巢囊肿，到复杂的盆腹腔粘连分解、子宫肌瘤切除术、全子宫切除术、次全子宫切除术、子宫内膜异位症手术、妇科恶性肿瘤手术等。腹腔镜在不孕症诊疗中的主要作用是诊断和处理输卵管和腹腔因素造成的不孕。腹腔镜诊断和输卵管通液可用于直接观察内生殖器和得知输卵管的通畅度。腹腔镜在腹痛诊断中起到非常重要的作用，尤其是妇科急腹症，包括与妊娠有关的，如异位妊娠；与肿瘤有关的，如卵巢囊肿扭转或破裂，子宫肌瘤变性或扭转；其他类型如卵巢黄体破裂大出血等。也可以用于慢性盆腔痛的诊断，如痛经、盆腔粘连、子宫内膜异位症等。

腹腔镜下全子宫切除术的成功实施标志着腹腔镜技术在妇科疾病治疗中的价值获得认可，而近十年来其于妇科恶性肿瘤治疗中的广泛应用，更加扩展了其在妇科疾病中应用的范围，同时也充分体现了腹腔镜技术的价值和重要性。随着腹腔镜下的广泛性全子宫切除术、盆腔淋巴结切除术等高难度术式的成功实施，标志着其可以应用于诸如宫颈癌、子宫内膜癌、卵巢癌等妇科恶性肿瘤的治疗中，而且随着病例数量的积累和观察随访时间的延长，发现其临床效果与传统的开腹手术相近，但并发症低于传统手术，已经逐渐获得包括妇科肿瘤医师在内的妇产科医师的认可。

腹腔镜微创手术所具有的各种优势决定了其发展的必然。由于手术对患者造成的损伤小、痛苦少、住院时间短、术后恢复快，从而减少了对政府、保险机构和患者的医疗负担，在减少医疗费用开支的同时，亦促进和提高了社会效益。

（三）宫腔镜在妇科的应用

40 余年前，随着宫腔镜技术在国外出现，宫腔镜设备及手术逐渐发展起来。20 余年前，宫腔镜技术引入国内并得到了很好的发展与普及。宫腔镜技术的问世，实现了妇产科医生的百年梦想，是妇产科学术界里程碑式的突破，是妇产科学界的一场变革，这场变革彻底改变了子宫腔疾病的诊治理念。

中年女性宫腔病变增多，仅仅依靠探针的检查方法远远不够，有时因为一些小的疾病就要切除子宫，而宫腔镜可以在直视下了解宫腔内的各种病变；对子宫腔疾病的治疗也发生了翻天覆地的变化，现在许多良性宫腔疾病及需要保留生育功能的个别早期子宫内膜恶性病变，可以通过宫腔镜电切手术辅以药物治疗，保留患者的子宫及生育能力，而过去只能行子宫切开、切除等手术方式。另外，子宫属于盆腔的支撑器官，子宫的保留保持了女性盆底结构的完整性，保持了卵巢的充足血供，避免发生生殖功能障碍及脏器脱垂。妇产科医生应与时俱进，更好地应用宫腔镜技术，造福广大女性。

由于宫腔镜手术微创、体表无切口、术后恢复快、痛苦小、出血少、能够保留子宫，创伤比值小，效价比值高，得到了越来越多医生与患者的认同与青睐。1995 年，时任中华医学会会长的曹泽毅教授，在华西医科大学承办了我国首场妇科内镜学术会议，现场直播两例宫腔镜子宫黏膜下肌瘤切除术和一例腹腔镜辅助阴式子宫全切除术，250 多位参会者亲眼见证了妇科微创内镜手术，尤其是宫腔镜手术的威力和魅力，倍感震撼，反响热烈，掌声如潮！同时妇科内镜技术也受到了政府的重视，2002 年，中国医师协会（CMDA）妇产科医师分会成立，随后 CDMA 在各省、市、自治区纷纷成立腹腔镜学组和宫腔镜学组，这些分支机构致力于发展会员和组织学术会议、培训班，使宫腔镜技术得到了大力推广。这十年各种学术活动及论文发表不断增多，医生对宫腔镜技术的掌握越来越熟练，患者的认可度和接受度越来越高，宫腔镜手术的普及和应用呈燎原之势。

宫腔镜手术因为是通过女性的自然腔道来施术，一般不会造成额外的创伤，即保护了女性宫腔的完整性。中国知名的妇产科专家，被誉为中国宫腔镜之母的夏恩兰教授曾经说过，宫腔镜手术创伤比值最低、效价比值最高，是微创外科手术的典范。

三、腔镜的未来展望

腔镜的发展取决于两个条件，一是从事腔镜的外科医生的临床技术水平，二是腔镜器械的改进和更新。腔镜外科的技术性要求很高，目前国内腔镜外科医生的技术水平参差不齐，有的器械简陋而导致术后并发症屡屡出现，增加了病人的痛苦，也阻碍了腔镜技术在临床上的应用和发展。随着腔镜外科发展的需要，各种新的仪器不断出现，而每一次器械的改进，又能促进腔镜外科的发展。如超声刀，它把电能转换成机械能，从而使组织被切开或凝固，同时也无烟雾，无焦痂，对周围组织损伤也小，明显优越于传统的电凝刀。超声刀已成为广大腔镜外科医师进行复杂的腹腔镜手术的必备器械。

腹腔镜手术遇到的一个主要操作难题是缝合和结扎。目前各种吻合器、切割器已较好地解决了这一问题，但价格昂贵，限制了其广泛应用。围绕结扎的困难，国内外已生产了多种结扎器，均不同程度地解决了问题。将来扩大腹腔镜手术范围在很大程度上取决于手术器械的进步。

腹腔镜手术中的一个很大"缺憾"是没有手的触觉，这也是造成手术困难，容易发生某些并发症的原因，如腹腔镜胆囊切除术中的残留管结石。腹腔镜手术中的超声探头可以经穿刺器直接深入腹腔，了解手术区域的深部结构、重要管道和病变，部分弥补了没有"触觉"的不足。随着腹腔镜技术的发展，胆道镜、激光刀已经辅助腹腔镜开展了胆管切开取石、肿瘤切除和破坏。今后，多种设备的介入将会越来越多，从某种意义上讲，它将决定腹腔镜手术的范围和技术发展程度乃至其发展方向。

目前腔镜外科正在向纵横两个方面发展。纵向方面，起步于胆囊切除，现在就腔镜手术技术而言，凡是开腹手术能做的手术，用腔镜手术都能完成，如胃癌根治术、子宫切除术等。横向方面，除了普外科、妇科和泌尿科以外，目前胸外、骨科、甚至整形外科均已采用腔镜技术来完成多种手术。现在临床上越来越多的手术都采用腔镜手术方式进行，可以预见腔镜在外科工作中的地位和作用将会越来越重要。

以腹腔镜为代表的微创外科手术经过 30 多年的发展，在各科的手术领域已经日趋成熟，但仍有很多临床问题亟待解决，未来微创外科发展方向将主要集中于传统微创术式的规范化、新微创式的研发、微创相关数字设备与新技术研发。

腹腔镜外科是近几十年兴起的腹部外科技术，其与经典的开放腹部外科手术相比，不过是一个初生的婴儿，然而，它代表着最小创伤外科的发展趋势，具有光明的前景。事实上，腹腔镜外科将引起或正在引起现代外科手术学领域里一场深刻的革命，带来一个新的时代，其影响是深远的。

秉持着"一切为了患者"思想的医生们将在微创的路上奋勇前行，或许在未来的某一天，我们的微创技术甚至能达到近乎"无创"化！"微创"，是贯穿医学发展整个历史的、始终如一的理念，是医学发展的必然和发展的方向。

【参考文献】

[1] 张勇，包润发，翁明哲，等. 微创外科的历史与发展 [J]. 上海医药，2018，39(19)：24−26.

［2］王国斌，韩高雄．微创外科技术的历史与变革［J］.腹部外科，2010, 23(01): 4-5.

［3］郑民华，马君俊，吴超．微创外科近 20 年进展及未来发展趋势［J］.中国实用外科杂志，2020, 40(1): 23-26, 32.

［4］Keisuke K,Satoshi N,Go W. Minimally invasive surgery for gastric cancer:the future standard of care［J］. World J Surg, 2011, 35: 1469-1477.

［5］Kitano S,Shiraishi N, Uyama I,et a1.Japanese Laparoscopic Surgery Study Group,A multicenter study on oncologic outcome of laparoscopic gastrectomy for early cancer in Japan［J］. Ann Surg, 2007, 245(1): 68-72.

［6］Lee JH,Yom CK,Han HS. Comparison of long-term outcomes of laparoscopy-assisted and open distal gastrectomy for early gastric cancer［J］. Surg Endosc, 2009, 23(8): 1759-1763.

［7］Yu J,Huang C,Sun Y,et al. Effect of laparoscopic vs open distal gastrectomy on 3-Year disease-free survival in patients with locally advanced gastric cancer: the CLASS-01 randomized clinical trial［J］. JAMA, 2019, 321(20): 1983-1992.

［8］Buell JF,Cherqui D,Geller DA,et al. The international position on laparoscopic liver surgery: The Louisville Statement,2008 ［J］. Ann Surg, 2009, 250(5): 825-830.

［9］Wakabayashi G,Cherqui D,Geller DA,et al.Recommendations for laparoscopic liver resection:a report from the second international consensus conference held in Morioka［J］. Ann Surg, 2015, 261(4): 619-629.

［10］Abu Hilal M,Aldrighetti L,Dagher I,et al.The Southampton Consensus Guidelines for Laparoscopic Liver Surgery: From Indication to Implementation［J］. Ann Surg, 2018, 268(1): 11-18.

第二节　腔镜的设备、手术器械及工作原理

一、摄像系统、观察系统

以腹腔镜为例。

（一）腔镜系统

腔镜系统由窥镜、光源、光导纤维、摄像头、信号转换器、显示器及录像机组成。目前临床上使用的腔镜基本都是采用柱状透镜系统（图 1-2-1），特点是透光性好，分辨率高，成像效果清晰，视野范围大，手术视野及周边视野不失真等。

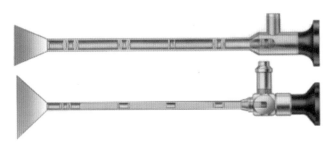

图 1-2-1 腹腔镜

腹腔镜镜头（图 1-2-2）按照镜身直径常见的有 3mm、5mm、10mm 三种。成人腹部外科常用的窥镜直径为 5mm 和 10mm，10mm 腹腔镜传输亮度明显高于 5mm 腹腔镜；5mm 镜视野相对较小，光线较暗，但其具有更微创的优势，当需要从 5mm troca 放置镜身时就更为方便，所以其更适合腹腔镜诊断和小儿腹腔手术时使用。据视野方向不同，分为 0°、15°、25°、30°、45° 角镜。0° 镜视野小，无需转换镜身调整视野角度，适用于初学者应用。有角度窥镜视野较大（T 镜增大，可调节镜身方向从不同角度观察）。

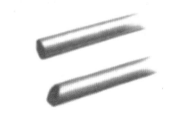

窥镜有防水功能，可浸泡消毒。30° 镜头镜面呈斜面，视野大，其视野不在镜头正前方，而与镜身长轴有一定角度，可通过镜身改变视野方向，适合开展比较复杂的腹腔镜手术。另一个优点是腹腔镜与手术器械可以不在一个平面，减少与手术器械的互相干扰。

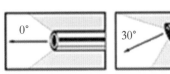

腹腔镜的放大倍数与窥镜与观察物的间距成反比，间距越近则放大倍数越大，一般最多可放大 4-6 倍；反之，间距越远，图像反而缩小（表 1-2-1）。

图 1-2-2 窥镜镜头

表 1-2-1 腹腔镜的放大倍数

内镜与观察物的距离（cm）	放大倍数（倍）
4	1
3	2
2	4
1	6

（二）腹腔镜的光源

腹腔镜手术的光源均要求使用冷光源，其基本组成包括冷光源机和导光纤维（图1-2-3、图1-2-4）。目前常见的冷光源主要有3种：卤素灯、金属卤化灯、氙灯、弧灯。氙灯的光源亮度高，光线最接近自然光，光谱范围包括从紫外线到红外线，是比较理想的光源，目前临床上腔镜手术常用的氙气灯泡为300~600W。冷光源使用前必须先进行白平衡，以保证最真实的色彩传导。

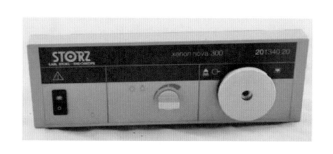

图1-2-3　冷光源机

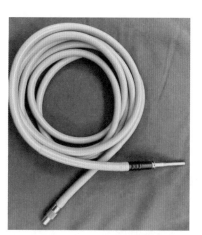

图1-2-4　导光纤维

（三）光纤

通常有玻璃纤维和液态水晶两种类型。前者易折断，而后者不易折断。光缆直径越大，导光能力越强。光导纤维在使用时勿折成锐角，以免光导纤维断裂，影响图像传输。

（四）摄像头

光电耦合器（CCD）晶片是摄像头最重要的组件。它是由许多能把光能转换为电信号并产生最小图像单位的光敏元件组合而成。这些光敏元件也称为像素。CCD的分辨率取决于单位面积内像素的数量，数量越大，其所摄的图像分辨率就越高，图像就越清晰。

目前使用的摄像头灵敏度、清晰度高，手术图像更清晰，对腹腔镜手术起到了非常重要的促进作用。摄像头（图1-2-5、图1-2-6）与腹腔镜镜头连接，将物镜端的图像形成的电信号通过光导纤维输入信号转换器，被信号转换器转换为视频信号，传输到显示器上。腹腔镜视野图像用显示器显示，外科医生可通过显示器进行操作。摄像头带焦距调节和光圈大小调节功能，调整焦距以使图像更加清晰，并可调整图像画面，使图像成全屏或半屏显示。摄像头也有防水功能，可浸泡消毒，但多次反复消毒浸泡会影响图

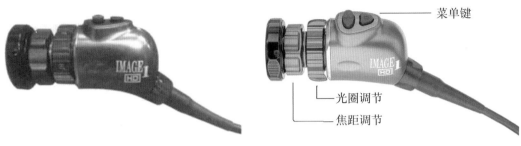

菜单键

光圈调节

焦距调节

图 1-2-5　腔镜摄像头一　　　　　　图 1-2-6　腔镜摄像头二

像清晰度，多采用甲醛熏蒸消毒，或手术时将摄像头及光导纤维用无菌套包裹以达无菌目的。

（五）信号转换器

将摄像头输入的电讯号转换为彩色视频信号，输出到显示器或录像机。有的信号转换器配有超视频输出接口，可使图像色彩更还原逼真。信号转换器面板配有色彩调谐和增强功能，术前可通过白平衡达到理想的图像色彩效果。

（六）显示器

接收摄像头和信号转换器输入的信号，将术野图像显示在显示器上，便于术者根据图像进行手术操作。腹腔镜手术要求显示器分辨率在 600 线以上，大小 36~54cm（14~21英寸）为宜，图像一般放大 8~14 倍，显示器过大会造成图像失真，过小会因图像小容易引起视觉疲劳。显示器的放置高度可与术者视线平行或略低，以减少视觉疲劳。超高分辨率显示器和摄像头可以提供超高清宽屏图像，目前临床上使用已较普遍。现在很多大型三甲医院已使用一体化设计的高清电子腹腔镜，集腹腔镜镜头、光源和摄像头于一体，具有免调焦、减少连接等优势，在手术过程中使用更加便捷。

（七）录像机

为了保存手术资料，便于教学或术后核查手术过程有无失误情况，将显示器所观察到的图像完整录像。录像机接于显示器或信号转换器的视频输出接口。

目前普遍使用的成像和监视系统仍是二维成像，三维成像系统（3D）近年正在逐步应用于临床。与常规腹腔镜和开腹手术相比，3D 高清成像的优势在于还原了真实视觉中的三维立体手术视野，而且具有放大作用，更有助于医生进行精准操作。

二、气腹系统

腹腔镜手术的成功实施，除了助手良好的配合暴露外，CO_2 气腹也起了非常重要的作用。临床上常用 CO_2 建立人工气腹，因其为惰性气体，不能燃烧，CO_2 气腹可以制造良好的手术空间，有助于手术的暴露及腹腔镜下操作。

气腹系统由气腹机、充气管道及气腹针等构成。目前临床常用的气腹机（图1-2-7）为全自动气腹机，可显示气体注入腹腔的速度、容积、实时压力，在压力过高时报警，在气腹压力低于设定腹腔压力时，气腹机可自动充气维持压力。

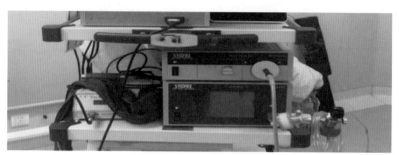

图 1-2-7   气腹机

我们正常人的腹内压为 5~7mmHg，接近大气压。腹内压 ≥ 12mmHg 为腹腔高压，腹内压 ≥ 20mmHg 并伴有腹腔高压有关的器官功能衰竭为腹腔间隔室综合征（ACS）。腹腔镜的工作气腹压力成人在 12~15mmHg，小婴儿气腹压力在 8~11mmHg，年龄较大的小儿气腹压力在 10~12mmHg。不过这种气腹是在全身麻醉下进行的，为满足手术要求，于安全范围内的极致应用。

如果腹内压过高，可导致心排血量、每搏输出量、腔静脉回流下降，全身血管阻力增高，还可导致下肢深静脉淤滞，形成血栓。

气腹针（图1-2-8），又称 Veress 针，针的前端装有弹性压入的钝头，中空且有侧孔，如果突破腹膜，钝头先于针尖进入腹腔，避免损伤腹腔内脏器及组织。

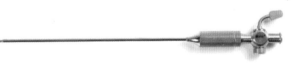

图 1-2-8   气腹针

三、冲吸系统

腹腔镜手术中的气体及液体的冲吸依靠冲吸系统。常用的冲洗吸引器（图1-2-9）多连接于手术室中的吸引系统，外接生理盐水进行腹腔内冲洗后吸引至引流瓶

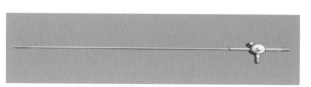

图 1-2-9   吸引器

（图1-2-10）。行腹腔镜手术时，由于腹腔内空间狭小，如果烟雾不能及时排出，会影响操作，这时候可以采用低流量吸引器辅助排出烟雾。

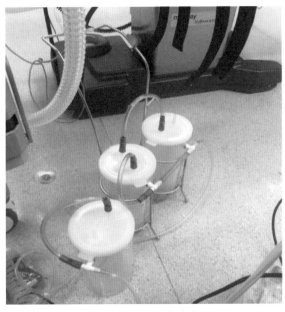

图 1-2-10　引流瓶

四、电热外科电力系统

电热外科动力系统种类繁多，本节就目前主要用于腹腔镜的电热工具做一简单的阐述。

（一）超声刀

超声刀（图 1-2-11）是腹腔镜手术最重要的器械之一，是集抓钳、分离钳、切割凝血功能于一身的高科技器械。超声刀主机输出高频电流激发手柄中压电陶瓷的伸缩，从而将电能（高频电

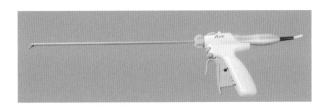

图 1-2-11　国产超声刀

流）转化为超声能（机械振动），并传导至钳口处。高频振动的钳口与病灶组织接触后，在摩擦力和组织张力的作用下形成向两边的切力，使蛋白氢键断裂并进行结构重组，从而达到止血或切割的作用。超声刀的工作温度远低于高频电刀，从而产生较少的手术烟雾，使术者获得更清晰的手术视野，降低手术风险。超声刀独有的空洞化效应，使组织液在低温下蒸发，从而引起组织层面的分离，因而针对重要器官的手术，使用此方法在操作上更加安全。超声刀头有两叶，一叶是施加超声振动的工作叶，用于组织切割；另一叶带有一个有齿纹的组织垫，可更好地夹持组织，加强凝血效果。

超声刀设备由超声频率发生器和手持部分组成，具体由主机、手柄、刀头、脚踏板等主要部件组成（图1-2-12）。发生器将电信号传到手持部分通过换能器转变成超声震动机械能，手持部分的声学装置可将来自换能器的超声频率成倍扩大，使超声刀头以一定的频率进行机械振动，机械能转换成热能，机械能使金属刀头产生机械振动带动组织振动，凝血是借助组织细胞内的高频振荡摧毁蛋白的氢键和振动组织时产热导致蛋白变性进而达到封闭血管的目的；从而可使组织凝固，达到切割、分离及止血的目的。超声刀对直径5mm以下血管均可有效止血，从而减少大量转换器械、放置止血夹和打结结扎的时间，并减少烟雾产生，避免反复清理镜头，大大提高手术效率，缩短手术时间。超声刀具有组织损伤小、无焦痂生成、切割精度高等优点，从而使手术创面整洁，产生的烟雾较少，手术视野清晰。（图1-2-13）

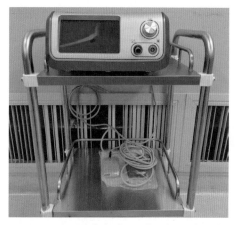

图1-2-12   国产超声刀的主机及脚踏板

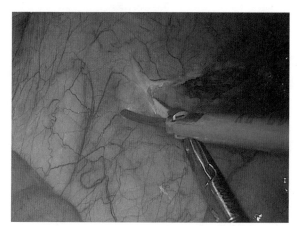

图1-2-13   超声刀术中所见

（二）高频电刀系统

高频电刀系统是一种取代机械手术刀进行组织切割的电外科器械，高频电刀一般是由高压电源、低压电源、振荡单元、功率输出单元、电切或电凝选择等单元组成；其具有两种主要的工作模式，单极（图1-2-14、图1-2-15）和双极（图1-2-16、图1-2-17）。它通过有效电极尖端产生的高频高压电流与机体接触完成对组织的加热，实现对机体组织的分离和凝固，从而起到切割和止血的目的。高频电刀系统本质上属于热损伤，通常使用的电刀电凝时工作温度150~400℃，热效应达$2.5~4mm^2$，易损伤周围组织，使用时需要注意。由于高频电刀切割速度快、凝血效果好、操作简单，因此在临床应用中可以大大缩短手术时间，减少患者失血量从而降低并发症。（图1-2-18、图1-2-19）

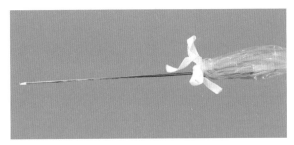

图 1-2-14 电钩单极电凝

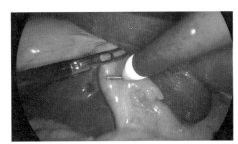

图 1-2-15 电钩单极电凝术中所见

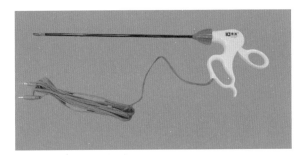

图 1-2-16 双极电凝

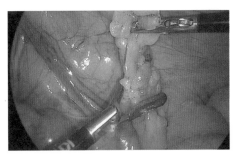

图 1-2-17 双极电凝术中所见

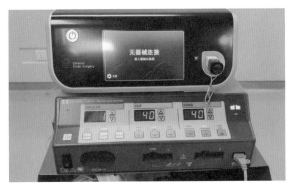

图 1-2-18 强生超声刀主机及柯惠电凝系统主机

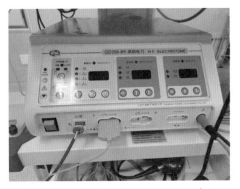

图 1-2-19 国产电凝系统主机

（三）LPMOD

　　LPMOD（Laparoscopic Peng's multifunctional operarive dissector）中文名为腹腔镜多功能手术解剖器；LPMOD 集电切、电凝、刮扒、推剥和吸引五大功能于一体，对组织进行刮扒、电切离断，通过剥脱逐渐暴露解剖，对出血进行电凝，产生的血液以及烟雾通过吸引系统吸除，从而保持手术视野的清晰，能够快速、有效、安全地进行腹腔镜手术。在腹腔肝脏切除术中应用较多。（图 1-2-20）

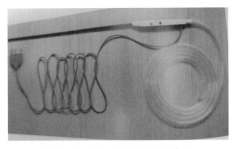

图 1-2-20 LPMOD 展示

（四）LigaSure 血管闭合系统

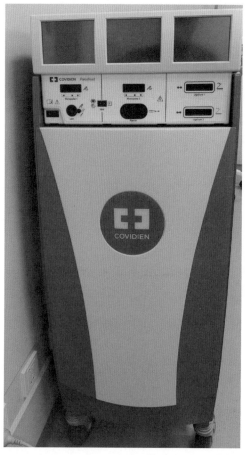

图 1-2-21　LigaSure 血管闭合系统主机
正面

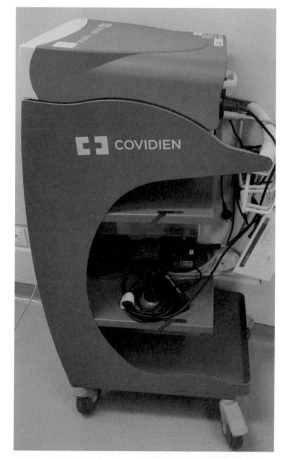

图 1-2-22　LigaSure 血管闭合系统主机侧面

LigaSure 血管闭合系统是应用实时反馈技术和智能主机技术，输出高频电能，结合血管钳口压力，使人体组织的胶原蛋白和纤维蛋白熔解变性，血管壁熔合形成一透明带，产生永久性管腔闭合。Ligasure 血管闭合系统广泛应用在甲状腺、肝胆、胃肠、妇科等的腹腔镜手术中，具有较好的切割能力和满意的止

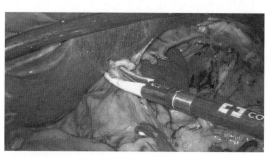

图 1-2-23　LigaSure 血管闭合系统术中所见

血效果，有时在组织解剖、淋巴结清扫等方面有很好的效果。该系统可以闭合 7mm 以下的血管，使血管完全变性后封闭管腔，闭合时热传导距离为 1.5~2mm，相对于电凝系统，更不易热损伤周围组织。（图 1-2-21 至图 1-2-23）

五、腹腔镜手术操作器械

自 20 世纪 90 年代以来，腹腔镜微创手术技术逐渐成熟，正在逐步取代传统开放式手术操作。腹腔镜手术技术的发展，很大程度上受益于手术器械的发展，而腹腔镜手术器械的发展不仅成为了完成腹腔镜手术的关键，更革新式地创造了更多手术方式，从而促进了外科的极大发展。本节将对腹腔镜手术操作所需器械的形态及用途做一简单介绍。

（一）腹腔镜手术器械的分类

腹腔镜手术器械种类多样，且随着手术技术的发展，不断有新的器械为外科医师所创造、熟知及应用。腹腔镜手术器械分类方法繁多。按其通电类别分为单极器械、双极器械和不通电器械（如穿刺器、持针器、钛夹钳、冲洗吸引器、特殊器械等）；按照其结构可分为可拆分器械及不可拆分器械；按临床使用需求及功能，可分为穿刺器类、抓持类、分离类、持针器类、切割类、电凝类、冲洗吸引、钳夹类及特殊器械等。下文将按临床使用需求及功能分类对腹腔镜器械进行简单介绍。

（二）腹腔镜手术器械的基本结构

腹腔镜可拆分器械，如腔镜分离钳、腔镜剪刀、腔镜胃钳、腔镜肠钳等，一般由器械手柄、绝缘套管和工作内芯三部分组成（图 1-2-24）。亦有部分器械，如腹腔镜吸引器、持针器等，其结构有所不同，如图 1-2-25。

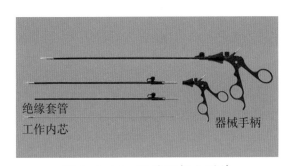

图 1-2-24　腔镜可拆分器械

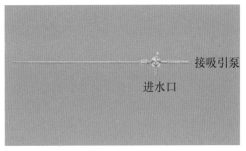

图 1-2-25　腹腔镜吸引器的基本结构

（三）不同功能的腹腔镜器械及其用途

1. 穿刺器类腹腔镜器械

腹腔穿刺器（Trocar）是一类配合腹腔镜手术，为腹腔镜手术建立气腹、提供通道的手术器械。由套鞘（图 1-2-26 中 a、b）和锥心（图 1-2-26 中 c、d）组成，手术初始阶段通过穿刺器或气腹针（图 1-2-26 中 e）进入腹腔后注入 CO_2 以建立气腹，为手术提供适当空间，以便在此后手术过程中为器械进出腹腔提供通道（图 1-2-27）。

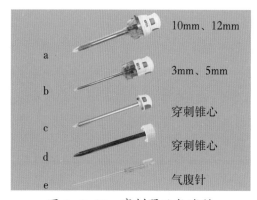

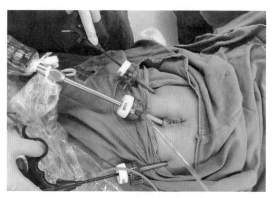

图 1-2-26　穿刺器及气腹针　　　　图 1-2-27　术中经过穿刺器进出器械

2. 抓持类腹腔镜器械

腹腔镜手术由于受穿刺器（Trocar）直径限制，在手术操作过程中，不能通过手直接操作，分离、抓持、翻转、牵拉等操作全部通过器械直接接触组织来完成。为了抓持不同组织，实现不同功能的操作，抓持类腔镜器械的前端设计有不同弧度和工作齿，以方便外科医师进行不同组织的抓持，下面介绍几种临床常用的抓持类器械。

（1）肠钳：最常用的一把器械，镂空设计横齿，用于抓持肠管、胃等。（图 1-2-28、图 1-2-29）

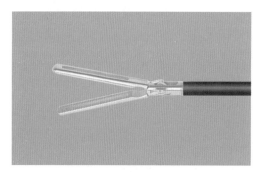

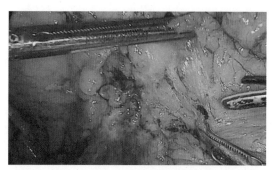

图 1-2-28　肠钳的基本形态　　　　图 1-2-29　肠钳钳夹网膜组织

（2）胃钳：横齿，双镂空，弯头的设计能更好地抓持组织。（图 1-2-30、图 1-2-31）

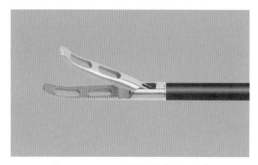

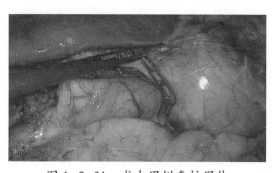

图 1-2-30　胃钳的基本形态　　　　图 1-2-31　术中胃钳牵拉胃体

（3）无损伤抓钳：De Bakey 齿，无损伤大抓钳，微有弧度，用于抓持胃体、肠管、肝、脾脏、胰腺、肺叶等。（图 1-2-32、图 1-2-33）

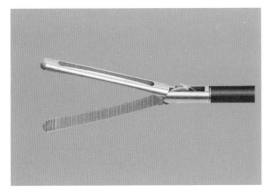

图 1-2-32　无损伤抓钳的基本形态图

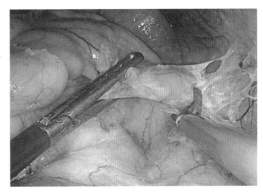

图 1-2-33　术中无损伤抓钳

（4）鳄鱼齿钳：前端带齿，如鳄鱼齿，抓持组织非常牢靠，不易滑脱，但易损伤组织。（图 1-2-34、图 1-2-35）

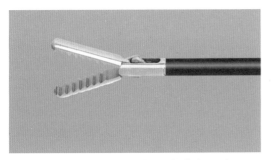

图 1-2-34　鳄鱼齿钳的基本形态

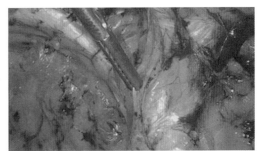

图 1-2-35　鳄鱼齿钳抓持

（5）鸭嘴钳：前端如鸭嘴，多镂空设计，适合抓持粘连不严重的组织，如脂肪，咬合力小，损伤小。（图 1-2-36）

（6）波浪式输卵管、输尿管抓钳：前端波浪式无齿、光滑无损伤，用于抓持输尿管、输卵管。（图 1-2-37）

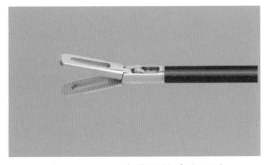

图 1-2-36　鸭嘴钳的基本形态

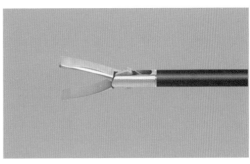

图 1-2-37　输卵管、输尿管抓钳的形态

（7）巴氏钳：前端的平台为横纹齿，后颈空间大，弯度急，能很好地含住组织。用于肠和胃的抓持，特别是大肠的抓持。（图1-2-38、图1-2-39）

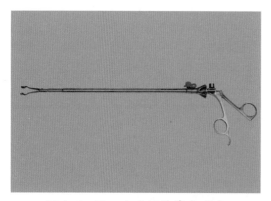

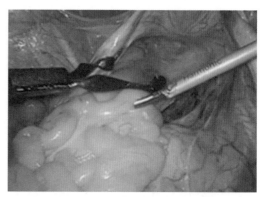

图 1-2-38　巴氏钳的基本形态　　　　图 1-2-39　巴氏钳牵拉乙状结肠

　　临床还有多种类型抓持类器械，本书不做一一介绍，抓持类器械的选用一般没有特定规律与要求，根据临床医师使用习惯、术中操作需求等灵活选择。

3. 分离类腹腔镜器械

　　分离类在腹腔镜手术中常用于钝性分离，也用于缝合时拔针，精细钳夹等，最常用的是马里兰分离钳和大直角钳。

　　（1）马里兰分离钳：腹腔镜手术中最常用器械，用于钝性分离，辅助拔针、辅助操作等。（图1-2-40、图1-2-41）

　　（2）直角钳：前端为直角，用于组织分离，夹持牵引线绕过特定组织，也常常用于血管、神经后方的暴露。（图1-2-42）

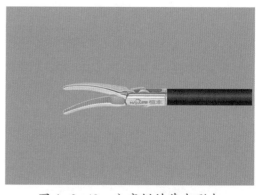

图 1-2-40　分离钳的基本形态

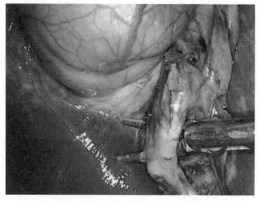

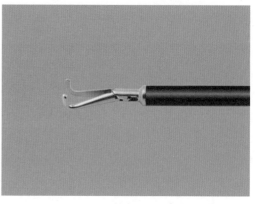

图 1-2-41　分离钳分离胆囊三角　　　　图 1-2-42　直角钳的基本形态

■ 4. 持针器类腹腔镜器械

持针器是腹腔镜手术中用于把持缝针并进行组织缝合的器械，其前端设计同普通开放持针器。直头或弯头设计，手柄略弯，压紧手柄锁定，按下手柄前方开关或直接按压手柄解锁。（图1-2-43、图1-2-44）

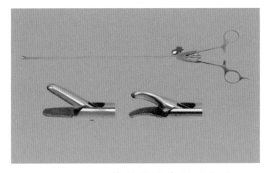

图 1-2-43　持针器的基本形态图

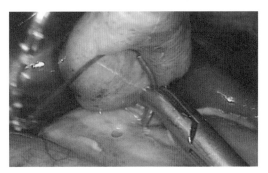

图 1-2-44　持针器持针缝合穿孔灶

■ 5. 切割类腹腔镜器械

（1）梅氏剪：用于组织离断。（图1-2-45、图1-2-46）

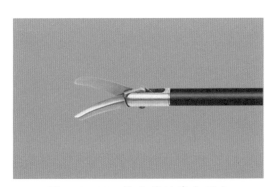

图 1-2-45　梅氏剪的基本形态

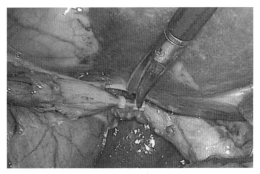

图 1-2-46　梅氏剪拟切断夹闭的胆囊管

（2）勾剪：常用于缝线离断，勾剪下方有凹槽，能够使线相对固定，剪切时不会造成缝线在剪刀刃口大面积摩擦，从而减少剪刀钝化。（图1-2-47、图1-2-48）

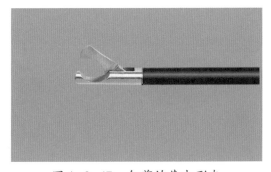

图 1-2-47　勾剪的基本形态

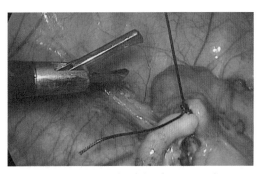

图 1-2-48　勾剪拟剪断结扎线

（3）绝缘梅氏剪：此剪工作颈部绝缘，在通电后不易造成侧向的热损伤，在腹腔镜疝手术、腹腔镜妇科手术中常用。（图 1-2-49、图 1-2-50）

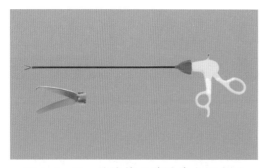
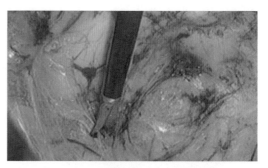

图 1-2-49　绝缘梅氏剪的基本形态图　　　　图 1-2-50　绝缘梅氏剪接电凝组织，分离膀胱前间隙

（4）超声刀：其工作原理是超声刀的发生器产生超高频率和振幅的机械振动，刀头将机械振动传导于组织，通过高频振荡使接触组织发生凝固而后被切开。同时能将血管壁的蛋白凝固融合，使血管得以封闭。因此，超声刀能同时完成对组织的凝固与切割。其构造及使用如图。（图 1-2-51、图 1-2-52）

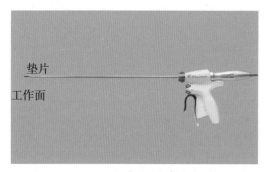
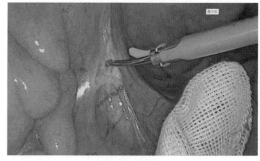

图 1-2-51　超声刀的基本形态图　　　　　图 1-2-52　超声刀切开乙状结肠系膜

6. 电凝类腹腔镜器械

（1）单极电凝：用于腹腔镜下分离与止血（图 1-2-53、图 1-2-54、图 1-2-55）。电凝勾 A、电凝线 B、主机 C 与粘贴于人体的负极板 D 构成完整回路，放电过程中用于

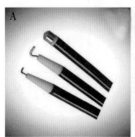
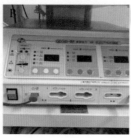
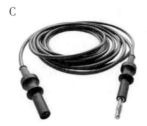
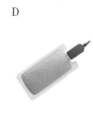

图 1-2-53　单极电凝的基本结构

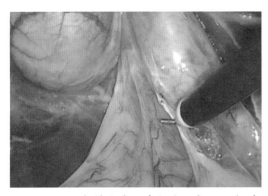

图 1-2-54 电钩分离胆囊与十二指肠间粘连

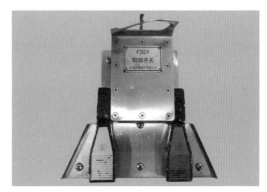

图 1-2-55 单极击发脚踏，黄色电切，蓝色电凝

分离、切割与凝固。

（2）双极电凝：用于抓持与凝血，相较于单极，双极电凝具有更好凝闭效果，能直接凝闭部分血管，亦多用于止血。（图 1-2-56、图 1-2-57）

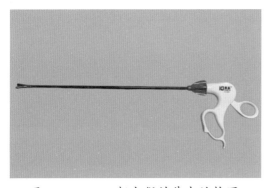

图 1-2-56 双极电凝的基本结构图

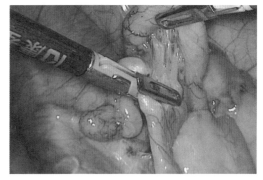

图 1-2-57 双极电凝抓持并灼烧阑尾动脉

7. 冲洗吸引类腹腔镜器械

冲洗吸引器：腹腔镜手术中配合冲洗吸引泵进行冲洗及吸引。（图 1-2-58、图 1-2-59）

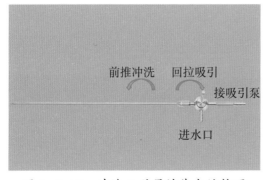

图 1-2-58 冲洗吸引器的基本结构图

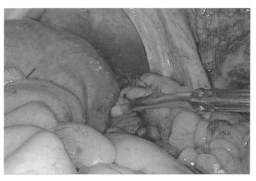

图 1-2-59 吸引器冲输液并吸净

■ 8. 钳夹类腹腔镜器械

（1）钛夹：常用于血管及其他管道的闭合，由于钛金属组织相容性好，柔韧性佳，不易折断，闭合后无回弹张力，早期用于血管、胆管的结扎，但由于其易滑脱，且钛金属过于柔软，已逐步被新型血管夹所取代，目前仅用于切除端管道的闭合。（图1-2-60）

（2）血管夹：用于血管及管道的闭合，取代钛夹为目前腹腔镜最为常用的管道闭合工具，根据血管或者管道的大小可选择5mm、10mm、12mm施夹钳及血管夹。（图1-2-61、图1-2-62）

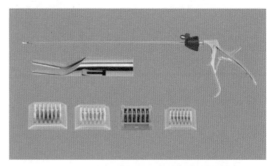

图1-2-60　常见钛夹形态及型号

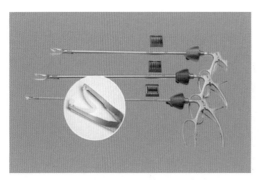

图1-2-61　不同大小血管夹

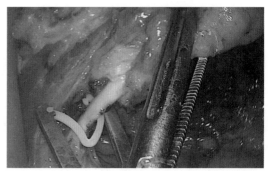

图1-2-62　10mm血管夹夹闭肠系膜下动脉

■ 9. 腹腔镜直线切割闭合器

腹腔镜切割闭合器是腔镜手术的重要器械之一，替代传统的手工缝合，利用钛钉对组织进行离断或吻合，操作简便、迅速，大大缩短了手术时间。腔镜吻合器使术野狭小，部位较深的手工操作困难的吻合变得容易，并准确，牢固可靠，明显减低吻合口瘘的发生率。

（1）腹腔镜切割闭合器的基本构造：其结构较为复杂，大致如图1-2-63。

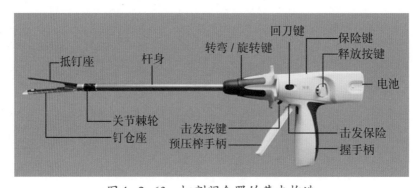

图1-2-63　切割闭合器的基本构造

（2）切割闭合器的使用步骤（图 1-2-64）：

①安装钉仓，闭合器械钳口（图 1-2-64 ①）。

②通过适合大小的穿刺器或切口将器械引入体腔（图 1-2-64 ②）。

③慢慢释放定位手柄，重新打开钳口（图 1-2-64 ③）。

④用食指上压或下压来推动旋钮上的翅片以旋转钳口，使器械找到合适的角度（图 1-2-64 ④）。

⑤拉动击发钮以击发激发器械，完成闭合同时进行切割（图 1-2-64 ⑤）。

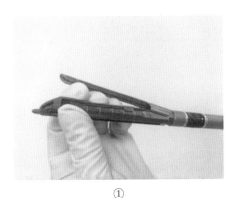

①

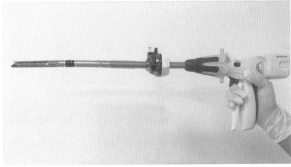

②

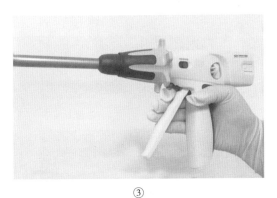

③

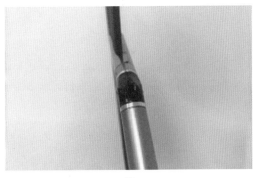

④

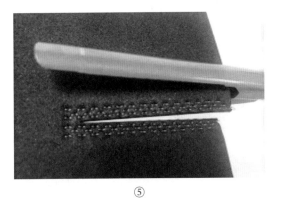

⑤

图 1-2-64 切割闭合器的使用步骤

10. 管型吻合器

（1）管型吻合器的构成及用途：一次性使用管型吻合器由钉砧、钉仓、器身、调节旋钮、击发手柄等部件构成，其中钉砧与其余部件可分离。主要用于食管、胃、肠等消化道重建手术中消化道的端端、端侧和侧侧吻合。（图1-2-65）

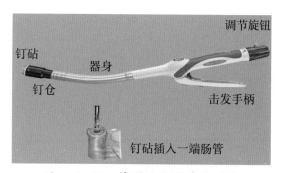

图1-2-65　管型吻合器基本形态

（2）管型吻合器的使用方法如下：（图1-2-66）。

①将钉砧置入一侧肠管断端（图1-2-66①）。

②将带钉仓的器身置入另一侧肠管（图1-2-66②）。

③将钉仓与钉砧对接（图1-2-66③）。

④缓慢收紧对接的钉仓与钉砧（图1-2-66④）。

⑤评估张力、血运及组织厚度等情况后击发，完成吻合（图1-2-66⑤）。

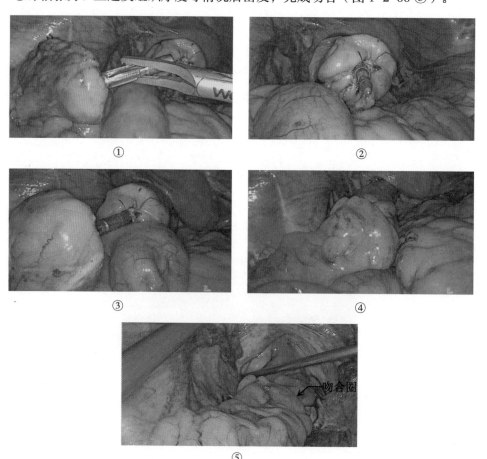

图1-2-66　管型吻合器的使用方法

■ **11.特殊器械**

用于腹腔镜手术中某些特定部位或进行特殊操作时所用的器械。

（1）疝气针：用于腹腔镜疝手术，其前端带勾齿，可将缝线送入腹膜前，同时通过勾齿再将缝线带回皮下，以达到疝囊结扎的目的。（图1-2-67、图1-2-68）

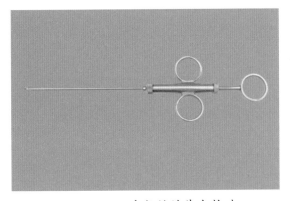

图1-2-67 疝气针的基本构造

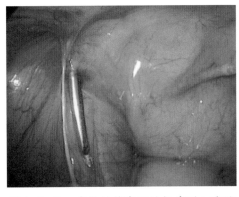

图1-2-68 疝气针将高位结扎线送入腹腔

（2）扇形牵开器：适用于拨开固定器官、组织，如肝脏、肺。通过单手操作能够方便地撑开阻挡视线的组织、器官。（图1-2-69）

（3）推结器：腔镜手术缝合打结时，用于体外打结，再推入体内。（图1-2-70、图1-2-71）

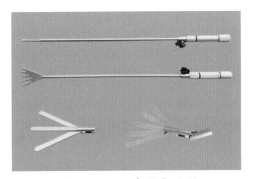

图1-2-69 扇形牵开器

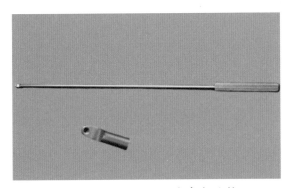

图1-2-70 推结器的基本结构

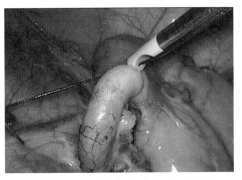

图1-2-71 推结器结扎阑尾根部

（4）子宫旋切器：可将切除的子宫旋转切割成细条，方便取出腹腔。（图1-2-72）

（5）临时性血管阻断夹及施夹器：俗称哈巴狗，多用于腹腔镜手术中必要的临时性血管阻断、胃肠吻合口测漏或结直肠临时阻断。（图1-2-73、图1-2-74）

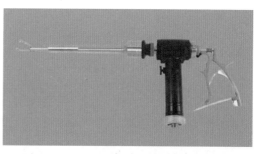

图 1-2-72　子宫旋切器的基本结构

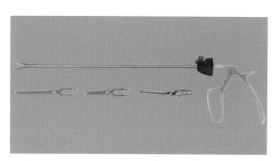

图 1-2-73　临时性血管阻断夹及施夹器

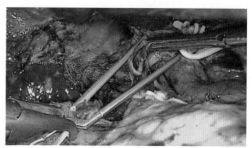

图 1-2-74　临时性血管阻断夹暂时夹闭切断的胆总管

随着腹腔镜技术的发展，疾病的微创化治疗取得了巨大进步。在此基础上，为了获得更加微创的手术效果，单孔腹腔镜、手术机器人等技术应运而生，单孔腹腔镜及手术机器人操作要求器械有更多的自由度以增强其灵活性，因此传统的腹腔镜手术器械已无法适应单孔外科手术的发展，相应也出现单孔腹腔镜及手术机器人专用器械，本书不做介绍。

六、宫腔镜手术操作器械

宫腔检查/治疗镜由其构造上可分软性宫腔镜、半软性宫腔镜和硬性宫腔镜3种。

（一）软性宫腔镜

软性宫腔镜（flexible hysteroscope）镜体是可弯曲的软性内镜，又可分为纤维镜和电子镜。

1. 纤维宫腔镜

纤维宫腔镜的图像及光亮全由玻璃纤维束传导，因图像为前后两端一一对应的导像束组成，所以在与硬性镜相比，图像可见点状像素，且不宜放大，此点是纤维镜的不足之处。但因用玻璃纤维的关系，镜身可做得很细，镜头的前端左右两侧装置钢线，由另一端的操纵杆调节控制镜头的方向。子宫在解剖学上常呈前屈或后屈位，纤维镜比起硬性镜更容易插入子宫腔内，观察两侧输卵管口也较容易。此乃纤维宫腔镜优于硬性宫腔镜之处。

从功能上纤维镜可分为以下两种：

（1）诊断性纤维宫腔镜。

1）全软性纤维宫腔镜：早期的纤维宫腔镜都是利用气管纤维镜或膀胱纤维镜等来完成子宫腔的检查。因为镜体为全软性，常会遇到镜体无法插入子宫腔内的问题。

2）软性纤维宫腔镜（图1-2-75）：渐软型设计在插入部的硬度与插入效果有了显著提升，利于力的传导，内镜表面覆有亲水涂层，即使子宫有水肿现象，内镜也可在不损伤组织的情况下，顺畅通过子宫颈，操作灵活。可在不扩张宫颈或不麻醉的情况下，便于无创地插入子宫，观察子宫内的病变。

3）便携式纤维宫腔镜：特点是宫腔镜同光源一体化，在宫腔镜本体上装有小电灯泡光源。因无冗长的导光束及沉重冷光源，宫腔镜变得很轻便，便于携带。

1997年，日本学者林保良研制的持续灌流外套管（图1-2-76）改变了软性宫腔镜的历史，使软性宫腔镜进入持续灌流系统的时代。林氏持续灌流用外套管有软性和硬性两种，其功能如下。

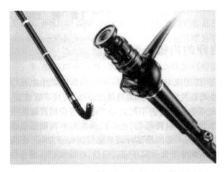

图1-2-75　诊断性纤维宫腔镜

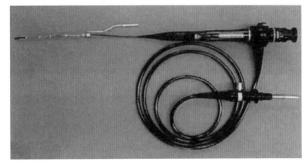

图1-2-76　持续灌流外套管

①持续灌流的作用：子宫内膜容易出血，置入宫腔镜时，镜体前端接触子宫颈管或体部内膜引起出血，会导致膨宫液血染混浊，妨碍宫腔镜的观察。因此，一般如有异常子宫出血或月经未净时，不做宫腔镜检查。为了解决此问题，在做宫腔镜检查时，需要经常更换宫腔内血染的膨宫液。将持续灌流外套管套在纤维宫腔镜的插入管外面，于是通过入水口流入宫腔内的膨宫液进入子宫底后，会沿着子宫腔的上下左右侧向子宫颈的方向流动，于是膨宫液便从宫腔镜与外套管的空隙流出体外。

②增加纤维镜镜体的硬度：镜体外装配硬质的持续灌流外套管，使纤维镜转变成硬性镜，可强制插入子宫腔内，并强制抵达子宫腔内的目的物。如插入遇阻，也可在外套管的保护和引导下，只送进纤维镜观察子宫腔。

③容易把持纤维宫腔镜的功用：持续灌流外套管上装有可供把持用的手柄，便于把持纤维镜。

4）诊断性纤维宫腔镜用息肉套圈器：在门诊用诊断性纤维宫腔镜发现的子宫内膜息肉，传统的治疗方法是诊断性刮宫，但刮宫时需要扩宫和麻醉，另外的方法是更换治疗用宫腔镜来处置，但因手术镜变粗，也常需要扩宫和麻醉。在诊断性纤维宫腔镜发现子宫内膜息肉的同时，把息肉拿出来，是宫腔镜术者长年的梦想。2011年开发的林氏息肉套圈器系统，不需扩宫或麻醉，使子宫内膜息肉在门诊用诊断性纤维宫腔镜检查发现时即可直接摘除（图1-2-77、图1-2-78）。

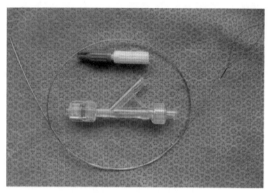

图1-2-77　林氏套圈器系统

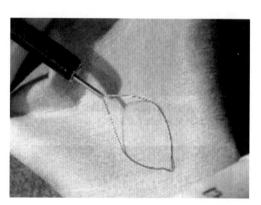

图1-2-78　从宫腔镜伸出来的套圈

（2）治疗用纤维宫腔镜：治疗用纤维宫腔镜（图1-2-79）镜体上设有操作孔道，可插入活检钳作直视下活检，以异物钳取出子宫腔内异物或节育器等，还可以进行输卵管造影。

1）活检钳：在宫腔镜直视下采取子宫腔内组织作病理学检查，在正面入路存在困难的情况下，可有效地倾斜插入取样。因为钳口小，所采取的标本较小，需多次活检取样。

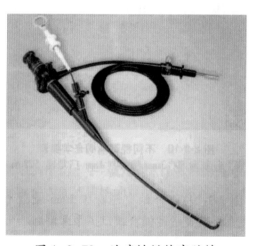

图1-2-79　治疗性纤维宫腔镜

2）异物钳：用来取出子宫腔内的异物或取出移位的宫内节育器，带有内锁装置的先端便于牢固抓取和完全取出异物。但因为钳子太小，只能夹持节育器的尾丝而难以夹持节育器。

3）套圈器：用于子宫息肉的有效切除。

4）造影管：用于输卵管造影、药物喷洒等，光滑渐细的先端便于微创插入。先端带有便于观察的标记，易于定位。

2. 电子宫腔镜

电子宫腔镜镜体是软性的，用纤维束来导光，并由放置在镜子前端的超小型 CCD 把图像转变成电信号后经由电缆传到处理器来处理信号的宫腔镜（图 1-2-80）。拥有两个优点：不用纤维传导图像使画面同硬性镜一样非常精细漂亮，并且不会有因纤维断裂，在画面上形成黑点的缺点，另外是镜子先端可弯曲拥有软镜本来的优点。

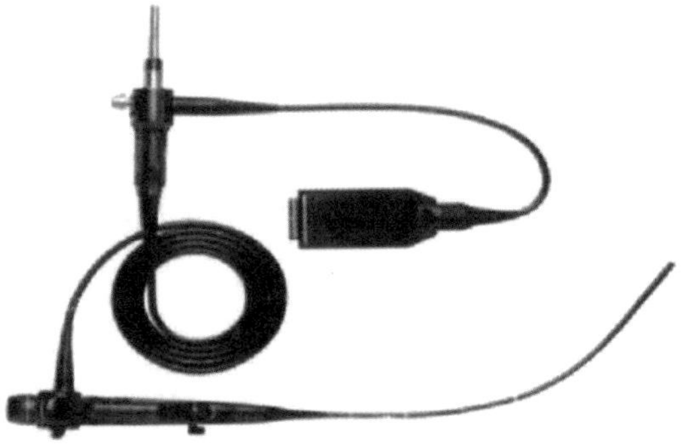

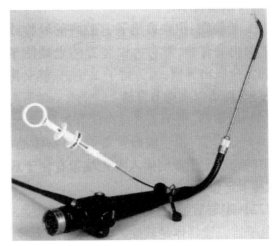

图 1-2-80　电子宫腔镜

（二）半软性宫腔镜

微创手术中，软性宫腔镜能极大地满足患者的舒适需求，而半软性宫腔镜（semi-rigid hysteroscope）融合了软、硬性宫腔镜的双重优势以满足临床的需求，极好的患者舒适度（纤细外径）、有效的治疗（5Fr 或 7Fr 器械管道）、易清洗保养（可高温高压灭菌）等特点具有优越的操作感受，半软性宫腔镜在外观上与硬性内镜类似，但镜体内部结构与硬性内镜有很大区别（图 1-2-81）。镜体外形呈圆柱形或先端略细的圆台形，内

图 1-2-81　半软性宫腔镜

部结构中前段为导像纤维，后段由透镜组成。镜体中前段是金属质地软质部，后段是硬质部，没有角度调节拨杆，角度改变会随应力自适应。先端具有一定的方向功能，内镜具有更好的插入性，弯曲度小，镜体本身具有器械管道。

（三）硬性宫腔镜

硬性宫腔镜（rigid hysteroscope）的质地为硬性，从结构上分为组合式和一体式。为了插入的顺畅、避免黏膜组织损伤，管鞘表面精细磨砂处理。内镜：（光学视管）则由透镜、导光束、金属镜身组成。视野角有 0°、12°、22°、30°、70°、110° 等。内镜可做不同腔内位置的观察与诊疗或者电切，满足不同术式或不同的使用习惯。组合式由外鞘、内鞘及镜体本身构成，可降低消耗成本。一体式镜鞘和镜体不可拆分，有效减小外径尺寸。镜体内部由传导图像的柱状体及传送光亮的光导纤维组成。硬性镜的使用相对比较容易，有着易保养、易上手等特点。即使如此，在使用时也要保持警惕。避免可能由于操作不当对患者造成的伤害，如子宫穿孔等。

1. 诊断型硬性宫腔镜

镜体外径从 1.9mm 至 4mm 可供选择，内镜的直径越细，通光量也就相应越少，内镜直径越粗，通光量就越高，所以，粗直径相对比细直径内镜，图像更为清晰、明亮（图 1-2-82）。配合使用 3~6.5mm 不同外径的管鞘实现不同的检查需要（图 1-2-83）。无论是诊断或者治疗，任何外径的内镜都可以实现，区别在于选择不同的管鞘与内镜以实现不同的诊断需求和诊疗效果，细直径的管鞘具有更好的插入性，满足未曾妊娠或特殊患者的需求，带来更小损伤或无损伤，而粗管鞘具有更大的通道，可实现更多的诊疗项目与效果。宫腔镜的管鞘，选用的是较为纤细，多用于门诊，无须麻醉，

无须扩宫，不用把持钳夹持宫颈。宫腔检查有多种视野角的内镜供选择，常用的是 30°广角宫腔镜，最适合宫腔内观察，广角内镜可同时观察两侧输卵管口，通过旋转镜身，可观察整个宫腔（图 1-2-84）。外鞘直径在 5.5mm 及以上的持续灌注系统就要适度做宫颈口扩张来辅助。

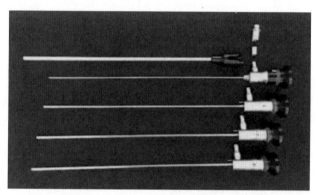

图 1-2-82　不同外径的宫腔镜光学视管

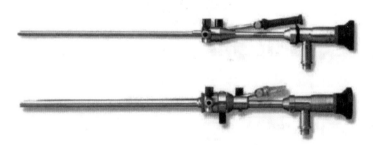

图 1-2-83　诊断型硬性宫腔镜

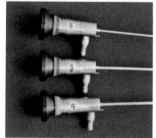

图 1-2-84　不同视野角的光学视管

2. 微型宫腔镜

在微创手术中，软性宫腔镜能很好地满足患者的舒适需求，新型 1.9mm 微型光学视管系统融合了软、硬性宫腔镜的双重优势：患者舒适度（纤细外径），容易清洁（可高温高压灭菌）和有效治疗（5Fr 或 7Fr 器械管道）（图 1-2-85）。

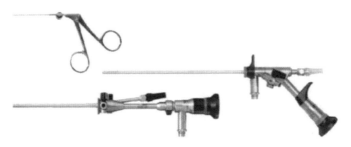

图 1-2-85　1.9mm 微型光学视管系统

3. 治疗型硬性宫腔镜

　　4.5mm 持续灌流诊断用宫腔镜由 30° 3mm 光学视管、管鞘等组成。4.5mm 外径，不用扩宫就可以进行检查，30° 广角镜可同时观察两个输卵管口，通过旋转镜体，可观察整个宫腔。双阀门双管鞘设计保证持续灌流顺畅，视野始终清晰。在此基础上再配一个 6.5mm 的外鞘及治疗器械就是标准的 6.5mm 治疗用宫腔镜。外鞘上设有 2.2mm 的操作孔道，插入钳子就可做治疗。8mm 持续灌流治疗用宫腔镜由 30° 4mm 光学视管、管鞘、工作插入部及治疗器械组成。其视野更清晰，有抬起台，灌流量更大，具有 2.2mm 操作孔道（图 1-2-86）。钳子从形态上可分硬性、半硬性及软性 3 种，子宫腔内的治疗以半硬性钳子最适用。钳子从用途上可分活检钳、异物钳、剪刀等，也有把活检钳子固定在外鞘上的宫腔镜。或在宫腔镜上设有特殊弯曲装置（Albarran bridge），用来调节插入软性钳的方向。此操作需在麻醉下进行。

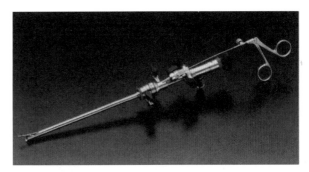

图 1-2-86　治疗性硬性宫腔镜

4.Hamou 宫腔镜

　　接触型显微宫腔镜中装有放大镜片，除了可看到通常的物像以外，还可把物像放大 20 倍、60 倍，甚至放大到 150 倍。缺点是镜体太重，行接触型显微宫腔镜的诊断时需要具有子宫腔病理学的特殊知识。

七、宫腔电切镜与器械

　　宫腔镜手术的先驱者们，如中国的夏恩兰、英国的 Magos、日本的林保良等，在开始做宫腔镜电切术时，都是用泌尿外科的前列腺电切镜或膀胱电切镜，直到 1992 年专门用于妇科的宫腔电切镜问世，从此揭开宫腔镜手术的新篇章。

（一）宫腔电切镜

最早的电切术中，使用 5% 甘露醇溶液或 5% 葡萄糖溶液作为灌流液体的单极电切系统。因甘露醇有易结晶的特性，致使器械的清洗保养困难且成本较高，所以使用相对较少，术者多用葡萄糖液作为主要灌流液体。妇科宫腔电切镜起源于泌尿外科电切镜，是在泌尿电切镜系统的基础上改装了外管鞘的外形与直径，因生理结构不同，与前列腺电切镜的管鞘设计有所不同，如管鞘无鞘唇、缩短管鞘前端开口和具有抬钳器管鞘先端的距离、增加 ABS 防阻塞孔、缩小直径等特点。带来如器械不易滑落、不被软组织堵塞、持续灌流时与内管鞘 ABS 防阻塞系统降低阻塞现象、便于穿过宫颈口进入宫腔等优势，以适应宫腔内的操作特点。

宫腔电切镜（hystero- resectoscope）全长 30~35cm，工作长度 18~19.5cm，超长电切镜的工作长度有 22cm、26.5cm 者，用于增大的子宫。常用电切镜的外径有 21Fr（7mm）、27Fr（9mm）等不同规格。

随着现代科技的发展与新型设备的研发，电切环境也发生了改变，增添了电切镜的形式。宫腔电切镜从电切环境、设备及功效上可分为两种：单极电切系统、双极等离子电切系统。

■ 1. 单极电切镜

单极电切镜施行的是单极电切手术（transcervi-cal resection，TCR），对单极高频电流有着很强的敏感度，有良好的切割凝血效果（图 1-2-87、图 1-2-88）。但单极高频电流通过人体组织多，电流路径长，易引起人体神经和肌肉结构的反应，导致患者的不适以及电切标本与正常组织的热损伤，需粘贴负极板，且负极板贴合不佳还会导致接触面小而带来电流集中通过的烫伤。对于有糖尿病史的患者更有手术时间的要求，增加了低钠血症、水中毒发生概率。所以，现有争议的话题就是如何提高患者的安全性。

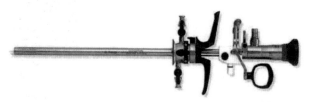

图 1-2-87　单极宫腔电切镜

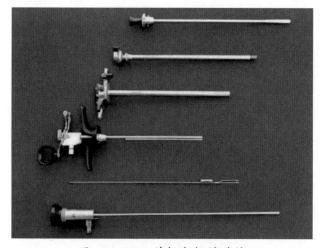

图 1-2-88　单极电切镜系统

■ 2.双极电切镜

双极电切镜施行的是生理盐水下宫腔电切术（transcervical resection in saline, TCRis），又称双极等离子电切，以 0.9% 氯化钠（生理盐水）作为灌流液体（图 1-2-89、图 1-2-90）。电切系统独立自主回路，电流从电切环输出，后经由管鞘和电切镜本身回流，无须粘贴负极板，降低手术成本并提升患者的安全性。使用电解质溶液（如 0.9% 氯化钠液）缩短电流回流路径，减少电流穿过人体组织的总量，没有组织碳化和粘连电极的现象，且电切环具有"自清洁"功能。同时生理盐水的应用还具有更多益处，等渗透压的生理盐水是灌流液中的最佳选择，有效降低潜在的低钠血症发生概率，有效降低经尿道前列腺电切术综合征（TURP 综合征）风险等。该技术是利用电极上可控峰值约为 320W 的高频电能激发出等离子电弧来实现对组织的汽化与切割。与单极电切镜系统的器械对比，仅工作手件、管鞘、高频电缆与电极不同，在有单极器械的基础上，仅更换以上四部分，就可实现双极等离子电切。等离子双极电切安全性好，操作效率高，可视度好，对周边组织的影响最小化，避免了对神经与肌肉的刺激，它也适合不宜单极电切手术的敏感器官组织，得到广泛认可与应用。等离子电切拥有等离子汽化功能，较单极电切和激光，等离子电切对患者具有损伤小、破坏程度低、成本低并保障优质清晰的视野等特点。

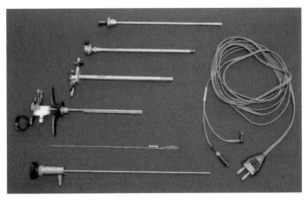

图 1-2-89　等离子电切镜

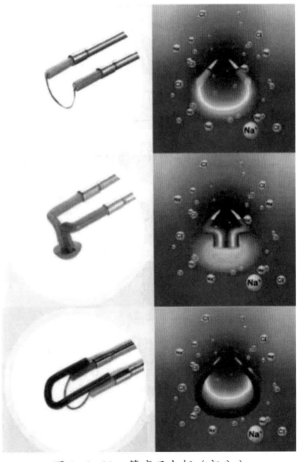

图 1-2-90　等离子电极（部分）

TCRis 在临床运用上具有以下特点：

（1）盐水中切割，无 TURP 综合征，可以切除超大组织。

（2）双极电流，只流经患者身体局部，无灼伤危险。

（3）心脏起搏器安全。

（4）避免闭孔神经反射。

（5）精确切除肿瘤（使用小号电切环），尤其是海藻样漂浮的肿瘤。

（6）无组织黏附，无须清理，切割更加顺畅。

（7）组织热损伤深度小，无碳化，利于病理检查。

（8）创面干净，组织识别更加准确。

（9）双极电流，精确凝血，且更加可靠。

（10）糖尿病患者首选。

3. 电切镜的组成

（1）光学视管：为全景式，外径 3mm 或 4mm，景深 30~35mm（图 1-2-91）。物镜端有前视角 0°、12°、30° 等不同规格，视野 70°~120°，一般常用 12° 和 30° 视角者，便于观察子宫角和侧壁。21/24Fr 的电切镜用 3mm 的光学视管，其他均用 4mm 的光学视管。目镜端有绝缘托，以连接教学镜、照相机、摄像机或适配器。

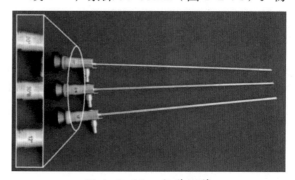

图 1-2-91　光学视管

（2）工作把手：又称手件，是一个带有弹性的手控机械装置。可控制电极操作，手件上有插入光学视管和作用电极的孔道，还有转换开关连接高频电源发生器。通过脚踏开关控制能量的选择与输出，再由手指运动手环以控制电极前后移动。根据电切环的控制方式或弹簧做功方式，手件被分为主动式手件与被动式手件，区别是电极在运动前的原始位置状态，两种手件弹簧控制的作用力相反；电源线连接头处，单极手件一个接头，双极手件两个接头（图 1-2-92）。

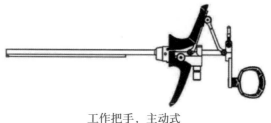

工作把手，主动式

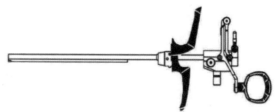

工作把手，被动式

图 1-2-92　操作手件

1）主动式手件：电极静止于管鞘外（裸露电极），通过指环控制电极运动回缩于管鞘内，再由弹簧做功回复原始位置，电极在回缩内鞘的过程中进行切割。电极裸露于鞘外。特点为可准确将电切环置于预切割处，准确切割；电切环运行速度由医师控制，作用力与切割速度可控。但裸露电极碰撞组织，易出现变形，初学者易误操作，意外激发造成危险隐患。

2）被动式手件：电极静止于管鞘陶瓷端内部，通过控制指环使电极伸出管鞘，再由弹簧做功将其收回管鞘。电极原始位置在鞘内。特点为回收力由弹簧控制，切割力均匀；降低了电切环变形的概率；即使有误激发现象，也不会对组织或与器械造成损伤。相对主动式手件来讲，更安全一些。根据医师的使用习惯和感受，多会选用被动式电切手件。

（3）电切镜管鞘：属于工作把手的配套部件，是两个同心圆形鞘（图 1-2-93、图 1-2-94）。表面精细磨砂处理以减少管鞘表面与组织的接触面积，避免组织与管鞘接触表面形成真空吸附，以降低组织损伤。管鞘分为内管鞘与外管鞘，配套使用。内鞘插入外鞘后，灌流液由内鞘灌注宫腔并使其膨胀，然后通过外鞘前端圆孔排流，内管鞘先端略粗，以封闭外管鞘，液体利用内外鞘间的腔隙排出体外，形成循环。管鞘设计使入水顺畅，出水稳定，连续灌流的电切系统可使低黏度膨宫介质连续大量迅速流入与排出，保持了宫内压与适度膨宫要求，视野清晰，增加能见度。持续灌流优于间断灌流，已成为电切系统中的主要技术参数。

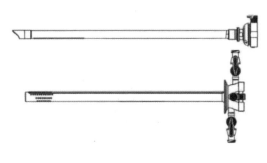
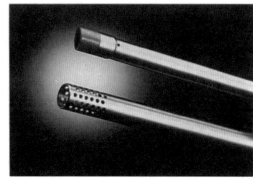

图 1-2-93　镜鞘

1）外鞘：先端均匀排水孔若干。双向灌流，具有独立单向灌流阀 2 枚，阀体含有阀门与灌流液流向标识。

2）内鞘：可在外鞘中做 360° 旋转，不因外管鞘的旋转造成宫颈损伤；先端具有黑色高密度陶瓷，降低液体中反光的现象并且绝缘，提升内镜耐用性；奥林巴斯

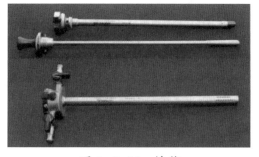

图 1-2-94　镜鞘

宫腔镜灌流管鞘设计有专利技术：ABS
防阻塞系统设计（图1-2-95），即使
外鞘排水孔阻塞，也将保持一定排流
量，以保证循环系统提供清晰视野。

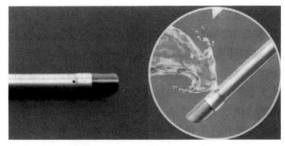

图1-2-95　防堵塞系统

3）闭孔器：是镜鞘的内芯，头部
呈椭圆形，可塞闭电切镜管鞘管端圆
孔，避免插入损伤，便于通过宫颈插
入腔内。管鞘顺利进入宫腔后，退下闭孔器安装工作把手。

（二）作用电极

高频电极是宫腔电切系统中的重要组成部分，承担着切除与凝血的作用。电极种类
很多，根据使用者的习惯可选择不同的电极以满足自己的需求。电极可分为单极电极、
双极电极及混合电极（单双极一体）。电极根据先端形状，分别有环形、带形、针形、
纽扣形、滚球形、滚筒形、齿状滚筒形、带槽滚筒形、前阻挡环形等，还有用于切开和
刮除用的冷刀与刮刀。部分电极根据内镜视野角的不同，倾角有所不同。其特点与作用
如下。

■ 1. 环形电极

环形电极（wireloop electrode），又名切割电极（cuting loop），呈半圆形，用于切
除子宫内膜、肌瘤或/与息肉等。有不同角度的型号区分以适应不同视野角度光学视管
使用，如12°或30°光学视管（图1-2-96、图1-2-97）。

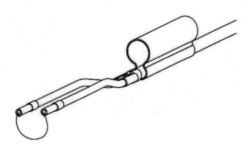

图1-2-96　环形电极

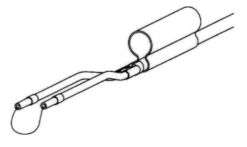

图1-2-97　前斜形电极

■ 2. 针状电极

针状电极（needle electrode）前端呈
"1"字针形，用于切开子宫内膜和肌层，
开窗切除壁间肌瘤（图1-2-98）。

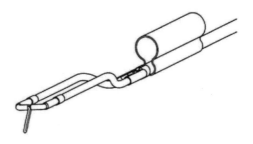

图1-2-98　针状电极

3. 滚球电极

滚球电极（roller ball electrode）先端球状体循轴转动，与组织接触面大，可循轴滚动，较滚球电极接触面宽，更适于去除子宫内膜及电凝止血（图1-2-99）。

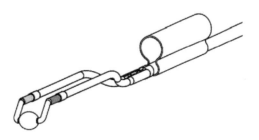

图 1-2-99 滚球电极

4. 汽化电极

汽化电极（vaporizing electrode，vaportrode）前端呈半圆球形，形似蘑菇头还被称为蘑菇头电极（图1-2-100）。可靠的等离子体使组织快速汽化不出血。

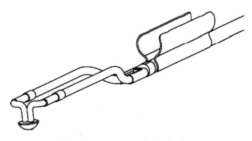

图 1-2-100 汽化电极

5. 带状电极

带状电极（bland loop）先端呈宽扁带状，切割功率对比环状电极略高，切割速度较慢，但在切割过程中，电极与组织接触面积大，能更好地凝血且具有汽化效果，可去除子宫内膜和其他组织，也可留下组织作病理学检查（图1-2-101）。

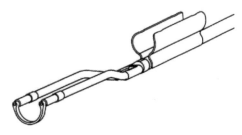

图 1-2-101 带状电极

6. 前阻挡环形电极

前阻挡环形电极在做功电极环前端增加前倾环形绝缘体，起到推开或/与扶起目标组织前的遮挡体，实现切割。部分区分内镜视野角（图1-2-102）。

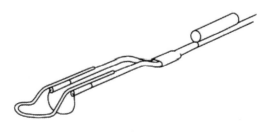

图 1-2-102 前阻挡环形电极

7. 滚筒电极

滚筒电极（rller bar/ roller barrel electrode）前端呈圆柱形可循轴滚动，对比滚球电极接触面宽（图1-2-103）。

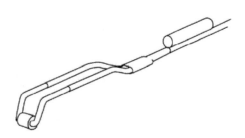

图 1-2-103 滚筒电极

8. 齿状滚筒电极

齿状滚筒电极先端呈圆柱体附齿轮形循轴转动体，效用与滚筒电极相似。齿状体可更好地扎入组织深处，起到更深层的凝血与治疗效果（图1-2-104）。

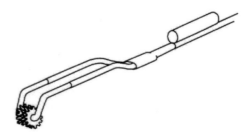

图1-2-104　齿状滚筒电极

9. 带槽滚筒电极

带槽滚筒电极先端呈圆柱体附环形凹槽数个，循轴转动，效用与齿状电极相同，有凝血与汽化作用（图1-2-105）。

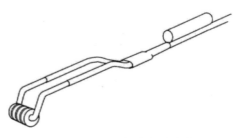

图1-2-105　带糟滚筒电极

10. 切开刀

切开刀先端前倾半圆形，功效类似于针形电极，用于切开（图1-2-106）。无须连接高频电。

11. 刮刀

刮刀先端呈半长方形后倾形，用于刮除组织，无须连接高频电（图1-2-107）。

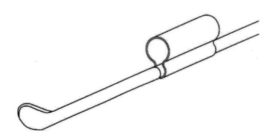

图1-2-106　切开刀

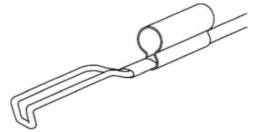

图1-2-107　刮刀

【参考文献】

[1] 陈萍，何光形，卢贞燕，等. 超声刀与外科手术 [J]. 中国医学装备，2011, 8(7)：75-76.

[2] 张乔冶. 高频电刀工作原理及其质量控制要点 [J]. 中国医疗器械信息，2017, (13)：27-30.

[3] 蔡秀军. 腹腔镜肝脏外科学 [M]. 杭州：浙江大学出版社，2017, 57-58.

［4］孙育红，钱蒨健，周力著. 手术腔镜器械分类及维护保养指南［M］. 北京：科学出版社，2018.

［5］马彩英. 腔镜手术护理配合实用手册［M］. 银川：宁夏阳光出版社，2014.

［6］程小丽，宋成利. 单孔腹腔镜手术器械研究的最新进展［J］. 中国组织工程研究与临床康复，2011, 15(25): 4669-4674.

第二章	腔镜的基本技能

第一节 气腹气腔的建立技巧

腹腔镜人工气腹手术为目前最常见的手术方式，和传统开腹手术比较，该术式具有对人体损伤小，对人体内环境干扰轻，术中出血量少，术口面积小等优点，有利于患者术后机体各方面功能的快速恢复，现已广泛运用于临床各类腹腔内操作，并为其他相似类型的手术也提供一种新的思路。人工气腹的创造需要向腹腔内充入 CO_2，以扩大手术空间，方便术者手术操作，避免套针穿刺等对脏器造成损伤。对气腹腹腔镜而言，人工气腹是手术成功与否的第一步，现就气腹腔建立步骤进行简要说明。

一、腹部结构

腹腔由上方的膈肌、中间的腹壁、下方的骨盆及盆底围成，根据不同方位，腹壁可分为后腹壁、前腹壁和侧腹壁。后腹壁由脊柱和厚层肌肉的组成，各种内脏、大血管均根植附着于此；前腹壁则由薄层腹肌组成，相对后腹壁而言，延展性较强；侧腹壁为厚层肌肉向前腹壁的过渡区域。膈肌是一层薄膜样肌肉，因其横行于腹腔，将胸腔和腹腔加以分隔，故又称横膈。通常，横膈的运动起伏变化与胸腔、腹腔内压力变化一致。在呼吸节律变化的影响下，胸腔压力很容易传导到腹腔，表现为前腹壁和呼吸节律的一致起伏。此外，正常腹腔内面还可见被覆一层薄而光滑的腹膜，由腹膜围裹成的腔隙称为腹膜腔。在生理状态下，腹膜腔是个潜在的腔隙，除了少量的润滑液外，里面没有气体呈真空状态。在腹膜的保护下，腹腔内脏器得以在小范围内相互滑动。在病理状态下，腹膜腔的两层间出现大量液体聚集，便是我们常说的腹水；若是腹膜腔内被气体充斥，腹膜的前后层也会分开，这时就叫气腹。

二、气腹原理

人工气腹是出于临床诊疗应用的目的，向腹腔内注入气体制造出来的气腹。腹腔充气后，前后腹壁逐步分离，为诊断和治疗提供操作空间，为后续工作创造先决条件。

三、气腹机

目前临床常用的气腹机为全自动气腹机，可显示气体注入腹腔的速度、容积、实时压力，可在压力过高时报警（图 2-1-1）。在气腹压力低于设定腹腔压力时，气腹机自动充气，维持压力。注入的气体为 CO_2，为惰性气体，不能燃烧。

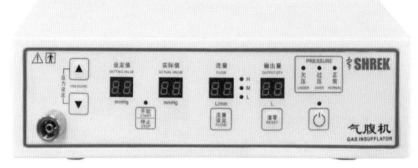

图 2-1-1 气腹机

四、气腹的压力

通常情况下，正常成年人腹内压与大气压相近，为 5~7mmHg。当腹内压 ≥ 12mmHg 称腹腔高压，若腹内压 ≥ 20mmHg，并伴有与腹腔高压有关的器官功能衰竭称为腹腔间隔室综合征（ACS）。一般腹腔镜手术过程中，气腹机工作压力设置在 12~15mmHg，该数值范围既可以满足手术要求，又不超出安全范围。

五、人工气腹建立方法

目前，腹腔镜人工气腹建立方法分 3 类，即 Veress 针法、直接套管穿刺法及开放法。Veress 针法是最经典的方法，多适于初学者。而熟练的操作者可采用直接套管穿刺法建立人工气腹。

（一）Veress 针法

1938 年，匈牙利外科医师 Janos Veress 发明了 Veress 针法，该针法一经问世便备受推崇，时至今日，仍是腹腔镜手术中最常采用的人工气腹建立方法之一。

Veress 气腹针（图 2-1-2）针芯前端圆钝、中空、有侧孔，通过针芯，术者可以进行注气、注水、抽吸等操作。此外，针芯底部可见一弹簧保护装置，在穿刺腹壁过程中，针芯若遇阻可以回缩至针鞘内，当针鞘头突破腹壁顺利进入腹腔，阻力消失，针芯前端在弹簧的外力作用下，再次突出针鞘进入腹腔，这样一来，可大大降低针鞘锐利部分损伤腹内脏器，甚至术中大出血的风险。需要注意的是，在使用 Veress 气腹针进行穿刺前，必须严格检查针芯的通畅度、针芯底部弹簧保护装置是否正常工作、针鞘头是否弯曲或变钝，一则可防止穿刺时力度判断失误，二则可以最大限度避免在穿刺过程中由气腹针造成的不必要损伤。

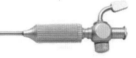

Φ2.5mm 气腹针

图 2-1-2　气腹针

具体方法如下：①做好穿刺前消毒。用无菌纱布或无菌棉球浸泡碘伏，彻底消毒脐孔，清除污垢。②进行腹腔穿刺。目前，临床上常用的穿刺方法多种多样，现作简要介绍。方法一是以左手抓起腹壁，右手将 Veress 针直接插入腹腔。首先左手持皮钳，钳起脐缘两侧皮肤，右手用柳叶尖刀在脐孔正中切出 1cm 切口，去除皮钳后，改用巾钳钳夹脐孔两侧皮肤，提起巾钳，增加腹内空

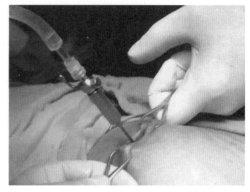

图 2-1-3　接上 CO_2 导管接头

间，使腹壁远离网膜及肠管。用右手持 Veress 针穿刺入腹腔。Veress 针进入腹腔后，在气腹针末端接上 CO_2 导管接头，提起腹壁，确保 CO_2 压力表都在负压范围内（图2-1-3）。

（二）直接套管穿刺法（Trocar）

Trocar 套管穿刺方法如下。

（1）直接插入法：即在气腹未建立前，先将 Trocar 套管直接插入，由于该方法对操作者技术要求较高，仅适合有经验的手术医生。

（2）直视 Trocar 套管穿刺法：即在拟定第一 Trocar 套管部位将皮肤切开，然后将腹腔镜插入 Trocar 套管中。如此一来，被切开的各层腹壁组织均能暴露在镜下，大大提升了手术视野的清晰度，从而提高了手术的安全性。不足之处在于，术中使用的 Trocar 套管为一次性手术耗材，成本较高，给患者造成了一定的经济负担。

（三）开放法

开放法的操作首先拟定建立气腹的部位，然后术者手持柳叶尖刀依次切开腹壁各层，置入穿刺器后建立气腹。该方式虽安全可靠，但耗费时间长且损伤较大，故在临床应用上不作主流穿刺法，也不予推广，通常仅用于其他方法失败时。

六、人工气腹并发症的相关因素及防治措施

（一）相关因素

（1）CO_2 气体进入腹膜外间隙。

（2）CO_2 气体的吸收。

（3）CO_2 进入血管。

（二）常见并发症及防治措施

（1）恶心、呕吐：恶心、呕吐为腹腔镜术后常见的并发症之一，据相关文献记载，其生理病理机制主要为以下3点：①由于人工气腹充入的气体一般为 CO_2，在 CO_2 的作用下，腹内压升高，从而使迷走神经兴奋。②过量的 CO_2 弥散入血，使脑血管扩张，从而引起颅内压增高，导致恶心、呕吐。③中枢神经受麻醉药物影响，也可能出现不同程度的恶心、呕吐等胃肠道反应。防治措施：①术前禁食、禁饮后适当补充生理需要量。②术中、术后积极补液，维持脏器血液灌注，尤其胃肠道灌注。③在麻醉诱导和维持过程中，选用丙泊酚，避免使用笑气及吸入麻醉。④减少术中和术后阿片类等精神药物的使用。

（2）肩痛：在建立气腹过程中，由于 CO_2 持续充入，术后不可避免出现腹内 CO_2 残留等问题，膈肌受腹腔内残留气体牵拉影响，刺激膈神经终末细支引起肩痛和两侧季肋部疼痛等牵涉痛出现。为防治上述问题，可在术中持续低流量低压力充气，通过减缓充气速度，缩短手术时间以尽量减少腹腔内大量气体残留的问题。术后则应密切关注患者排气情况，指导患者术后早期活动。术后24小时内，可先嘱患者平卧位，在必要时给予低流量间断给氧，若出现手术24小时后仍排气困难或无排气，可在外力的帮助下辅助排气，如人为挤压腹部辅助腹腔内残余的 CO_2 排出，必要时，使用吸引装置将腹腔内残余气液体抽吸干净。

（3）皮下气肿：主要是由于气腹针或穿刺器未能一次性准确插入腹腔内所致。除此之外，若患者本身体重过轻，在术中 CO_2 充入过多时，腹腔内处于高压状态，CO_2 可通过套管逐步弥散至皮下组织，多次穿刺使 CO_2 通过多个创口进入皮下。相关数据表明，频繁更换器械以及手术时间过长也是引起皮下气肿的危险因素。若患者出现皮下气肿，术后往往出现气腹针孔周围局部疼痛不适，疼痛性质多以刺痛或胀痛为主，部位较局限，但与穿刺点位置密切相关。当患者在运动、深吸气及咳嗽等导致腹内压改变的情况下，疼痛尤为明显。查体时在气腹针孔局部施加浅部触诊，可明显触及皮下握雪感及压痛。若想预防此类问题的出现，在切开腹壁时便需注意切开范围应尽量小，确保切口大小和气腹针或穿刺器大小相吻合，当穿刺器械准确进入腹腔，保证腹腔的气密性，才能使 CO_2 匀速低流量充入。此外，在保证手术安全的前提下，应尽量缩短手术时间，避免术中气体充入过多。再者，术后倡导患者主动翻身，若无法自主翻身者，可交代陪护人员协助患者翻身，并尽早下床活动。

（4）下肢深静脉淤血：人工气腹使腹内压增高，下肢静脉血流速度缓慢，易导致深静脉血液淤积的发生。术中可以间断按摩患者下肢，术后嘱患者在下床运动之前，可穿弹力袜促进静脉血液回流。药物治疗上，常选用丹参等扩血管药物，若条件允许，也可通过中医理疗来防止下肢深静脉淤血。

（5）高碳酸血症：腹腔镜术后引起高碳酸血症的原因主要有二：一是由于人工气腹的建立，导致腹内压过高从而引起膈肌上抬，胸腔内压力增大限制肺的呼吸运动，肺的顺应性降低、肺通气比例失调引起 CO_2 潴留出现高碳酸血症。二是在建立人工气腹时，CO_2 弥散入血，血中 CO_2 浓度迅速增高，导致出现高碳酸血症。高碳酸血症一旦发生，需马上排除血液中的 CO_2，但应注意排出速度不应太快，可以通过增加呼吸频率，减少潮气量等方法达到过度通气的目的。若 CO_2 潴留症状较严重，可适当使用碱性药物对症缓解。必要时，术后早期可给予低浓度吸氧，嘱患者早期床上活动，有助于恢复肺的正常呼吸，从而排出体内过多的 CO_2 潴留。

第二节　穿刺套管放置技巧

一、穿刺套管组合

穿刺套管主要由套管鞘和套管针两部分构成。套管鞘是腔镜及其他操作器械进入腹腔的通道。目前，临床上主要的套管鞘规格有 2mm、5mm、10mm、15mm、和 20mm 5 种，针对不同的套管鞘规格也配有从 20mm 转换到 5mm 的各种转换器（图 2-2-1~图 2-2-6）。根据针尖形状的差异，穿刺针可分为棱锥形和圆锥形两种，其中含有带尖刀的、设有保护装置的称为套管针。根据手术种类、患者体型的不同，术者可以灵活选择不同的套管针进行穿刺。

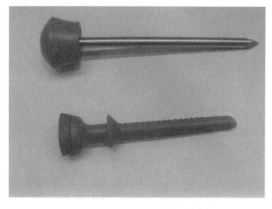

图 2-2-1　5mm 穿刺置管

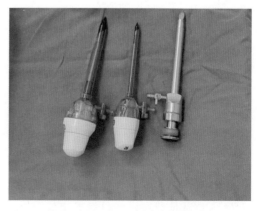

图 2-2-2　10mm 穿刺置管

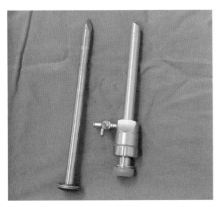

图 2-2-3　5mm 带排气孔穿刺置管

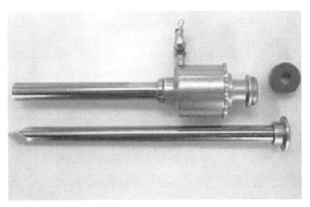

图 2-2-4　10mm 带排气孔穿刺置管

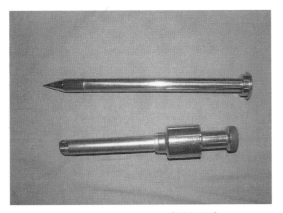

图 2-2-5　15mm 穿刺置管

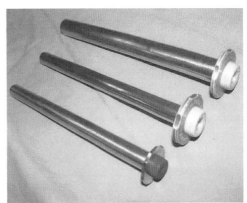

图 2-2-6　各种转换套管

二、置入腹腔镜套管

进入腹腔的首枚套管是腹腔镜穿刺套管，以盲置为主。根据镜体直径，可选择 5mm 或 10mm 的套管针。腹腔镜套管置入的方式有开放式和闭合式穿刺两种。

（一）开放置入法

适用于既往有腹部手术史或巨大卵巢肿瘤者。具体操作方法是：①选择合适的穿刺部位，一般选择在原有手术瘢痕上方的 2~3cm 处。②用柳叶尖刀切开皮肤，长度约 2cm，再逐层切开直达腹腔（图 2-2-7）。③用手指伸入腹腔内探查粘连情况，若有应先分离粘连。④在腹膜上作一荷包缝合，然后直视下置入套管鞘（图 2-2-8），收紧荷包，防止泄气，再接上 CO_2 气管建立人工气腹。

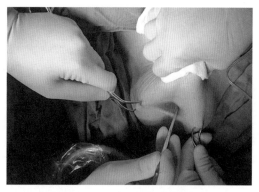

图 2-2-7　切开皮肤到腹腔

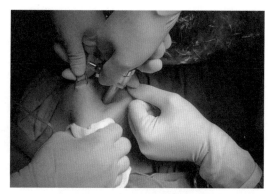

图 2-2-8　直视下置入套管鞘

（二）穿刺置入法

观察气腹机显示屏，当气腹机提示腹腔内压力达到 13mmHg 时，拔出气腹针，在原穿刺点戳入套管针。穿刺置入方法有多种，Kurt Semm 教授描述了一种"Z"字形插入技术。用 Veress 针密闭穿刺腹腔人工气腹后，用柳叶刀切开脐部下缘，套管针按"Z"字形插入技术并逐渐经腹腔壁推进（图 2-2-9~ 图 2-2-11）。认为该法有四大优点：防止网膜嵌入；避开厚筋膜层，穿刺时不需用过大的力量；拔出套管（针）鞘后，"Z"字形管道能像门帘一样自行闭合，免予缝合。作者的操作方法是用巾钳提起腹壁，右手握 10mm 的套管针，用食指与中指夹紧套管，鱼际肌置于套管针的顶部。用掌力将套管针缓慢推进，切不可用暴力。开始穿刺时套管针与皮肤垂直，当有落空感时，改成 45°再向前推进约 1cm，取出穿刺针，置入腹腔镜，确信进入腹腔后，接上 CO_2 导管，持续充气，保持腹内压力 13mmHg。（图 2-2-12~ 图 2-2-19）

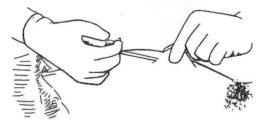

图 2-2-9　套管针刺入示意图

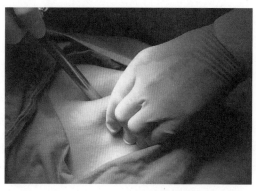

图 2-2-10　提起腹壁穿刺法

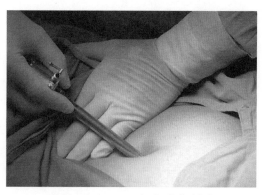

图 2-2-11　压迫腹壁穿刺法

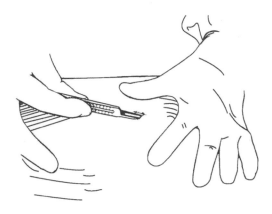

图 2-2-12 Veress 针的穿刺孔为切开的起点

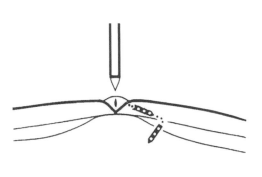

图 2-2-13 套管针按"Z"插入技术逐步推进

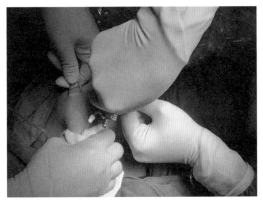

图 2-2-14 套管针与皮肤垂直

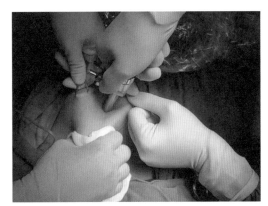

图 2-2-15 45° 向腹腔推进

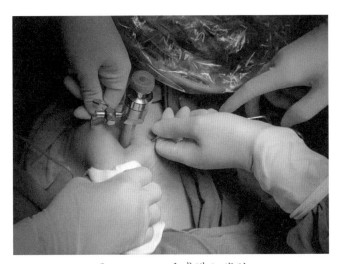

图 2-2-16 手感进入腹腔

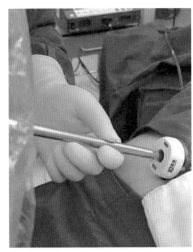

图 2-2-17 置入腔镜探查

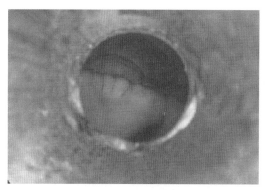

图 2-2-18　确认进入腹腔

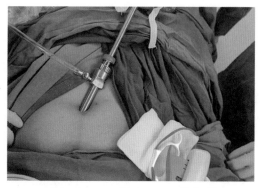

图 2-2-19　接上 CO_2 导气管

三、置入工作套管

工作套管又称辅助套管,是各种操作器械进入腹腔的管道。

(一)工作套管的选择

不同的手术选择不同的规格的工作套管。由于大部分手术操作器械直径规格均为 5mm,如分离钳、电凝钩、剪刀、持针器等,因此在妇科的腹腔镜手术中,通常选用 5mm 和 10mm 的工作套管。例如常见的盆腔粘连松解术,单纯附件囊肿切除术等都可选用 5mm 的工作套管。针对手术难度较大、操作较复杂的手术,可选用一个 10mm 的套管,其余仍选用 5mm 的套管。当 10mm 的套管需用 5mm 的器械操作时,可用 5mm 的转换器进行转换匹配。15mm 和 20mm 的工作套管在妇科腔镜手术中则使用率较低,一般仅用于子宫肿瘤剔除术,或是全子宫切除术时出现因宫体较大,难以取出需要粉碎子宫体或旋切子宫的术式。原则上,主刀的操作孔应选用 10mm 或 15mm 的工作套管,如较大肌瘤剔除或较大子宫旋切时也可选用 20mm 的工作套管。同理,当需用直径较小的操作器械时,可用相应尺寸的转换器进行转换。

(二)工作套管穿孔的选择即穿刺方法

鉴于妇科的手术部位主要集中于下腹部,目前临床常规将第二、第三操作孔的穿刺部位选择在麦氏点与反麦氏点,即脐与左右髂前上棘的中外 1/3 交界处。必要时,还可以选择在耻骨联合上方作第四、甚至第五个穿刺点。原则上,主套管和第一个工作套管采用 10mm,其余的均采用 5mm 的套管。术者应根据手术的难易程度和患者个体差异,选择合适的穿刺孔位置及数量。(图 2-2-20)

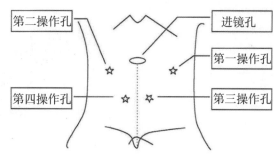

图 2-2-20　穿刺孔选择示意图

（1）Ⅰ～Ⅱ类手术（含辅助阴式子宫切除术）一般选用两个穿刺置管，若手术操作方式为单人双手操作，双孔穿刺的适应范围也可扩大用于Ⅲ类手术，如子宫肌瘤剔除术、单纯的全子宫切除术等。第一个辅助穿刺孔一般选用 10mm 的工作套管，穿刺点位于麦氏点的位置。通过腹腔镜光源的透照，右手掌握套管针，借助鱼际肌及掌力缓慢将套管针推向腹腔。当锥形套管针穿透腹膜，出现落空感时，应将针身斜向盆腔正中，避免伤及肠管和其他脏器。第二个辅助穿刺孔选择在凡麦氏点处，应与第一个辅助穿刺孔的位置大致相平，多选择 5mm 的套管针。

（2）双人操作的子宫壁间肌瘤剔除术、子宫切除术（除 LAVH 外的各种术式）、非单纯性盆腔手术等一般选用 3 个穿刺孔。三孔穿刺法是基于双孔穿刺的基础上，将第三孔定位在耻骨联合上缘 2cm、左旁开正中线 2~3cm。手持 5mm 的工作套管，穿刺方向应注意稍稍向外侧倾斜，就具体解剖位置而言，锥形针的进针点应选取脐侧韧带外侧。必要时，可令助手用操作钳暴露脐侧韧带或顶起腹膜，充分暴露术野，避免损伤膀胱。（图 2-2-21~ 图 2-2-23）

（3）子宫恶性肿瘤的根治术常选用 4 个工作套管穿刺孔，一般来说，四孔穿刺较为少见。第四个穿刺孔是在三孔穿刺的基础上，于右侧耻骨联合上方 2cm、右旁开正中线 2~3cm 处。应当注意的是，该孔位置也应与左侧相应孔保持大致同一水平，便于术者操作。套管针的大小选择上，也多以最小规格 5mm 为主。（图 2-2-24）

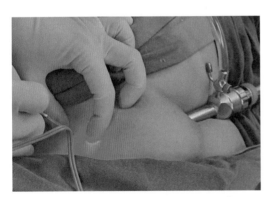

图 2-2-21 辅助孔穿刺避开血管

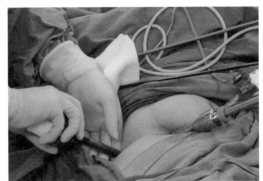

图 2-2-22 辅助穿刺

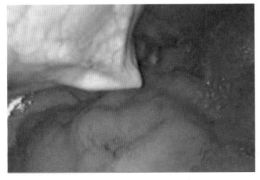

图 2-2-23 直视辅助穿刺

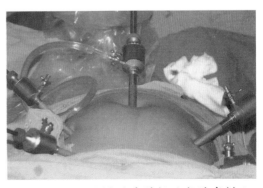

图 2-2-24 恶性肿瘤的根治术的穿刺孔

四、穿刺点选择

（一）常用操作孔

第一操作孔常用穿刺部位：脐孔或脐上 2~3cm。

第二操作孔常用穿刺部位：左侧髂前上棘内侧 1~2cm 处。

第三操作孔常用穿刺部位：右侧麦氏点处。

第四操作孔常用穿刺部位：1 观察孔和 2 操作孔连线中点的外侧，距两个操作孔的距离应 > 8~9cm。

（二）选择操作孔原则

为了达到术中创伤最小化，术后切口美观化的要求，在操作孔的位置选择上应注意做到以下几点。首先，必须避开操作周围的重要血管，如腹壁下动脉及其伴行血管；第二，在左右穿刺孔的位置选取时，应注意尽可能保持同一水平，以便术者双手平衡操作；第三，应根据术式提前预估好切口大小，根据工作套管规格合理切开皮肤，避免切口过大，影响置管及术口恢复。

五、穿刺方法

提起两侧皮肤，在穿刺处切开脐孔皮肤，采用执笔式握持气腹针，手腕部与腹壁相抵，与腹壁成 90° 进行穿刺。

需要注意的是，在穿刺过程中，持针手可感觉到两次落空感，第一次落空感提示穿刺针已到达腹直肌，穿过腹直肌前鞘；第二次是穿透腹膜进入腹腔。针头进腹后，针尾连接含生理盐水的小针筒，出现第二次落空感后，由于腹腔内负压，生理盐水自动缓慢进入腹腔，液平面下降。

六、穿刺的要领及技巧

（一）Trocar 握持的正确手法

将 Trocar 的基底部安装好，抵在手的大鱼际肌上，食指或中指控制套管，防止刺入腹腔过深。刺入的时候记住要浅入即止。如果医者觉得手下感觉已进入腹膜，就可停止再刺入。即使我们手握巾钳使劲向上提起腹部皮肤，腹膜还是比较贴近腹部周围的脏器和血管。如果 Trocar 刺入过深，及易损伤周围脏器及血管。若患者腹壁皮肤较韧，难以顺利穿入，可适当扩大切口或调整套管方向，切忌鲁莽。

（二）正确掌握穿刺的力度

要从以下 3 个度掌握力量。

（1）首先应该了解穿刺的角度，掌控在中线上的角度，尽量垂直刺入皮肤。

（2）其次要掌控刺入的左右角度，左右的偏移角度为 0，即 Trocar 刺入时不可偏离中线，否则会对血管产生一定的损伤。

（3）再次要把握自己的力度，虽然力量是穿刺过程中的关键因素，但更是造成损伤的因素。因此，穿刺的时候要把握好适宜的力度，才能更好地控制住 Trocar 进入深度，做到浅入即止。

第三节　扶镜技术

近年来，在科技发展的支持下我国腹腔镜技术日益精进，腹腔镜手术已覆盖绝大部分普外科及妇科手术，为广大患者带来福音。在数十年来的发展过程中，腔镜的使用操作水平、各类术式的操作技术都得到了质的飞跃，但作为腔镜手术不可或缺的持镜水平却始终未能得到足够重视。目前，由于基地培训条件不足、临床时间紧张，人员稀缺等多种原因，扶镜手往往未经正规培训就匆忙上台，在对腹腔镜的原理与构造知之甚少的情况下，难以和主刀默契配合，从而导致手术合作难度增大，手术时间延长，有时甚至会造成不必要的副损伤。因此，扶镜人员的培训及扶镜技巧的提升对腹腔镜手术而言至关重要。良好的扶镜技术不仅仅有助于暴露最佳手术视野，便于主刀手术操作更加安全、精准、高效，同时也能最大程度避免视觉疲劳，为主刀提供便利。

一、扶镜助手的作用以及重要性

受手术切口范围局限，在腹腔镜手术过程中，术者双手无法直接触及手术部位，如此一来，对手术野暴露范围和视觉清晰度的要求便更为严苛。在一台腹腔镜手术中，扶镜助手被称为术者的"眼睛"，指引着整个手术的进程。要想做好主刀的"眼睛"，需要扶镜者遵循手眼协调原则。具体来说，就是扶镜助手通过旋转镜身（底座）和转动或弯曲头端来调节腹腔内器官在显示器上的成像，使显示的图像与手术医生与目标组织的相对位置关系相一致，如此，术者能够有一个正常操作感。图 2-3-1 显示的图像与术者开腹的观感是一致的，图 2-3-2 显示的图像则没有达到手眼协调的原则，具体来说就是当术者需要操作目标左侧区域时，显示的图像使他感到将要到达的区域在靠近自己的方向，结果是将器械从腹腔内向外抽出而非向左侧移动。因此，扶镜助手不仅需要在脑中构建一个三维结构，还要熟悉腹腔解剖，尽量使术者→监视器和腹腔镜→目标的轴重叠。通过不断地磨合，手术医生的"双手"和扶镜助手的"眼睛"达到协调一致之后，可以极大地提高手术的速度，同时减少术中并发症，提高手术效果。

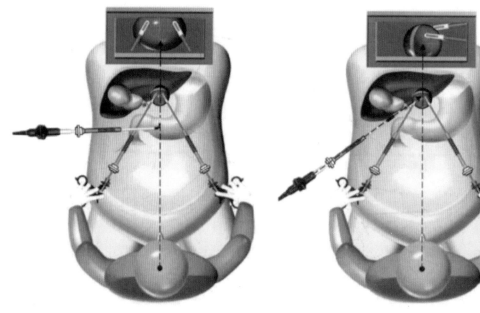

图 2-3-1　手眼协调原则模式图（正确）　　图 2-3-2　未达到手眼协调原则模式图
（错误）

二、了解腹腔镜系统的构成及成像原理

腹腔镜柱状透镜组成的系统中，光线以直线传播，如果想看清手术部位，镜头必须直接对准目标。镜头的前端靠近对象时，可得到一个近距离放大的图像，拉远时，可获得相对"全景"的图像，扶镜助手应及时调整镜头位置，以适应精细的操作和手术。

常见的腹腔镜有很多种类，如 0°镜、30°镜、四方向镜等，操作略有不同，但是腹腔镜扶镜助手的基本操作无非是调节白平衡、调焦、调节视野的大小和方向。在大多数情况下，白平衡及光源亮度无需过多干预，多数腹腔镜现在已经具备自动对焦的功能，因此，在一台手术过程中，需要扶镜助手重点关注的便是调整镜子的视野与方向。

0°腹腔镜镜头的前端是水平的，没有任何角度，沿轴旋转底座对视野不会产生影响，0°镜的操作就是操作镜身；30°腹腔镜镜头的前面有一个 30°的斜面，视野会随着底座的旋转发生改变，斜面朝向哪侧就显示哪侧图像，因此，和 0°镜相比，设计上多了镜头的旋转功能，30°镜的操作是镜身与镜头的组合操作。30°腹腔镜是通过镜身与镜头的组合操作形成侧视，因此观察范围更广，并具有一定的纵深感，更有利于手术的操作。因此，目前绝大多数妇科腹腔镜手术使用 30°前斜视镜（图 2-3-3）。

0°镜通过镜头的上下左右来调整所观察范围，30°镜在此基础上，增加了通过镜头的旋转来选择观察范围，更有利于观察狭小空间。

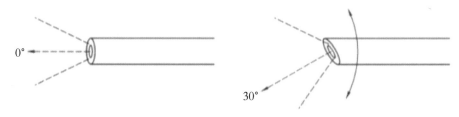

图 2-3-3 0° 镜与 30° 镜的操作区别

三、腹腔镜的选择

根据不同的手术，选择不同角度镜头的腹腔镜。0° 镜的视野中心在前方，方向单一容易掌握，但对于一些位置较深及相对隐蔽的脏器，它的显露效果不佳；斜面镜的视野开阔，只要原位旋转镜身即可改变术野方向，有利于术野的显露，可看到 0° 镜窥视不到的区域，减少手术盲区。手术前术者应根据手术部位选择合适的腹腔镜，如腹腔镜胆囊切除术，因胆囊容易显露，且手术简单，选用 0° 镜即可满足手术需求。而宫颈癌根治术、内膜癌根治术等手术部位相对较深的手术，选用 30° 镜头的腹腔镜，可获得更理想的术野，方便术者的手术操作。

四、熟悉解剖结构及术者的手术路径

熟悉解剖结构是外科医生的基本功，由于腹腔镜提供给术者的是平面视野且没有直接的触感，术者的视野与操作方向存在一定偏差，且距离也不好判断，因此对解剖知识的要求更高。虽然目前 3D 腹腔镜已投入使用，大大缩短了腹腔镜的学习曲线，但是对解剖的识记仍尤为重要。

由于每个术者有不同的习惯，扶镜助手上台前必须了解术者的手术习惯，包括器械使用、器械操作及手术步骤等习惯。一是为了避免镜子与术者器械"打架"；二是减少因气、雾喷溅而清洗镜头的次数；三是提前预计术者的切割路径，避免视野不全造成的手术中断；四是充分观察重点部位，为手术提供安全保障。

五、扶镜的基本原则

（一）合理利用远、近景

连接 CO_2 建立气腹后，需置入腹腔镜头探查全腹，扶镜助手应先给出患者腹腔的远景以了解腹腔内的情况，如有无粘连、出血、积液等以及各脏器的一般情况，然后转近景对腹腔各个脏器逐一观察。近景观察目标以将要观察的术野占到显示器的 1/5~1/4 为佳。

当术者进行 Trocar 穿刺时，扶镜助手应该将镜头转向该穿刺部位，给出穿刺点周围情况，以 30°镜为例，应当 180°旋转镜头（非底座）使斜面朝向腹壁。Trocar 刺破腹膜后视野应当随尖端前进，同步观察前进的方向，以防尖端损伤腹腔脏器。当术者需要更换器械时，扶镜助手应该将镜头相应地退后给出远景，追踪术者器械顺利地抵达术区，避免造成损伤。

在进行探查或者寻找解剖标志时，扶镜助手应当给予远景，方便术者理解各组织之间的联系；一旦确定操作部位，扶镜助手应迅速调近景，以便确定切口附近的血管和神经关系，防止出现并发症；在进行游离拓展间隙或离断系膜这种有一定范围的操作时，保持适当距离，观察组织间隙这个面，不轻易移动，除非术者的操作位置已经要走出视野的边缘；在进行分离裸化血管或止血等操作时，应调近景，并将处理目标放置在中心位置。针对血管裸化、间隙游离等操作，判断大血管壁的位置及观察到穿支血管等小血管的走行十分重要，此时需要扶镜助手随时调整镜头与目标的直线距离，将镜头靠近目标，放大图像，以便清晰地观察到细节并进行操作，避免出血和副损伤。

腹腔镜操作过程中，使用超声能量器械会产生大量气雾，导致视野模糊，此时必须取出清洁才可继续使用，这必然会打断手术进程，影响手术的连贯性。因此，当手术医生使用超声刀分离、结扎、止血时，扶镜助手应及时退回镜头给予远视野，既保证超声刀不误伤，又能减少镜头被污染。同理，当进行冲洗时镜头要离术区稍远些，以避免溅上水珠，而吸引时应靠近术区，以便观察有无术野出血。

当术者向腹腔内传递 Hem-lock、缝针等器械，或者取出腹腔内纱布、废弃的血管夹等物品时，扶镜助手的镜子要全程跟着术者直至取出腹腔外，以避免取出过程中不慎落入腹腔而费时寻找，特别是像缝针之类的细小尖锐物品。在缝合或者 Hem-lock 夹闭血管时应给出近景，而在打结时应给出远景观察线尾。

（二）腹腔镜的视野调节

腹腔镜经扶镜手调整后，展现出来的视野应该是舒适平稳的。扶镜手应控制腹腔镜在腹腔内平稳匀速移动，来避免过度晃动镜头导致术者视觉疲劳。

术者手术观察的目标应该被置于显示器中央或"黄金分割点"，扶镜手还应具备预见性，使画面逐渐往手术者操作的前进方向倾向。

扶镜手通过不断地磨炼，应当熟悉腹腔镜的性能，能同时调整镜头远近、镜头旋转、底座旋转 3 个维度，并保证画面的平缓移动，让术者感觉不到画面抖动，尽可能避免反复调整多个单一维度所致的视野晃动引起视觉疲劳。所谓镜动图静即此。

（三）合理利用视角差形成立体感

现阶段，腹腔镜手术选用 30°2D 较多，而 2D 腔镜明显缺乏立体感、距离感。为了弥补距离感的缺失，扶镜手可以通过调整视线与术者器械形成的夹角；当腹腔镜镜头与术者手中器械同一方向，此时无法观察到超声刀头的咬合深度，可以从刀头侧面观察，需将光纤旋转至适当角度；在进行操作孔穿刺及子宫悬吊等操作时，术者需要观察腹壁的穿刺情况，即穿刺器是否造成腹壁的出血以及穿刺是否损伤膀胱，此时扶镜者需将光纤旋转。由于头端可弯曲，3D 腹腔镜拥有较强的立体感，较前者来说更利于观察。但应注意，它头端弯曲的同时镜尾向同侧偏斜，提供头端更大的观察空间和操作空间（图 2-3-4）。

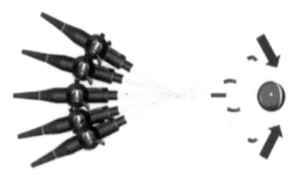

图 2-3-4　3D 腹腔镜头端可弯曲镜头

（四）合理利用底座的旋转

待镜头进入腹腔后，扶镜手可以通过操作腹腔镜，来放平腹腔镜底座。底座放平，即腹腔镜的术中观察角度要和开腹的习惯一致。因为不同部位标准不同，参照物也不同，所以扶镜手通过寻找特定参照物的办法，可以提高镜头调整的速度以及准确程度，也能够更好保证手术的连贯性。如果是初次接触腹腔镜的新手，扶镜不能够确定底座是否摆放在正确位置时，必须密切观察术者的操作及反应。具体来讲，如果术者偏转头向右侧，说明当下镜头采集的图像向右倾斜，此时需调整镜头角度，向右（顺时针）旋转底座即可，反之亦然。

（五）保持腹腔镜镜头清洁

扶镜手被称为术者的眼睛，可见其在腹腔镜手术操作过程中的重要性。一名合格的扶镜手必须时刻保持镜头的清洁。因此需注意以下几点。

■ 1. 结合热水浸泡镜头及碘伏纱布擦洗

术中腹腔镜镜头出现气雾，造成采集画面模糊，大体上分为两种情况：第一种即镜头温度、腹腔内温度两者之间存在温度差，另一种则为腹腔内水、油造成的镜头污染。对于第一种情况所致的镜头气雾，需要提前浸泡镜头，术前取热水浸泡所需时间一般即可避免。对于第二种情况所致的镜头污染，应及时清洁镜头，一般使用碘伏纱布进行镜头清洁。如果碘伏纱布清洁之后导致镜头温度降低，出现温度差所致的镜头气雾，再进行热水浸泡即可。临床实践中，第一种情况所致的镜头气雾，头端可弯曲镜头的发生频率低于 30° 镜。所以每名扶镜手都应该具备充分熟悉镜头性能、灵活掌握镜头操作的能力，在此基础上，根据术中实际情况选用镜头清洁方式，避免出现手术中断和延误。

（1）擦孔：腔镜手术中腹腔内压力高于外界压力，因此当镜头或内芯取出后，血液常常污染 Trocar 孔，再次插入清洁镜头常导致污染或者镜头模糊。此时应准备长纱布条，血管钳或者腔镜器械夹持伸入 Trocar，拔出后即清洁完毕，方法简单有效。

（2）加热：一般情况下，手术开始前和经碘伏擦洗后都需要热水浸泡镜头，避免因镜头温度、腹腔内温度两者之间温度差所致镜头起雾。因此全不锈钢保温杯是必备的手术用品。并且该保温杯需经反复消毒，杯体高度 15cm 以上，热水温度 60~70℃。热水浸泡镜头单次时间要求至少 1 分钟，镜头温度高于腹腔内温度即可使用。如手术中镜头被人体组织液溅污，碘伏纱布将镜头清洁完毕后，再进行热水浸泡，时间 10 秒以内即可。切记，保温杯杯底要铺一块纱布，防止出现镜头碰到杯底受损的情况。同时应注意保持保温杯内热水的清洁，污染的镜头先擦拭干净后再浸泡，然后取出擦拭。

（3）擦镜：镜头热水浸泡后应使用柔软的擦拭物进行擦拭，临床上常用无菌大块干纱布。擦拭顺序为先镜身后镜面，擦拭镜面时力度稍大，反复擦拭，直至擦拭完毕，要求镜面不允许残留水滴及水雾。擦镜应迅速完成，镜头尽快进入腹腔防止镜头温度冷却，从而避免镜头起雾，尽量维持术野的清晰。同时术中应密切关注术者器械更换，擦试镜头等动作尽可能与术者同步，良好的配合可进一步缩短术程。临床中，如遇上术中出血等紧急情况，有些术者使用碘伏纱布迅速擦拭镜头，但效果不明显。部分术者在肝脏、子宫等器官表面直接蹭试镜头，效果不明显，并且有副损伤可能。这里均不予提倡。

（4）退镜：扶镜手应预判术者操作对镜头的影响，无论是正在进行的操作或者是即将进行的操作。当术者要进行操作视野的转换，镜头宜退，避免移动的肠管、网膜及器械污染镜头；当超声刀进行含水量较大组织游离时，例如大网膜、肠系膜、渗血组织、放疗后水肿组织等，腹腔镜镜头应距离目标 10cm 以上，避免因操作产生的较大水雾甚至飞溅的液滴使镜头起雾；如需术中冲洗或蘸血纱布取出，为了避免镜头被污染，可将镜头暂时缩回套管内观察。

术者在术中突然失去视野容易发生误伤事件，因此撤镜必须经主刀同意方可进行。如果术中镜头污染需擦拭，立即告知术者并征求同意，术者停止操作后方可擦拭；如果术中出现较大出血，特别是喷射性出血时，应及时移动镜头，避开血液喷射方向，同时配合术者采取最有效的方法控制出血，再决定如何止血。切记，镜头不允许擅自撤出，有可能导致术者无法有效控制出血。

■ 2. 镜头污染而又不能马上清洁镜头的情况

腔镜手术中，如果遇见血管突然损伤，血液短时间内迅速充填腹腔空间。由于血液的"吸光"作用，导致术中视野变暗，术者很难找到出血点。因此只要腔镜镜头没有被血液喷溅，就不允许贸然拔出腹腔镜，应当盯牢出血点。常规情况下，术者常常与一助配合，边吸引血液边寻找出血点，进行止血。如果腔镜镜头被血液溅染，在最短时间内准备擦拭物品，然后撤出镜头，擦拭完毕后迅速送回腹腔，辅助术者完成紧急情况的处理。

【参考文献】

[1] 莫安胜.胸腔镜扶镜手的培养及扶镜技巧 [J].微创医学，2015, 10(5): 646-647.

[2] 黄玉晓.现代手术室护理操作手册 [M].长春：吉林科学技术出版社，2017.

[3] 张卫，郝立强，王锡山.腹腔镜结直肠手术学 [M].上海：上海科学技术出版社，2018.

第四节　腔镜下止血、结扎、缝合等技巧

每一种手术均包括可靠安全的止血、缝合与结扎、组织分离和切割、取出标本、盆腔灌洗和预防术后粘连、腹部切口的缝合及术后护理等基本技术，分别介绍如下。

一、止血

止血法是使血管闭塞的方法，有以下几种方法：采用能源的热凝固止血法；采用止血夹或钉；线结扎或缝扎血管法；注射血管加压素使小血管收缩止血，血管加压素的浓度为 5~10U 加 100ml 的生理盐水。各种方法的选择应根据血管的部位、血管口径及手术者的经验而确定。应强调的是止血法必须着眼于预防出血而不是出血后止血。因此切割前应先闭合血管，较大血管如子宫动脉或静脉或含血管的韧带，如骨盆漏斗韧带，最好先将血管分离出来再闭合之。

（一）能源热凝止血法

能源热凝止血法的原理均通过组织热凝固脱水，蛋白质变性黏结形成均质胶状结构，使管腔结构（如输卵管或血管）闭塞或出血创面凝固以达到止血的目的。能源止血法有电凝法（单极或双极）、热内凝法、氩气束电凝固止血等。无论何种能量，使细胞内温度达到 70~80℃时，可使蛋白质变性如煮熟的鸡蛋，称"白凝固"。如果温度很快上升到 90℃，细胞水分丢失（脱水），但保留细胞结构，此过程称干燥法。当温度很快达到 100℃或 100℃以上，细胞内的水分沸腾，细胞膨胀和汽化。当细胞温度到达 200℃即发生炭化过程。因此热凝止血的组织温度应选择在 70~100℃。

■ 1.电凝止血法

有单极电凝和双极电凝，一般采用连续或混合型电流。电凝均是电流经过组织转变为热效应。电凝止血用于以下几方面：

（1）完整的血管电凝闭合法：如子宫动脉大小的血管，包括骨盆漏斗韧带内的血管可采用电凝法，采用单极和双极电凝均可；用连电手术发生器的单极或双极钳钳夹血管，脚控开关接通或关闭电流；电凝过程，组织脱水有冒水汽现象。如果应用双极电凝，需反复多次电凝直至电凝时组织干燥不冒水汽为止，以达到血管闭塞的目的。现代的双极电凝连有安培计，帮助确定组织干燥或凝固是否完全；当所钳夹的组织完全脱水时，即无电流通过（图2-4-1）。安培计将测出组织失去导电性能，并给手术者提供可看到的或可听到的信号。单极钳式电凝也可用于大血管的凝固闭塞，较双极电凝快捷，但电流向凝固部位的侧方传导较双极电凝明显。值得注意的是，无论单极还是双极电凝，在重要脏器旁，如肠曲、输尿管操作时应掌握好能量输出和作用时间，以免过度凝固。此外，还应遵循以下原则以最小能量达到闭合管腔效果，减少热播散，避免邻近脏器受到损伤。

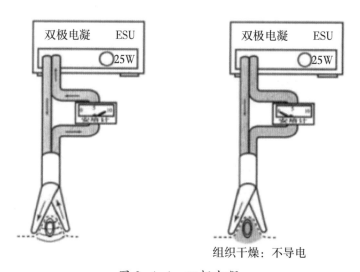

图 2-4-1　双极电凝

用安培计测定双极电凝组织干燥或凝固的重点，当组织完全干燥时，无电流通过，安培计读数降到"0"。

采用电凝闭合血管应遵循以下原则：

1）除小血管以外，较大血管应游离后电凝。

2）电凝前必须先阻断血管内血流，否则电能将沿血流扩散。

3）可用钳夹或缝扎法阻断血管的血流。

4）当手术者确认电凝部位只有血管时，才可脚踏开关接通电流。

5）必须采用足够的电流强度使组织完全干燥。

6）当足够长的血管闭塞后才能切割。

较薄的含血管组织的蒂或韧带，如输卵管系膜、卵巢系膜和圆韧带内的血管闭合也可采用电凝法。较厚组织的电凝法效果差且花费时间。

（2）断开或破损血管的止血：出血部位的止血通常需采用水冲洗以识别血管或出血点。小血管出血可采用点状电凝或内凝等，较大血管必须先用电凝钳钳夹血管再凝固或用止血夹（图2-4-2）。重要脏器旁的出血，不宜用电凝止血，若腹腔镜途径不能控制出血，则应中转剖腹处理出血。较大面积的渗血需用氩气束电凝固法，这是一种电凝新技术，详见下述。

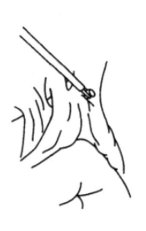

①采用双极电凝止血　②采用止血夹止血

图 2-4-2　断开或被损血管的止血

2. 内凝止血法

可用于小血管止血，热凝固温度预先设定在100~120℃。局限的出血点可用点状内凝器，较宽面积的出血可用刀状内凝器。浅表的出血，内凝器接触组织即能止血。较深部位的渗血，内凝器可向组织稍施加压力，加压的内凝热渗透为2~3mm，鳄鱼嘴样钳式内凝器可用于需钳夹加压的凝固或止血，如骶骨韧带或卵巢囊肿剥除术后的卵巢创面。因此，重要脏器如输尿管表面的腹膜或肠曲浆膜面的出血，只能采用短暂接触的方式止血，切忌加压内凝。内凝与电凝相比，具有热凝作用点精确、无热播散、热凝深度可控制等优点，但不适合于较大血管的凝固闭合。

3. 氩气束凝固

氩气束凝血器（argonbeamcogulator，ABC）是电手术技术的新进展。其工作原理是利用纯氩气作为传导高频电能的媒介。ABC利用可曲性导管和钨针同轴输出高频电流

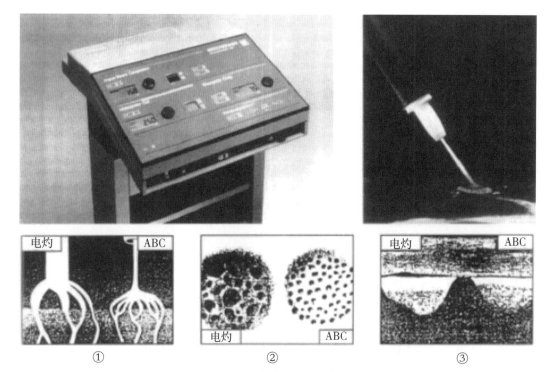

图 2-4-3　ABC 与传统电灼所形成的焦痂对比图

和氩气流，有脚踏开关与病人相连的负极板形成回路，并当氩气喷头距组织 1~1.5cm 处时感应性激发射频电流。氩气束在 12000 V 的高压作用下，通过钨钢针尖电极被充分电离变成导电性能极好的氩离子，将高频电能传递到组织而起到止血作用，为一种非接触性的电灼止血装置。ABC 高频电流功率可调，最高可达 150W，止血快速、有效，适合于实质性和高阻抗器官和组织的止血和手术创面的大量渗血，也可用于可见血管的止血。它与传统的电灼止血比较具以下优点：①电弧可见，电能是看不见的，但当电子束通过氩气时，便出现一种看得见的电弧现象。这个现象给手术者看到光束直径，可控制作用点。②止血效果好，速度快。这是由于 ABC 形成的电弧（氩弧）密度高，均匀且温度一致，击到组织形成隧道连接成网，或呈"海绵样"结构，大大提高了电凝固的性能（图 2-4-3 ①）。另外，氩气流的压力（4~12L/rain）也可加速止血。传统电灼需几分钟的凝固止血，ABC 止血只需几秒钟。对一般方法难以止住血的地方，ABC 只需几秒钟即可止住血，特别对大面积渗血及大血管非搏动性出血能迅速起止血作用，对于搏动性小血管（＜ 3 mm 直径），在压迫止血的前提下，一样能快速止血。③提高创面止血准确性。氩气喷头在距创面 2cm 左右时接通电路，气流吹出起到清扫创面积血显露出血点的作用，提高了创面止血的准确性。④创面焦痂牢固。由于氩气流将积血吹开，电弧直接作用在干净的组织创面，故无浮痂，加上氩弧密度大，它们在创面上所形成的焦痂密度大，均匀牢固（图 2-4-3 ②），不会脱落引起术后出血。⑤组织损伤小。氩气是惰性气体，不助燃，并且在电离过程大量吸热，使创面温度控制在110℃有助于减少组织炭化，同时每条氩气束非常细小，它们对组织细胞的损伤也很低，所形成的焦痂很薄仅0.2~2mm；在同等条件下氩弧电凝的焦痂厚度为传统电灼的1/5~1/3（图2-4-3③）。⑥氩弧电凝无烟雾，不影响手术视野。⑦对缝线、纱布、乳胶手套等不导电物品，氩气束电弧无作用；故用肠线或丝线缝扎止血的创面以ABC凝血时不会使缝线断裂。⑧安全性。氩气流为常温，在距组织2cm以外时不会被激发，氩气束电弧温度不会超过110℃，产生的痂面极薄，即使在大血管壁上应用也不会烧破血管。

ABC已被应用于肝脾手术、肿瘤的切除、肺切除术、前列腺切除术等的止血，最早将ABC应用到腹腔镜手术的是美国的Daniell医生，他首次报道了将ABC成功地应用于子宫肌瘤切除术、子宫内膜异位病灶凝固术。

ABC属单极电凝新技术，配有监测电极板与体表接触状况和高频电流泄漏的监测系统，该系统给病人和医生带来良好的安全感。但是，手术者在使用ABC时仍应严格按照单极电手术原则操作。

ABC手术操作步骤及技术注意点，见图2-4-4。

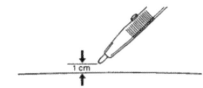

①氩气喷头距组织1cm内开始激发，切勿将喷头接触组织或当做探头使用。如果喷头发红，说明距离太近

②保持喷头与组织成45°~60°角，这样氩气流可以吹走组织表面渗血，避免垂直使用，以免血液溅入喷头组织，降低效果

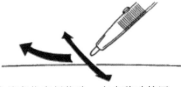

③喷头从高位向低位吹，左右移动的同时，逐步向前移动，避免在一个部位反复移动，应做到一次止血成功

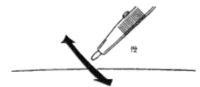

④尽量使用大功率，慢慢移动喷头，做到一次止血成功。遇到2~3mm血管的止血时间长一点，避免急速扫过组织表面或"点射"

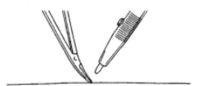

⑤血管止血先用止血钳将血管夹住，然后用氩气止血，避免氩气束从止血钳及其他器械上面喷过，同时避免靠近以上器械改变氩气束方向

图2-4-4　ABC手术操作步骤

ABC 手术除上述技术注意点外，对腹腔镜手术来说，由于短时间内有大量氩气进入密闭的腹腔，造成腹内压急剧升高，对呼吸和循环发生影响。所以，在使用 ABC 时，应将吸引器从另一穿刺孔进入持续吸引，将氩气及时排除至腹腔外，同时高流量气腹机应及时向腹腔内注入 CO_2 以取代氩气维持腹腔内压。

（二）止血夹的应用

止血夹放置器有单个和多个两种。在辨认和分离血管后，应用止血夹放置器将张开的止血夹插入血管，然后闭合止血夹，在两个止血夹之间切割血管。

（三）结扎及缝扎

血管的闭合，特别是大血管可采用结扎或缝扎法。这些技术也适合于闭合含血管的组织。结扎是采用套圈或结扎的方法将游离血管和含血管的组织闭合。缝扎则多用于需在血管外周贯穿缝合方能使血管闭合的情况，如骨盆漏斗韧带血管的闭合。结扎、缝合技术见下述有关部分。

二、结扎

腹腔镜缝合和结扎技术的发展使许多既往经腹的经典手术现基本能在腹腔镜下完成。腹腔镜缝合和结扎用于组织的对合，并为腹腔镜手术的止血和预防动脉出血提供了有效的方法。

腹腔镜缝合和打结技术需要一定时间的训练方能熟练掌握。手术者花费时间在盆腔的模型操作上熟练掌握这些技术，以能达到操作时手眼的协调与进腹一样的熟练程度。下面按结扎及缝合打结技术分述。

（一）结扎技术

结扎术是不带缝合针的结扎线环绕血管或带血管的蒂打结，以压迫和闭合血管。用于腹腔镜手术的结扎方法有两种类型：一种是事先打好的套结，多采用市场供应的包装制品，也可自制。另一种是术中在腹腔外或腹腔内打结，简称腔外打结和腔内打结。

1. 内套圈法

为一种事先打好结的套圈，用于套扎血管或带血管的组织蒂，由 KurtSerum 根据 19 世纪末用于切除儿童扁桃体的 Roeder 套圈改造而来，因而也称为 Roeder 套圈。用内套圈的结扎术目前仍然是一种最常见的腹腔镜结扎法。形成套圈的结是一个滑结。套圈线的长端穿在一根空心的 3mm 的塑料推杆鞘内，线的远端连在推杆的实心末端，推杆的实心末端约 1.5cm 长，与其空心段的交界处可折断。塑料推杆用作推动和打紧滑结。为避免放置内套圈时漏气，应在 5mm 套筒内放一个放置器（adaptor），内套圈的推杆外径与放置器的内径匹配（图 2-4-5 ①）。

　　内套圈套扎方法及步骤：置内套圈推杆入放置器，使套圈进入放置器管内（图2-4-5②），再将放置器插入5mm套筒进腹腔（图2-4-5③），并推进内套圈管推杆直至内套圈进腹腔。在充分辨认待结扎的组织血管或血管后，钳夹欲被结扎的组织并牵拉入内套圈圈内（图2-4-5④），然后折断塑料推杆的远端（图2-4-5⑤），维持连在推杆实心末端的套圈线的张力，用推杆的尖端顶着滑结，将滑结推向结扎部位并用力收紧套圈（图2-4-5⑥、⑦）。线结打紧后，在距线结0.5~1cm处切除多余组织（图2-4-5⑧）。取出放置器及切除的组织，检查组织和血管残端，以保证残端干燥。市场上供应的内套圈材料为医用肠线，肠线吸水膨胀，使打紧的线结更为缩紧牢固，不会滑脱。

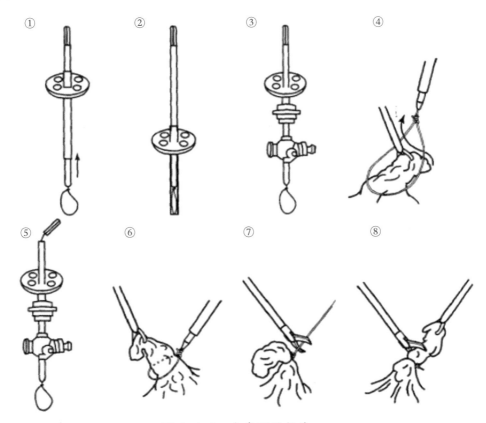

图2-4-5　内套圈结扎法

■ 2. 环绕结扎法

　　用抓钳钳夹结扎线的一端送入腹腔（图2-4-6①），在腹壁另一穿刺点进入另一把抓钳接线（图2-4-6②），并环绕需结扎的血管或组织蒂（图2-4-6③）；若是腔外打结，就需将结扎线的另一端经套管拉出腹腔（图2-4-6④）；若结扎线较短或准备在腹腔内打结时，则按腔内打结法打结。腔外和腔内打结技术详见下述。

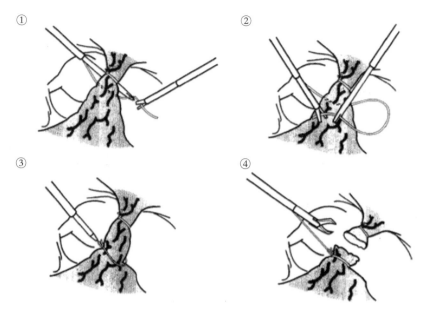

图 2-4-6　环绕结扎法

三、缝合技术

缝合术是靠针引线的技术，缝合针带结扎线。当缝合是用于闭合血管和含血管组织时则称缝扎，缝合术也用于组织缺损的对合，腹腔镜的缝扎技术中打结是采用腔外或腔内打结。缝合针可用直针、雪橇针或弯针，缝线 N07-0 用于精细的组织对合，N01-0 至 3-0 用于缝合和缝扎。除此，腹腔镜缝合还需要一些特殊的器械。按腹腔镜缝合所需器械和缝合方法分述如下。

（一）器械

用于腹腔镜缝合的器械包括：腹腔镜持针器、抓钳、打结推杆、剪刀和用于结扎和缝扎的器械，其功能如下。

■ 1.持针器

腹腔镜持针器的主要目的是把持缝合针进行缝合操作，使缝合操作时咬住缝合针不让其滑动，每一种持针器有把手柄及工作钳两个重要组成部分。持针器的手柄部分有形状、大小及与轴干方位不同之分；手柄可以与轴干呈同一直线的方位，也可突出于轴干，把手和轴干同轴的持针器，更便于操作。持针器的工作钳部分按其特征有以下几种：①带关节的标准工作钳。②手把带弹簧，半边固定的工作钳。③带磁性便于抓缝合针的工作钳。Wisap 持针器有一圆形的手柄可进行任何角度的缝合操作和抓持，工作钳钳端一边固定带钩槽，靠带弹簧的内芯固定缝合针。正性握力，即手柄抓得越紧，工作钳对缝合针的咬力越大。这种工作钳带钩的持针器，对缝合针的固定性能好，特别是在肌瘤切除术后修复肌层，或在缝针穿过较厚组织时不会滑动。与标准关节钳相比，其缺点是缝合针只能固定在一个角度，缝合针是用带弹簧的内芯固定的，故不灵活。各种类型的持针器见图 2-4-7。

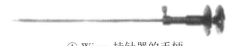

① Wisap 持针器的手柄

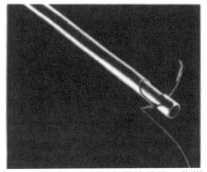

② Wisap 钳端半边固定带钩槽的工作钳

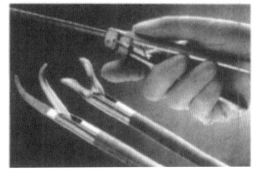

③带标准关节钳的持针器

图 2-4-7　各种类型的持针器

2. 抓钳

现有各种抓钳用于腹腔镜手术中组织的抓持、固定，接夹缝合针或腔内打结。分为无损伤钳和损伤钳两种，无损伤钳对组织无损伤，而损伤钳可引起钳夹组织的损伤。

3. 推结杆

1972 年 Courtenay Clarke 报道了在内镜下缝合和结扎的器械。他介绍了一种推结杆（clarke）可用于推结，将在腔外打好的外科结推到腔内缝合处。推结杆是一种硬质器械，其工作端是一个环，环的头端有一小区域缺损可让线嵌入（图 2-4-8）。

4. 剪刀

用于组织分离和剪线。剪刀的刀叶可旋转。

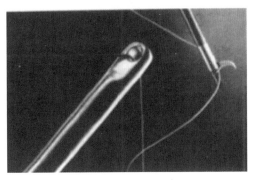

图 2-4-8　推结杆

（二）缝合及缝扎步骤

腹腔镜缝合和缝扎的 3 个基本步骤是：将针和缝线引进腹腔；放置缝合—结扎线；打结（腔内或腔外）。

当行腹腔镜缝合和打结时，必须两手操作，助手扶镜并将镜头瞄准在腹腔内的缝合针和缝合部位。应选用直观的 0° 腹腔镜，另外辅助穿刺点的位置恰当对缝合和打结十分重要。器械进出的几个穿刺点相互间不要太靠近，应保证器械的工作端呈斜的角度在手术部位会合，器械的工作端应在腹腔镜的前方，进入视野切线范围。辅助穿刺点位置的选择还应根据手术种类而定，一般在耻骨联合上腹壁皱折线的正中及左右旁开 4~5cm 处共采用 3 个 5mm 辅助穿刺孔，即能保证在视野切线范围内的缝合操作。

■ 1. 缝合针引入腹腔和取出

直针和雪橇型缝合针引入腹腔的方法如下：用持针器靠近缝合针抓住缝线，当持针器的钳端放入套筒时，将缝合针针尖朝后，使缝合针反向与持针器的柄平行，与持针器一起插入套筒入腹腔（图 2-4-9 ①），然后于对侧套筒进另一把抓钳接纳缝合针，再将缝合针交给持针器（图 2-4-9 ②、③）。准备腔外打结时缝合线应足够长（70cm），能将缝线拉到腹腔外打结。若采用腔内打结，则缝合线的最佳长度为 10~14 cm，若需多次缝合，线可长一些，但应避免过长的线在腹腔内缠绕影响操作。缝合完毕，用持针器在近缝针处夹住缝线，将针拖入套筒取出。

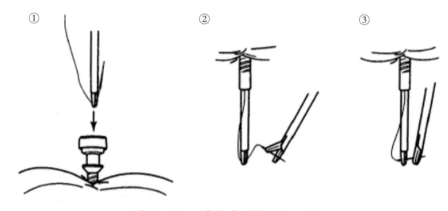

图 2-4-9　直针或雪橇引入腹腔

弯针可通过 10mm 或 11mm 的套筒直接送入腹腔，也可通过下述技术将任何大小的弯针送入腹腔，步骤如下：①将下腹部辅助穿刺点的套筒拔出腹部（图 2-4-10 ①），持针器送入套筒。②用持针器夹住缝线的游离端拉入套筒，线的另一端留在套筒外（图 2-4-10 ②）。③持针器再进入套筒，在套筒外距缝合针 3~4cm 处夹住缝线（图 2-4-10 ③）。④套筒和持针器一起再经原穿刺点插入腹腔，缝合针相伴随套筒下移带入腹腔（图 2-4-10 ④）。⑤另一把抓钳接针交持针器工作（图 2-4-10 ⑤）。

另外，也可在上述第③步时用持针器夹住距缝合针 10cm 或 10cm 以上的缝线处，将套筒和带线持针器一起经原穿刺点插入腹腔，再从另一套筒进抓钳夹住进腹腔的缝线，将缝线往腹腔方向拖（图 2-4-10 ⑥）。当缝合针接近穿刺点腹壁时将套筒抽出腹腔，并将缝合针经套筒轨道的组织间隙拉入腹腔（图 2-4-10 ⑦）。最后将套筒和

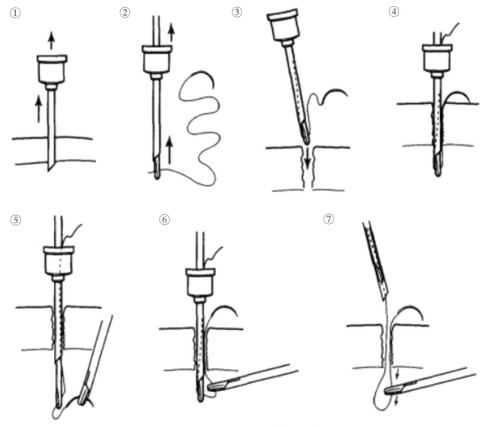

图 2-4-10 将弯针引入腹腔

持针器一起再插入腹腔进入缝合操作。取弯针可采用 5mm 或 10mm 套筒，弯针的取出根据其大小可用持针器夹住缝线，经套筒取出。针不能进入套筒的可随套筒一同抽出，但后者有针弹落在腹腔内或卡在腹壁层的危险，因此取针时要密切注意针的去向，动作要轻柔。用 10mm 套筒组织间隙大，可降低落针和卡针的并发症。

2. 缝合方法

　　腹腔镜缝合术也称内缝合术，需一把抓钳和一把持针器。抓钳用于接缝合针并将缝合针递给持针器以及抓持需缝合的组织。当针穿入组织时，抓钳可在组织的另一边以相反的力推压帮助缝合针穿出组织。当缝合针穿出组织时，抓钳也用于从持针器接针，将缝合针拉出组织。持针器则用于握针做缝合操作，针应与持针器柄呈 90° 角。由于腹腔镜手术器械的可动性受到套筒位置的限制，缝合针的旋转和移动只能以持针器柄为轴心，多次训练，缝合动作才能如经腹手术一样自如。另外，缝合操作还应握紧缝合针，避免针在持针器的工作钳内移位或旋转。一般来说，直针用于缝扎，对在一个平面上的组织直线对比用雪橇针较易达到目的，但组织缝合最好还是用弯针。

　　内镜缝合术的一个重要原则是缝合针应尽可能呈 90° 角接近组织。如果手术医师用右手操作，则可从右到左的方向行旋转式缝合操作。一旦针穿过组织，就在抓钳的帮助下完成腔内打结，或将缝线拉出腔外在腔外打结。

四、打结技术及方法

打结技术为腹腔镜缝合及缝扎术所必须。腹腔镜打结术分为两大类：即腹腔内打结，又称腔内打结，和在腹腔外的腔外打结，后者用推结杆将腔外打好的结经套筒推入腹腔。两种技术均安全可靠，能用于临床各种情况。

（一）腔外打结

腔外打结需要推结杆和推杆放置器。推结杆外径为 3mm，放置器口径与之匹配。腔外打结有两种方法，即滑结和外科结，两种打结方法如下。

■ 1.Roeder 结

Roeder 结又称渔夫结，是一种滑结。Serum 已将这种打结方法应用于盆腔手术。Roeder 滑结可在腔外编制，并在推结杆的辅助下推入腹腔。方法如下：线的一端留在腔外，缝合针按上述进针法引进腹腔，完成缝合操作后，用抓钳将腔外的线多拉一点入腹腔，然后将缝针端的缝线拉出组织足够长，使缝针有足够的宽松度抽出腔外。从缝线上剪去缝针，在腔外的两个线头先打一个单结（图 2-4-11 ①），单结间形成套圈；线的游离端围绕套圈绕 3 圈，并按（图 2-4-11 ②）图示抽出线头，收紧形成滑结，剪去缝线短端的过长线头（图 2-4-11 ③）。据报道，这种 Roeder 滑结用于腹腔镜手术，仅仅是用肠线和 Laclomer 编制的结较牢靠，其强度不如传统的方结，而且，临床常用非肠线的合成线编制 Roeder 滑结，有滑脱的报道。因此，当内套圈在缝合部位打紧滑结后，应在腔内再加一个简单的半结。操作时助手用手指压住缝线的出口以避免漏气。

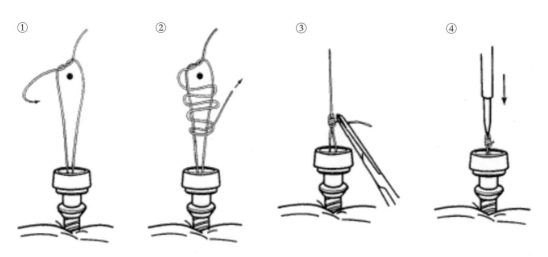

图 2-4-11　腔外打结法：滑结

2. 改进的滑结

1996 年 D.J.R.Hutchon 提出了一种安全牢固的滑结打结法。这种滑结的结构见图 2-4-12。打结步骤（图 2-4-13）：①线的尾端逆时针绕线的直立部分 3 圈。②如图穿入线圈形成第一个半结。③沿线的直立部分将结的上下圈移近打紧。④如图穿入第二个半结。⑤再将第二个半结移近第一个半结打紧，并保持打好的滑结能沿线的直立部分上下移动。线的尾端可以剪去留 1cm 长，也可长一些。然后将线的直立部分穿过推结杆的孔，将结推入腹腔到达腹腔的缝合部位。据作者的张力试验结果提示，用人工合成的保护薇乔缝线（Vicryl）编制的结，其强度优于多种材料，包括铬肠线及 Polysorb 材料编制的 Roeder 结，与传统的外科扁方结的强度相当。由于用合成 Vicryl 线编制成的这种滑结保证了安全性，因此大血管以及骨盆漏斗韧带只需缝扎一针，也推荐用于腹腔镜的其他技术。

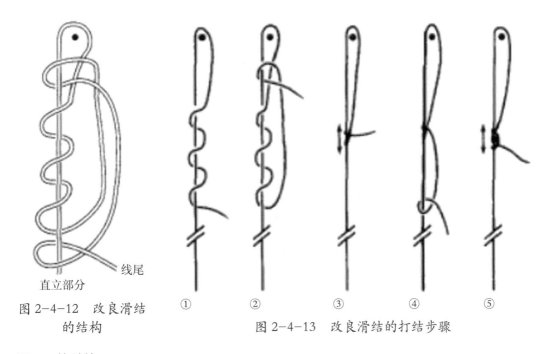

线尾

直立部分

①　　②　　③　　④　　⑤

图 2-4-12　改良滑结
　　　　的结构

图 2-4-13　改良滑结的打结步骤

3. 外科结

Courtenay Clarke 首先描述了腹腔镜腔外打外科结和将结推送入腹腔的技术。

用于推结的器械为 Clarke 推结杆，质地坚硬，其工作端有一个环，环的前方有一缺损放置缝线。腔外打好第一个单结后，将 Clarke 推结杆在近结处卡住缝线（图 2-4-14①、②），如（图 2-4-14③）将结推入腹腔，用一只手握住在腔外的 2 个线端，并保持张力，另一只手推进。Clarke 推结杆将结推向缝合或缝扎部位，打紧第一个结，然后同法完成第二个和第三个结以系紧第一个结（图 2-4-14④、⑤）。这种打结技术，应采用不带阀门的辅助套筒或通过放置器工作，因为有阀门的瓣膜片易损坏缝线。

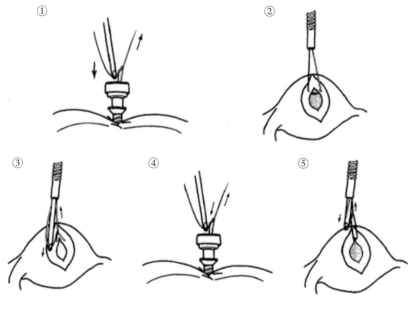

图 2-4-14　腔外打结

（二）腔内打结

完成腹腔内缝合操作后，并在腹腔内用器械完成打结称腔内打结，腹腔镜手术的腔内打结最常用于组织对合，也用于血管和含血管组织的结扎，但组织张力大时，腔内打结不易打紧。腔内打结也用于连续缝合的打结，如关闭腹膜腔，修复膀胱破口，或组织因牵拉或张力高而发生的撕裂。腔内打结除连续缝合的需要或技术熟练者用以多部位缝合外，初学者缝线长度以 10~14cm 为宜，若缝线过长易发生线缠绕影响打结，而且缝合针的医源性损伤机会增加。

有两种类型的腔内打结法，一种与传统的显微外科打结技术（方结）相类似，是电视腹腔镜术中一种难度较高、较难掌握的操作；另一种是缠绕技术打结，后者较简易。

■ 1. 方结（传统结）

方结是两个半结，第二个结以相反方向打在第一个结之上。结的打法采用传统的显微外科打结法和改良的打结法。

当缝合针穿过组织，将缝线拉过组织，在缝合针穿入部位仅留 4~5cm 的线尾，缝线的长线端用抓钳抓住，用另一把抓钳，最好是头端略上翘的抓钳以逆时针方向绕缝线 2 圈，使在抓钳远端的外周形成线圈（图 2-4-15 ①）。钳端上翘的抓钳可防止绕成的线圈滑脱，也可在线圈形成后张开钳嘴防止线圈滑脱，绕成线圈的抓钳抓住线尾端，以相反方向将线尾短端拉进线圈，形成第一个扁结，打紧（图 2-4-15 ②）。以相反方向在第一个结之上打第二个结（图 2-4-15 ③），也可在第二个结上以第一个结的方式打第三个结（图 2-4-15 ④）。

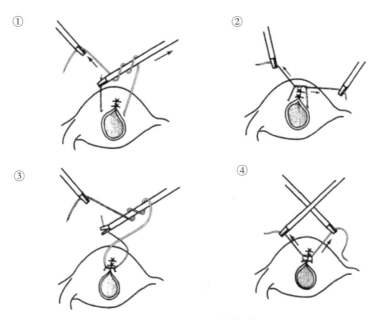

图 2-4-15　腔内打结

2. 改良方结（图 2-4-16）

第 1~6 步与传统打结相同，即以左钳抓住线的长端，用右钳以逆时针方向绕线的

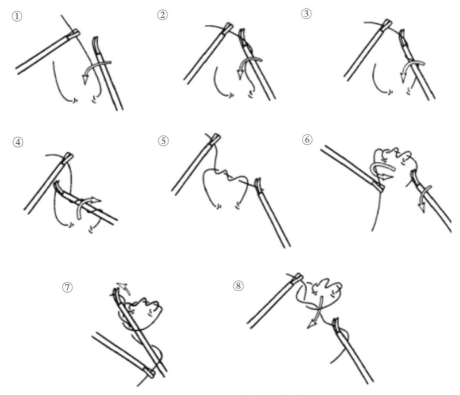

图 2-4-16　改良方法打结法

长端 2 圈后抓住线的短端，顺时针方向旋转从线圈内抽出，拉紧完成第一个半结。第二个半结不需要器械转换；左钳仍抓住线的长端，右钳将线的短端从上两个线圈内拉出打紧，完成第一个半结后，即将线的短端如图第 6~7 步逆时针方向绕线的长端 1 圈。第 8 步：左、右器械调换，左钳抓住缝线的短端，右钳放掉缝线的短端从圈内退出抓住缝线的长端，两把钳以相反方向拉紧缝线，完成方结的第二个结。

3.Thompson 结

　　Thompson 结是一种简单化的腔内打结，由美国 Robert Thompson 提出，见图 2-4-17。将缝线的线尾留在腔外，缝针、雪橇针或直针引入腹腔完成缝合后，在腔外抓住线尾后，用持针器咬住缝针的基底部，将缝针围绕缝线旋转至少 3 或 4 圈，然后将针从所形成的线圈内穿出，最后抓住线的两端打紧结。这种结是采用缠绕技术的滑结。需在其上打一个方结系紧，打这种结用圆手柄的持针器较快捷。

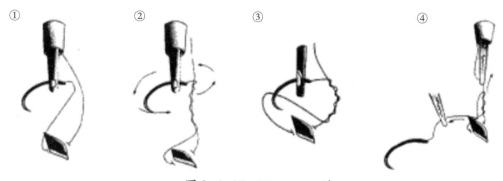

图 2-4-17　Thompson 结

4.Topel 结

　　Topel 结是美国芝加哥一位 Howard Topel 医生提出的一种用缠绕技术的腔内打结法，称腔内缠绕打结技术（twist knot）。如图 2-4-18 用圆手柄持针器操作，将缝合针穿过切口，距缝合针 2cm 处抓住缝线，右手握住持针器手柄绕自身轴旋转，形成 3 个线圈后，以左手的抓钳在同样缝合针位置从持针器接过缝合针，然后用绕有线圈的持针器抓住缝线的短尾端并拉进持针器绕成的线圈内，这样形成了一个外科结。最后拉紧线的两端将结打紧。并在其上再打一个方结系紧，这种结不易滑脱。

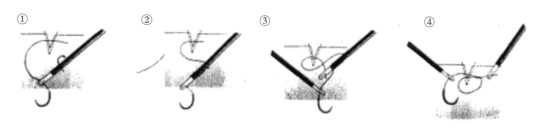

图 2-4-18　缠绕结

■ 5. 套圈滑结的腔内打结

这种结是腔外打好滑结，用于腔内连续缝合的第一个起始结，若在其上再打一个结也可将结系紧。这种打结法的腔内操作动作最少。

如图 2-4-19 在腔外打一个滑结，缝线留有 1cm 游离端。经套筒将缝线引入腹腔，缝针穿过组织后，再穿过腔外打好的套圈，并拉出缝线打紧滑结。结打紧后，在其上再打一个方结（腔内）以避免结滑脱。

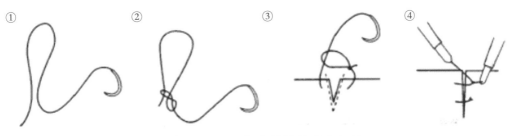

图 2-4-19　套圈滑结的腔内打结

■ 6.Aberdeen 结

这种类型的腔内打结用于连续缝合。在腹腔镜手术中，用于连续缝合关闭腹膜缺损，或子宫肌瘤切除术后的子宫缺损的对合，或修复膀胱损伤。连续缝合的第一个结用标准方结，或缠绕结，最后一个结可以用 Aberdeen 结。

Aberdeen 结包含双滑结，在连续缝合的最后一针时编制。如图 2-4-20 将缝线对折，从最后一针缝线之下拉出缝线形成第一个线圈。缝线的末端再对折，拉进第一个线圈形成第二个线圈，然后抓住缝合针穿过第二个线圈并拉出缝线打紧线结。

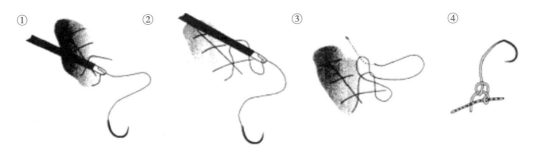

图 2-4-20　Aberdeen 结

（三）特别注意

需注意 Trocar 的尖端到达筋膜层的时候，由于腹膜极易穿过，因此穿过筋膜层后，到了腹膜层就要调整角度，向着盆腔方向，慢慢刺入腹腔。在穿过筋膜层需要一些持续的压力，将筋膜扩开，套管才能置入。

五、穿刺原则

（1）将针芯保存好，并保持气腹针和 Trocar 的锋利。

（2）不论是 Trocar 直接穿刺法，还是气腹针穿刺方法，均需要在麻醉下才能使腹壁肌肉保持松弛状态。

（3）用巾钳提起皮肤，拉大腹壁与腹膜后脏器、血管的距离。

（4）操作中保持适度的力度，禁忌用力过猛。

（5）无论气腹针还是 Trocar 穿刺均应垂直于腹壁皮肤刺入，过了筋膜层后到了腹膜层就要调整好角度向着盆腔，慢慢进去腹腔，即穿刺成功。

（6）直接穿刺者，进入腹腔后应立即去除 Trocar 芯并充入 CO_2 气体，待气腹形成后去除腹壁的巾钳，应保证足够的腹内压，才能顺利完成手术（妇科手术常设定腹腔内压力 12~15mmHg）。

（7）镜下做腹壁透光检查：腹腔镜打孔，应直视下避开腹壁血管，避免损伤腹壁血管造成出血。

六、穿刺孔出血原因

（1）穿刺点选择不当：如果盲目选择穿刺点，会伤及皮下、筋膜层及腹膜血管；若剑突下穿刺，则易导致肝圆韧带中的血管损伤。

（2）穿刺角度不当：确认穿刺点，穿刺针应垂直进入腹壁，控制进入深度，路径较短；若斜向穿刺或移行，路径长，位置不固定，易致血管损伤。

（3）穿刺器反复进出，会加大对腹部皮肤、血管等损伤。

（4）穿刺器的不当使用：若选择圆形穿刺器，则出血少；若选择菱形穿刺器，旋转时易造成组织损伤。

（5）穿刺过程中，盲目扩大取标本孔，易损伤腹壁血管。

（6）穿刺孔未缝合完整：若体型肥胖患者，穿刺孔较小，麻醉药量不够，导致腹部皮肤未能成松弛状态，出现腹式呼吸运动，均可导致深层缝合不完整。

（7）术中失误：手术过程因术者不良操作，出现出血量增多情况，这是每一个医者最大的忌讳，术者应避免出现手术意外。

（8）出现活动性出血：电凝不彻底或未直视下缝扎止血；在腹压增大的时候，血管闭合，而气腹消失后出现活动性出血，医者未察觉。

（9）肝硬化导致的门静脉高压，出现腹壁侧支循环开放，腹壁静脉曲张凝血功能下降。

七、预防穿刺孔出血

（1）正确选择穿刺孔：选择指南中常用的穿刺孔，临床上根据患者身高、体型等情况来选择合适的穿刺点。穿刺点的选择，术者应做到熟知穿刺点下的血管走形，避免周围组织的损伤。

（2）镜下腹壁透光检查：通过第一个穿刺点，腹腔镜可直视下避开穿刺点周围的腹壁血管。若患者体型肥胖，腹壁脂肪组织较厚，无法清晰地照明腹壁血管情况，这时需通过人体组织解剖来确定血管位置。如腹壁下动脉的走行是从髂外动脉至股管（圆韧带进入腹壁处），穿刺时应避开。

（3）穿刺针与腹壁成垂直状态，路径最短，刺入盆腔，避免 Trocar 在腹壁内斜形一段距离后进入腹腔，应该在腹腔镜直视下将 Trocar 垂直腹壁进入，当 Trocar 突破腹膜层时，转变角度，向盆腔方向进入腹腔，直至螺旋端进入腹腔。

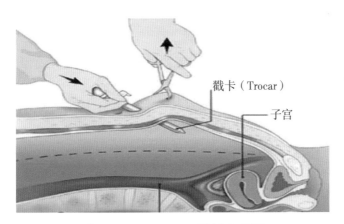

图 2-4-21　Trocar 穿刺示意图

（4）保证足够的腹内压（妇科手术常设定腹腔内压力 12~15mmHg）；使用钝性穿刺器。

（5）重视脐部穿刺孔作为观察孔。此孔大多最后退出，未能观察其情况。手术完毕时，应在腹腔镜监视下观察诸孔，并逐一退出穿刺器，应在主操作孔进入镜头仔细观察脐操作孔，不宜草率了事。

（6）放出腹腔气体再观察：在气腹压力下观察穿刺孔无出血，留置脐部镜头监视，余孔放出一部分气体后再观察各孔出血情况。

（7）术毕切口缝合时，不宜过早恢复麻醉，以利于深层组织缝合牢靠，不留死腔。

（8）做好充分的术前准备，对有严重肝硬化或者凝血功能异常的病人，术前需改善凝血功能。

八、穿刺孔出血解决对策

（一）术后及时发现、准确判断

密切观察患者术后情况，若出现心率增快、血压持续下降、穿刺孔疼痛难忍、腹部胀痛、出冷汗或穿刺孔血肿情况及引流液中出现血性分泌物。

诊断腹腔内出血，以下 5 条符合 2 条，即可诊断明确：

（1）引流袋中新鲜血 > 100 ml/h。

（2）休克指数（心率 / 收缩压 ） > 1。

（3）阴道后穹隆穿刺抽出不凝血。

（4）有腹部压痛、反跳痛等腹膜炎体征。

（5）经输血、液体复苏仍无法纠正低血容量性休克，尽快手术探查。

（二）常用止血方法

1. 电凝

仔细找到出血部位，确认活动性出血部位，电凝穿刺孔腹膜面，达到止血效果。

2. 压迫止血

若缝合失败，18 号气囊导尿管插入腹腔，气囊注水后腹壁外固定，压迫 24 小时后穿刺孔可止血。

3. 缝合

腹膜层组织缝合难以顺利进行时，穿刺孔可适当延长，最后将腹膜层、肌层形成 "8" 字缝合法。

【参考文献】

[1] Daniell J F,Kurtz B R,Taylor S N. Laparoscopic myomectomy using the argon beam coagulator. [J] . J Gynecol Surg, 1993, 9(4): 207−212.

[2] Nathanson L K,Nathanson P D, Cuschieri A. Safety of vessel ligation in laparoscopic surgery. [J] . Endoscopy, 1991, 23(4): 206−209.

[3] Shimi S M, Lirici M,Velpen G V,et al. Comparative study of the holding strength of slipknots using absorbable and nonabsorbable ligature materials [J] . 1994, 8(11): 1285−1291.

[4] James H. Dorsey,Howard T. Sharp,John D. Chovan,Patrice M. Holtz. Laparoscopic knot strength: a comparison with conventional knots [J] . Obstetrics & Gynecology, 1995, 86(4): 536−540.

［5］Hay D L, Levine R L, Fraunhofer J,et al. Chromic Gut Pelviscopic Loop Ligature: Effect of the Number of Pulls on the Tensile Strength［J］. The Journal of reproductive medicine, 1990, 35(3): 260−262.

［6］D.J.R. Hutchon. A new secure slip knot for use in laparoscopic surgery［J］. Gynaecological Endoscopy, 2001, 10(1): 1365−2508.

第三章	腔镜手术的围术期管理

第一节　腔镜手术的麻醉与术中监护

随着医疗装备和人员水平的提高，解剖和病理学知识的进展，腔镜在诊断和手术治疗中的应用日益广泛。但是腔镜手术的特殊操作可能存在不易发现的内脏损伤，以及对失血量估计困难等情况，麻醉处理更加复杂，麻醉风险增加。麻醉医生需清醒认识其病理生理的不良影响，并在术前对此做出正确的评估和进行相应的准备，设法阻止或减轻这些异常改变所引起的不良后果。本节主要叙述腹腔镜、宫腔镜、膀胱输尿管镜、胸腔镜手术对机体病理生理的影响和相关问题，以及麻醉评估、选择、监测，术后镇痛等。

一、腹腔镜手术的麻醉

（一）腹腔镜气腹对机体的生理影响及相关问题

■ 1. 呼吸系统

麻醉医生需认识腹内压增加对呼吸的影响，可导致以下 4 种主要的呼吸系统并发症：CO_2 皮下气肿、气胸、支气管插管和气栓。

（1）通气改变：对一般患者，气腹可使其肺顺应性降低 30%~50%，横膈抬高而功能残气量减少，气道压力增加导致通气血流改变。但对于没有心血管疾病的患者，14mmHg 以下的腹内压和 10°~20° 的头高位或头低位将不会引起生理无效腔量和肺分流的明显改变。

（2）动脉血 CO_2 分压升高：气腹可使动脉血 CO_2 分压（$PaCO_2$）进行性升高。$PaCO_2$ 在建立气腹后 15~30 分钟达到高峰并维持下去，其升高的程度取决于腹内压。此期间后若出现 $PaCO_2$ 再次明显上升，应仔细寻找原因。$PaCO_2$ 升高可能与多种因素有关，如皮下气肿、CO_2 大量吸收、腹腔膨胀等机械因素引起的肺通气和血流障碍，病人体位、机械通气以及术前和术中用药对病人自主呼吸的抑制等。

（3）皮下气肿和气胸、纵隔气肿、心包积气：皮下气肿的常见原因是意外腹膜外充气，CO_2 甚至到达头颈部皮下组织。此时 VCO_2（CO_2 排出量）、$PaCO_2$ 和 $PetCO_2$（呼气末二氧化碳分压）都上升，难以通过调整呼吸参数来纠正，应立即暂停手术操作，待 CO_2 排出后再以较低气腹压施行手术。气腹压力是气肿范围和消退速度的决定性因素。

一般认为在高碳酸血症被纠正以前，应保持机械通气，尤其是 COPD 患者，以免使呼吸做功增加，其间应注意"CO_2 快速排出综合征"引起的呼吸抑制和循环波动。另外胚胎发育残存潜在通道可因腹内压力增大而重新开放，产生气胸且多发生于右侧，出现严重的呼吸和循环功能紊乱。麻醉医师应及时发现纵隔异常运动，通过胸部听诊结合 X 线摄影来判断。

（4）导管进入支气管：由于头低位和气腹推动横膈上升，气管隆突向头部移动，可能使气管导管进入支气管。它可以引起氧饱和度下降和气道平台压升高。

（5）气栓：主要发生于气腹建立的过程中。由于 CO_2 在血液中的溶解度远大于空气，致死量比空气大 5 倍，故临床上发生 CO_2 气栓时治疗收效快速。气栓时血中的大量气体可以完全阻塞腔静脉和右心房，引起回心血量和心排血量急剧降低，甚至发生循环衰竭，适当的容量负荷可以降低气栓发生的危险性。无效腔量增加和低氧血症可引起通气 / 血流比例失调。栓塞气体量超过 2ml/kg（以空气计算），可出现心动过速、心律失常、高血压、中心静脉压升高、心音改变、发绀以及右心负荷增加的心电图变化等异常表现，也可出现肺水肿。脉氧仪有助于缺氧的诊断，$PetCO_2$ 监测对气栓的早期诊断和严重程度的判断更有价值。$PetCO_2$ 栓塞前升高，栓塞后降低，$\triangle$ a- $PetCO_2$ 随之升高。CO_2 气栓的治疗：停止注入 CO_2；将患者置于左侧头低卧位，减少经右心室流出道进入肺循环的气体量；纯氧通气，以纠正低氧血症和缩小栓子的体积。过度通气既有利于 CO_2 的排出，也是应对无效腔量增加的要求；可以考虑放置中心静脉或肺动脉导管抽气；必要时进行心肺复苏，体外心脏按摩有助于使气体形成小栓子，易于被血液吸收，迅速缓解栓塞的临床症状；严重者可考虑心肺转流；有脑栓塞的考虑高压氧疗。

■ 2. 血流动力学

腹腔镜手术中引起血流动力学变化的因素包括气腹、病人体位、麻醉、高碳酸血症以及迷走神经张力增加和心律失常。超过 10mmHg 的气腹压将引起明显的血流动力学改变，其特点是心排血量减少 10%~30%、动脉压升高以及体、肺血管阻力增加，心率可以保持不变或略增快。

（1）心排血量降低：程度与腹内压成正比。扩容能减轻气腹引起的静脉回流和心排血量下降。建立气腹前采用补液，预先将患者置于头部略低的体位，采用下肢静脉泵或弹力绷带防止血液潴留于下肢等方法，可以预防或减轻气腹对心排出量的影响。

（2）体循环阻力增加：是由机械和神经内分泌因素共同介导的。气腹期间，儿茶酚胺、肾素血管紧张素系统以及血管加压素的释放量均有增加，腹膜受体受到机械刺激也可引起血管加压素释放增加，导致体循环阻力和心房压力上升。使用 α 受体激动剂如可乐定、右旋美托咪啶，或 β 受体阻断剂可有效抑制体循环阻力上升，减少麻醉药的需要量。大剂量瑞芬太尼几乎可以完全阻断气腹引起的血流动力学变化。

（3）肾功能下降：CO_2气腹可使尿量、肾血浆流量和肾小球滤过率降至基础值的50%以下，但对内脏血流影响不大，这可能是CO_2扩张血管作用与腹内压增加引起内脏血流下降作用的抵消结果。

（4）心律失常：迷走神经张力增高与突然牵拉腹膜和对输卵管进行电凝操作、气栓发生等可引发心动过缓、心律失常和心搏骤停。尤其在气腹建立中发生率高。麻醉过浅或患者术前服用β受体阻断剂可使迷走神经对刺激的反应性增加。处理措施包括停止腹腔注气、给予阿托品和加深麻醉等。

3. 消化系统（恶心、呕吐和误吸）

气腹使腹内压升高，也使胃内压升高，有胃内容物反流、误吸的危险。临床上必须有足够的认识。预防方法：术前禁食8小时以上，禁水2小时，气管插管选用带气囊导管，气腹过程中常规将气囊充足。腹腔镜手术后恶心、呕吐的发生率很高，预防和治疗术后恶心呕吐的药物有格拉斯琼、恩丹西酮、地塞米松、氟哌利多等，由于恶心、呕吐主要发生在术后24小时内，所以在麻醉诱导时应用或手术结束时给一次药即可，也可配合非药物治疗方法如电针刺激内关穴等。

（二）腹腔镜体位对机体的生理影响及相关问题

手术时患者的体位取决于手术部位。体位是引起腹腔镜术中病理生理变化的原因之一，其变化的严重程度则与身体倾斜程度有关。

1.Trendelenburg 体位

影响脑循环，上半身血管内压升高，但骨盆脏器的跨壁压降低，虽可减少手术出血，但同时增加了气栓的危险。肺功能残气量减少，肺总量下降和肺顺应性降低，容易引起肺不张。头低位时容易发生神经受压，手术中必须避免上肢过度外展，以免损伤臂丛神经。

2. 头高位

回心血量减少，心排血量和平均动脉压下降。加上气腹的协同作用，头高位时患者血流动力学受到的影响明显超过头低位。

3. 截石位

最易使腓侧神经受到损害，术中更应着重加以保护。患者长时间处于截石位，比如同时实施多个器官的腹腔镜手术，还可引起下肢筋膜间隙综合征。术后转至平卧位时应注意循环波动。

（三）麻醉评估、选择和术中监测

1. 麻醉评估

了解腹腔镜手术方案，必要时咨询手术医师，确定是拟行诊断性手术还是治疗性手术。前者手术刺激小、时间短，后者手术刺激大、时间较长。ASAI-II级患者对体位及CO_2气腹的影响一般都能耐受。但心、肺储备功能受损的ASAIII-IV级患者可出现严重并发症。凡术前有颅内高压、脑室腹腔分流及腹腔内静脉与颈静脉分流的患者禁忌CO_2气腹腹腔镜手术。低血压、休克、肝硬化或门脉高压等情况下，不主张行腹腔镜手术。颅内占位性病变或脑血管畸形患者属腹腔镜手术的禁忌证。有青光眼、视网膜剥脱或眼外伤患者应慎用腹腔镜。

2. 麻醉选择

以快速、短效、能解除人工气腹不适、能避免CO_2气腹性生理变化为原则。全身麻醉、区域神经阻滞麻醉、局部麻醉都适用于经腹腔镜手术。

（1）全身麻醉：最常用。采用气管插管及使用肌肉松弛药施行控制呼吸，有利于保证适当的麻醉深度和维持有效的通气，利于手术操作，在监测$PaCO_2$下可随时保持分钟通气量在正常范围。术中可根据患者具体情况实施保护性肺通气策略有利于预防肺不张。短效麻醉药异丙酚、依托咪酯、异氟醚、七氟醚、地氟醚、瑞芬太尼、阿芬太尼、万可松、爱可松是腹腔镜理想的麻醉药。选择异丙酚和短效阿片类药物辅以肌松剂行全静脉麻醉不仅术中可以维持适当的麻醉深度，而且术后患者苏醒快速。短小的手术可使用喉罩控制气道，但由于气腹时腹腔内压力增高，误吸风险高的患者慎用喉罩。

（2）硬膜外麻醉（或联合麻醉）：麻醉平面在胸6~骶5基本可以满足妇科腹腔镜手术的需要。但是除非气腹吹入气在2L以下，否则CO_2对膈肌和腹膜的直接刺激会使多数患者难以耐受，常需辅助强效麻醉性镇痛药。其适应范围为：短时间诊断性腹腔镜检查术；手术医师有熟练的操作水平；能够忍受清醒状态下气腹刺激的不适感，能默契配合麻醉和腹腔镜检查的患者。

（3）局部麻醉：仅适用于诊断性检查，绝大多数需要静脉辅助用药完成。

3. 术中监测

麻醉医师应对术中可能出现的严重血流动力学改变，氧合和通气功能损害及CO_2吸收和排出实施监测和评估。心电图、无创血压、脉搏氧饱和度、$PetCO_2$、气道压、尿量、体温等是必备的监测项目。手术过程中应监测并记录气腹前后，体位变动前后呼吸循环参数，观察气腹机注气压和腹内压变化及气腹CO_2总量。监测通气指标（潮气量、每分通气量、呼吸频率、气道压等），观察$PetCO_2$连续曲线变化有助于早期发现气栓和气管导管移位的情况。对于术前合并有心、肺功能疾患的患者，$PetCO_2$和$PaCO_2$差别较大，对这类患者，若能行桡动脉穿刺直接测$PaCO_2$更好。

4. 术后镇痛

术后患者主诉多为内脏痛、盆腔痉挛痛、横膈刺激后的肩痛以及特殊体位造成的颈肩痛等。治疗措施有：术后尽可能排尽剩余气体，减少切口大小和数目；静脉给予非甾体抗炎药、阿片类药物；腹腔内应用局麻药或盐水冲洗；伤口局部应用局麻药浸润麻醉；区域神经阻滞如腹横肌平面阻滞、腹直肌鞘阻滞等。

二、宫腔镜、膀胱输尿管镜手术的麻醉

（一）宫腔镜、膀胱输尿管镜对机体的生理影响及相关问题

1.TURP 综合征

大量灌注液灌注腔内，液体在压力作用下，被创面迅速吸收进入循环，吸收过量可引起体液的超负荷和稀释性低钠血症。宫腔镜中灌注液还可经通畅的输卵管进入腹腔被吸收，增加了水中毒的概率。临床上把由于电切术中，体内吸收大量非电解质灌流液所引起的一系列症状和体征称为 TURP 综合征。患者表现为心动过缓、高血压，随之出现低血压、恶心、呕吐、头痛、视力障碍兴奋、精神紊乱等，如不及时诊治，可导致癫痫、昏迷、虚脱甚至出现生命危险。由于水中毒的发生与灌注压力、创面大小、切除组织深度及切除时血窦的开放程度等有关，所以选择合适的灌注压力十分重要。原则上应该采用有效低压灌注，尽量控制手术时间，同时在整个手术当中进行血气分析等一系列麻醉监测，密切观察患者的各项生命体征，及时鉴别水中毒的发生，一旦出现水中毒的症状应马上停止手术操作，给予吸氧、利尿、纠正低钠等水、电解质紊乱，必要时进行气管插管维持呼吸和循环稳定。

2. 迷走神经紧张综合征

宫腔镜手术和膀胱输尿管镜手术可发生迷走神经紧张综合征。该反应源于敏感的宫颈管受到扩宫刺激传导至Franken-Shauser神经节或膀胱顶部受到刺激传至腹下神经丛、腹腔神经丛和右侧迷走神经，而出现临床症状，表现为恶心、出汗、低血压、心动过缓，严重者可致心搏骤停，被动抬腿试验、静脉注射格隆溴铵、阿托品可改善。

3. 低体温

大量灌注液灌注腔内可使患者体温下降，继发寒战，心律失常，氧耗增加，凝血障碍，苏醒延迟等，术中应做好输液加温、加温毯包裹等体温保护措施。

4. 气栓

灌注液中的气泡可由于过高的灌注压作用经开放的血窦进入循环，形成气栓，造成肺栓塞等严重后果。诊疗中应排尽气泡，控制灌注压，加强监测。气栓的治疗参见"腹腔镜气腹对机体的生理影响及相关问题"。

5. 体位影响

截石位可引起功能残气量减少，有肺不张和低氧血症倾向，也可引起腓总神经损伤。术后快速放低双腿易导致静脉回流减少和严重低血压。

（二）麻醉评估、选择和术中监测

■ 1.麻醉评估

了解手术方案，确定是拟行诊断性手术还是治疗性手术。时间长短、手术大小、患者情况等决定了麻醉的选择。需要使用喉罩的患者应询问禁食时间。另外，膀胱输尿管镜检查患者多为老年患者，各器官脆弱度大，应加强对其心肺功能的评估。

■ 2.麻醉选择

宫腔镜手术的刺激仅限于宫颈管扩张及宫内操作，其感觉神经支配前者属骶 2~4，后者属胸 10~ 腰 2。麻醉可选择：①局部区域阻滞麻醉（手术医师行宫颈旁阻滞）。②椎管内麻醉（包括蛛网膜下腔阻滞，连续硬膜外阻滞或联合麻醉）：一般选择腰 2~3 或腰 3~4 作穿刺点，麻醉平面应达胸 10~ 骶 5，待麻醉平面基本固定后，患者截石位行手术。③全身麻醉：由于宫腔镜手术时间较短，可采用全凭静脉麻醉。异丙酚和瑞芬太尼、舒芬太尼联合应用，术后苏醒迅速，多数患者可施行喉罩全麻。

膀胱输尿管镜手术时间一般在 3 小时以内，麻醉可选择：①局部区域阻滞麻醉。②椎管内麻醉（包括蛛网膜下腔阻滞，连续硬膜外阻滞或联合麻醉）：一般选择腰 2~3 或腰 3~4 作穿刺点，麻醉平面应达胸 11~ 骶 5，待麻醉平面基本固定后，患者截石位行手术，但可能不能消除闭孔反射。③全身麻醉：可采用全凭静脉麻醉，气管插管或喉罩全麻皆可。使用肌松药时可消除闭孔反射。

■ 3.麻醉监测

（1）ASA 标准监护，包括体温监测，必要时动脉血气监测。

（2）灌注量和灌注压力的监测：当灌注液出入量差值大于 500ml 时，手术应暂停，重新评估患者状况，差值大于 2500ml 时应终止操作。灌注压应控制在 100mmHg 内，或小于平均动脉压，通常为 70~80mmHg。

（3）空气栓塞综合征：也是监测的要点。

（4）手术操作导致的穿孔：短时间下全麻患者通常无异常表现，仅见灌注液出入量大。长时间可见患者水肿、失血性休克、腹部膨隆、脏器压迫等表现。苏醒后表现为腹部膨隆、烦躁、腹痛、恶心呕吐、血尿等。

■ 4.术后镇痛

该类手术术后疼痛发生率小，非甾体抗炎药通常效果良好，若明显疼痛应考虑穿孔。

三、胸腔镜手术的麻醉

（一）胸腔镜对机体的生理影响及相关问题

与腹腔镜手术的不同点在于：胸腔镜不需要胸腔充气则能达到清晰的视野，主要依赖麻醉医师实施双肺隔离技术，创造患侧肺脏完全萎陷以提供手术操作条件。

1. 低氧血症

单肺通气（OLV）后 10 分钟多数患者的 SPO_2 降低，20~30 分钟常常降至最低点，2 小时后随着缺氧性肺血管收缩（HPV）增强，氧饱和度将趋向稳定或逐渐上升。SPO_2 突然或严重下降应立即中断手术，重新双肺通气，待稳定后再查找原因。若 SPO_2 逐渐下降，处理措施包括：确保 FiO_2 为 1.0；应用纤支镜检查双腔支气管导管或阻塞器的位置；停用强效血管扩张剂，降低挥发性麻醉剂至 < 1MAC；对通气侧肺应用 5 PEEP（$5cmH_2O$）通气；对非通气侧肺应 CPAP（$1~2cmH_2O$）通气等。

2. 缺氧性肺血管收缩

缺氧性肺血管收缩是由于肺泡氧分压下降后刺激前毛细血管阻力血管收缩，导致血流从缺氧的肺重新分配的一种保护性反应。表现为患侧肺内肺动脉阻力的升高、肺内分流减少，血流向通气良好的区域分布，因而缓解 V/Q 失调、改善低氧血症。缺氧性肺血管收缩在最初 30 分钟迅速加强，然后缓慢加强，约 2 小时达到高峰。其受生理因素、疾病状态与药物的影响，如充血性心衰、二尖瓣疾患、急慢性肺损伤、使用钙离子通道阻断剂、硝酸盐类、硝普钠、β_2 受体激动支气管扩张剂、氧化亚氮与吸入麻醉药等可抑制缺氧性肺血管收缩。

3. 复张性肺水肿

继发于各种原因所致的肺萎陷后，当肺迅速复张而发生的肺水肿。引起复张性肺水肿的原因可能与手术中持续性胸腔内吸引致使胸腔内负压增高；患侧萎陷肺因缺氧而血管扩张、渗透性增加；回心血量增加造成肺循环血量增多等因素有关。

（二）麻醉评估、选择和术中监测

1. 麻醉评估

（1）肺功能的评估：预测胸科术后呼吸并发症最有效的指标是术后 FEV_1，预测值若其低于 40% 则发生严重呼吸系统并发症的风险增加，低于 30% 则表示风险极高。一氧化碳的弥散能力（DLco）与功能性肺泡毛细血管总表面积相关，是反映气体交换和预测围术期死亡率的有效指标。通过计算得出肺切除后 DLco 值，若低于预计值的 40% 则预示呼吸和心脏并发症风险增加，若术前 FEV_1 或 DLco 低于 20% 的患者围术期的死亡率极高。运动试验是评估心肺功能的"金标准"，最大氧耗量（VO_2max）是预测胸科手术预后的最好指标。术前 VO_2max 低于 15ml/（kg·min）的患者则术后并发症的发病率与死亡率较高。还有一些简易评估手段如爬楼梯试验、6 分钟步行试验等。

（2）气管 / 支气管插管困难的评估：除常规气道评估外，胸科患者还要评估支气管内插管的难易度。放疗史、感染、呼吸道或肺部手术史均提示患者可能存在支气管内插管困难，气管镜检查、胸部 X 线平片、胸部 CT 检查等都是有效的预测指标。对于估计有插管困难的患者可以考虑清醒插管。

（3）单肺通气（OLV）中低氧血症的预测：OLV 期间低氧血症风险增加的相关因素包括：术前 V/Q 扫描发现术侧肺高通气或高灌注；侧卧位肺通气时 PaO_2 较低；右侧开胸手术；术前肺量测定正常；限制性肺疾病；OLV 时仰卧位等。

2. 麻醉选择

全身麻醉是首选，通过全麻建立双腔支气管内插管，务必将双腔支气导管插入到位，方能使双肺隔离完善，双腔管的选择以测量左右主支气管直径为参考，插管深度约为距门齿 12+（身高 /10）cm，能通过纤支镜定位更好。

肺萎陷策略：通过单肺通气使手术侧肺脏完全萎陷，这是胸腔镜手术的关键。为了尽快使手术一侧肺萎陷从而便于手术操作，OLV 前可以使用纯氧通气彻底除氮，也可放置吸引管负压吸引加速肺萎陷。

术中呼吸管理：OLV 期间趋向于应用小潮气量复合 PEEP 的方式，使气道峰压低于 $35cmH_2O$、气道平台压接近 $25cmH_2O$。对于健康患者可以使用 5~ 6ml/kg 理想体重的潮气量加上 $5cmH_2O$ PEEP 通气（COPD 患者不使用 PEEP），呼吸频率 12~18 次 / 分，以维持正常 $PaCO_2$。对于具有肺损伤风险的患者，可选用压力控制通气。

术中容量管理：原则为液体保持正平衡，第一个 24 小时不超过 20ml/kg。

由于胸腔镜手术创伤与操作刺激远低于开胸，故麻醉深度适中即可，但应避免浅麻醉下的气道操作。术毕需经双腔支气管内插管吸净患侧肺内血性分泌物，应在胸腔镜直视下缓慢膨胀萎陷肺，防止出现肺不张。

3. 麻醉监测

ASA 标准监护，包括呼气末 CO_2（$PetCO_2$）、体温监测；拓展性监测如有创动脉血压监测、中心静脉压监测；必要时血气监测。

监测重点关注患者的氧合情况，单肺通气前和之后 20 分钟需测 PaO_2，以判断预测低氧血症。$PetCO_2$ 监测能反映肺灌注及心排出量。$PetCO_2$ 出现严重的（> 5mmHg）或者持续性的降低，则表明通气侧肺与未通气侧肺之间血流灌注分配不均，这是低氧血症预警信号。由于单侧胸腔开放热量丢失，体温维持需待重视，提高手术室环境室温、输液加温、使用加温毯均是预防术中低体温的方法。

4. 术后镇痛

由于胸科手术后的伤害性刺激经过多个感觉通路传入，包括：切口（肋间神经胸 4~ 胸 6）、胸腔引流（肋间神经胸 7~ 胸 8）、纵隔胸膜（迷走神经）、中央膈胸膜（膈神经颈 3~ 颈 5）和同侧肩部（臂丛）等，镇痛模式应该是多模式的，包含药物镇痛和区域阻滞镇痛：药物选择阿片类药物、非甾体抗炎药以及小量的氯胺酮或者右美托咪啶等。使用局部麻醉药物进行肋间神经阻滞、前锯肌阻滞、椎旁阻滞或者硬膜外镇痛等，也可以在术中进行肋间神经冷冻术。

【参考文献】

［1］赵玉沛. 麻醉科诊疗常规［M］. 北京：人民卫生出版社，2014: 346-349, 239-244.

［2］（美）Larry F.Chu. 实用临床麻醉学［M］. 金鑫，译. 北京：北京科学技术出版社，2017: 1224-1245.

［3］庄心良，曾因明，陈伯銮. 现代麻醉学［M］. 北京：人民卫生出版社，2003: 1209-1212.

［4］（美）米勒（Miller R.D.）. 米勒麻醉学［M］. 曾因明，译. 北京：北京大学医学出版社，2006: 2292-2313.

第二节　腹腔镜围手术期处理与并发症的防治

一、围手术期处理

（一）术前准备

（1）评估患者病情、认知能力和心理状况。

（2）对术前准备、手术流程麻醉方式及术后康复等的宣教。

（3）运用加速康复外科（enhanced recovery after surgery，ERAS）的理念进行术前肠道准备。

（4）严格把握腹腔镜的适应证和禁忌症。

（二）术中管理

全身麻醉是腹腔镜手术的常规麻醉方式。根据最新的 ERAS 的理念，可以选择硬膜外麻醉联合全身麻醉的方式。

术中常规的监测项目应包括：麻醉监测、心率、呼吸、动脉静脉血压、动脉氧分压、末梢血二氧化碳浓度及脑电双频指数等。术前 Ⅱ 类切口及重大手术常规预防性使用抗生素，术中注意保持患者身体温暖。术中控制静脉补液（2000~3500ml）。

（三）术后处理

（1）患者术后采用自控持续硬膜外或静脉镇痛泵镇痛。其次，适当的静脉补液是促进患者术后快速康复的重要工作。

（2）术后推荐患者咀嚼口香糖，可促进胃肠动力的恢复。同时推荐尽早恢复饮食，从流质饮食开始，逐步过渡到半流质饮食，避免过多的静脉补液营养。

（3）术后首日即间断夹闭导尿管，早期锻炼患者恢复膀胱功能，例如结肠癌患者术后48小时可拔除导尿管。中低位直肠癌患者可根据膀胱功能锻炼情况决定拔除时间，而妇科手术常规术后24小时拔除尿管，嘱患者拔除尿管后及时自解小便。

（4）鼓励患者术后24小时后开始下床步行锻炼，量力而行，逐步增加。

（5）术后营养代谢及营养支持对于其康复及预防并发症的发生是至关重要的，患者是否需要营养支持及如何实施应根据患者术前的营养状况和术后肠功能恢复情况而定。

（四）恶性肿瘤辅助化疗

在辅助治疗方面，根据疾病类型选择具体方案，化疗可在术后3周左右开始。

二、围手术期并发症的预防

常见并发症主要有切口感染、心肺并发症、胰岛素抵抗、下肢深静脉血栓形成以及术后肠麻痹等。降低围手术期并发症的发生率，使患者更快地康复。

（一）预防心肺并发症

围手术期维持既往口服药物的使用，治疗控制如高血压、高脂血症等慢性病。针对老年患者，可考虑术前进行心肺功能锻炼，术后早期下床活动能改善患者的心、肺功能、意识水平和信心，且能明显降低下肢深静脉血栓、肠梗阻等并发症的发生。

（二）防止术后肠麻痹、肠梗阻

咀嚼口香糖、术后早期下床活动。

（三）防止出血

术中正确的手术解剖层面、止血器械如超声刀、电凝钩及止血材料的正确使用。

（四）结直肠术后吻合口瘘的预防和处理

（1）吻合口血供不良，应该是瘘引起的最主要的原因。边缘动脉弓的保留和观察至关重要。观察吻合后肠管的颜色是判断其血运的常用方式，如有异常即使已完成吻合也应离断后重新吻合，不能抱有侥幸心理，也可用缝合加强的方式解决问题。

（2）吻合口张力过大导致的吻合口瘘。在裁剪和切除系膜时，在系膜切除达到要求时尽量多保留系膜使得张力最小，不至于导致瘘的发生。低位直肠手术时，必要时应尽量将游离近端肠管，甚至达结肠脾曲。

（3）注意观察待吻合肠管的自身条件，尤其是肿瘤较大导致近端有梗阻或不全梗阻后的肠管，充血水肿，壁厚且脆，吻合时极易切割，导致的术后吻合口瘘。

（五）神经损伤的预防

相比开腹的癌根治术，腹腔镜有着更良好的照明和清晰的手术视野，但是腹下神经和盆腔神经丛的保护仍十分重要，因为它关系着患者术后的排尿功能、性功能、排便功能等。

第三节　宫腔镜围术期注意事项及并发症的防治

宫腔镜是临床上常用的一种光学仪器，主要用于子宫腔的观察、诊断及治疗。宫腔镜能够直接检视子宫腔内是否发生病变，定位采集患者的病变组织，能够全面、及时、直观、准确地对患者进行诊断及治疗。宫腔镜手术包括切除子宫内膜、黏膜下肌瘤，内膜息肉，子宫纵隔，宫腔粘连和取出异物等，该手术具有不开腹、创伤小、疗效好、出血少、痛苦轻、康复快等优点。但宫腔镜手术不可避免亦有其并发症，因此明确手术注意事项及并发症的防治对宫腔镜手术来说至关重要。

一、注意事项

（一）术前注意事项

1. 宫腔镜手术的适应证及禁忌证

（1）适应证：

1）异常子宫出血、阴道排液等症状。

2）异常子宫腔内影像学表现。

3）不孕症（包括不孕和复发性流产）。

4）长期激素作用下子宫内膜的宫腔镜检查。

5）评估子宫肌瘤的手术方式。

6）子宫内膜癌的分期。

7）子宫腔操作术后再次行宫腔镜探查。

（2）禁忌证：宫腔镜手术无绝对禁忌证，但有相对禁忌证。

1）全身或生殖道感染急性期（包括生殖系统结核，未经抗结核治疗者），应首先给予抗感染等治疗，待疾病得到控制后方可实施宫腔镜检查。

2）严重的内、外科疾病导致难以耐受手术及麻醉者。

3）近期曾发生子宫穿孔者。

4）子宫颈瘢痕或质硬难以扩张者。

5）子宫曲度过大或子宫腔过度狭小，宫腔镜无法置入子宫腔者。

6）已明确诊断为子宫颈浸润癌或子宫内膜癌者。

7）子宫腔过大、过深，子宫腔长度 > 12cm 者。

2. 宫腔镜手术时机的选择

一般情况下，宫腔镜手术应选择在月经干净 1 周内且经净后避免性生活，此时子宫内膜较薄，视野相对开阔，便于手术操作。

3. 宫腔镜手术的术前准备

（1）医患沟通的重要性：术前和患者做好充分的沟通与解释，仔细讲解宫腔镜手术的必要性和宫腔镜手术的过程，以取得患者的理解与配合。

（2）术前评估：术前对患者进行全面的评估和准备，包括手术指征的确认，详细询问患者一般健康状况及既往病史，注意有无严重心、肺、肝、肾等重要脏器疾患，有无出血倾向及糖尿病史；对于月经不规律者，术前尤其注意必须排除妊娠的可能性；对于尿糖阳性者，应测量空腹血糖，以便选择膨宫液；术前常规进行宫颈细胞学检查，肝、肾功能和传染病等多种指标的检查。

（3）宫颈的预处理：软化子宫颈，适用于绝经女性、宫颈既往手术史引起的宫颈硬化患者以及宫体极度屈曲的患者，术前予米索前列醇软化宫颈，或放置扩宫棒扩张子宫颈直至 7.5 号扩张棒自由进出。

（4）部分疾病的药物预处理：对于肌瘤直径 ≥ 4cm 的 I 型和 II 型者，可以应用 GnRH-α 治疗 2~3 个月，使肌瘤和子宫体积缩小；纠正黏膜下肌瘤及肌壁间内突肌瘤，以及黏膜下肌瘤合并严重贫血；宫腔粘连患者可在术前短期口服雌激素，使子宫腔内仅存的少量内膜生长，提高术后子宫腔修复成形的成功率等。

（5）手术器械消毒：进行规范的手术器械消毒准备，防止医源性感染的发生。

（二）术中注意事项

（1）注意子宫的解剖学形态：根据子宫、宫颈情况进行检查和手术，防止假道和子宫穿孔的发生。

（2）注意对子宫内膜的保护：选用合适的器械，操作轻柔，针对病变部位，减少对内膜的损伤。

（3）腹部 B 超监护：B 超监护因其安全、无创而优于腹腔镜监护，在 B 超监护下进行操作，将降低假道和子宫穿孔的发生。

（4）选择正确的膨宫液及适宜的宫腔压力：控制宫腔压力在 120mmHg 以下，不得超过平均动脉压，或者膨宫压力个体化，控制压力在保证视野清晰的最低值即可。

（5）合理控制手术时间：尽量缩短手术时间，原则上不超过 90 分钟。

（三）术后注意事项

（1）密切观察术后患者的血压、脉搏及体温等生命体征的变化；询问术后患者是否有不适症状，观察其阴道流血、流液，腹痛，排尿等情况，及时发现子宫穿孔、经尿道前列腺切除综合征等并发症的发生，并及时处理。

（2）追踪术后病理结果，以便后续治疗。

（3）嘱咐宫腔镜手术患者，术后阴道流血一般持续 1 周左右，如出血超过 10 天，前往医院就诊；嘱咐患者禁止盆浴、性生活至下次月经来潮。

二、宫腔镜手术并发症的高危因素

（一）疾病自身导致

子宫腺肌病、既往子宫手术史、子宫穿孔史、绝经等原因造成的子宫颈管狭窄或瘢痕，扩张困难；患有慢性病，如糖尿病、高血压等。

（二）手术预判失误

手术困难，操作时间过长；手术类型（TCRA、TCRM、TCRS、TCRF）选择失误；病变部位在子宫角、子宫底、子宫峡部等。

（三）术者经验与操作不够熟练

膨宫压力不恰当，或选择电极功率过大，局部停留时间过长，切割过深等。

（四）麻醉方式选择不当

对手术的难易度、手术时间的长短、手术的类型误判，未能选择最佳麻醉方式。

（五）术中和术后监护欠严密、周全

术中术后对于患者的生命征及症状等监护及观察不到位，术中没有及时进行超声或腹腔镜的监护，未及时用药纠正或采用其他措施预防并发症的发生。

三、宫腔镜手术并发症的防治

宫腔镜手术并发症可发生在术中或术后，并发症发生后应立即停止手术，密切监护，采取相应的处理措施。

（一）子宫穿孔

1. 原因

（1）宫颈狭窄或有瘢痕，严重的子宫前屈或后屈及子宫下段肌瘤会增加扩宫时子宫穿孔的风险。

（2）复杂、困难的宫腔手术如宫腔镜下子宫纵隔切除术，缺少 B 超或腹腔镜监护。

（3）宫腔镜电切时，切割子宫肌层过深，尤其在两侧宫角肌壁最薄处；切割功率过大或停留时间过长，热损伤穿过子宫肌层损伤子宫周围脏器，如肠管、膀胱、输尿管、血管等。

2. 临床表现

（1）宫腔镜手术过程中，膨宫效果不满意，膨宫液不自阴道流出，而经穿孔处外溢流入盆腔。

（2）宫腔镜下子宫壁上可能窥见一黑洞。

（3）宫腔镜下可见腹膜肠管、网膜等腹腔脏器。

（4）宫腔镜下视野模糊不清，无法检查宫腔。

（5）超声下可见子宫周围有液性暗区，并见液体通过穿孔处进入腹腔。

（6）腹腔镜下可见子宫浆膜透亮、起水疱、出血、穿孔等。

3. 处理

一旦发现子宫穿孔，应立即停止手术操作。

（1）若穿孔直径较小，一般由小号扩张器、探针引起的穿孔，发现及时，且无盆腔脏器损伤的情况下，可行保守治疗。给予缩宫、抗感染治疗，必要时将进入腹腔的液体经后穹窿抽出，严密观察腹痛及阴道流血情况，一般预后良好。

（2）若穿孔直径较大，或合并盆腔脏器、血管损伤，或穿孔情况不明者，应立即行剖腹探查或在腹腔镜下止血及修补。如术中未能及时发现子宫穿孔，术后 1~2 天会出现腹痛逐渐加剧、腹胀及发热，应及时全面检查并治疗。

4. 预防

（1）绝经女性、宫颈既往手术史引起的宫颈硬化患者以及宫体极度屈曲的患者，术前予米索前列醇软化宫颈，可有效扩张宫颈，降低扩张宫颈及置镜的难度，降低扩宫时子宫穿孔的发生率。

（2）对有子宫穿孔高危因素者，应在 B 超或腹腔镜下严密监护。经腹超声因其操作简便、无创，因而是监护宫腔镜手术的首选方法。在 B 超监护下扩张宫颈，沿着宫腔线方向进入宫腔，其可预防假道形成、监测电切切割深度，预防并及时发现子宫穿孔。

（二）TURP 综合征

经尿道前列腺切除术（transurethral resection of prostate，TURP）是泌尿外科中常见的手术，因 TURP 综合征（ TURP syndrome ）最初见于 TURP 手术，故而以此命名。自宫腔镜手术开展以来，此症时有报道，又被称为"过度水化综合征"（ hyperhydration syndrome 或 fluid overload）、水中毒等。发生率为 0.4%~2%。TURP 综合征是由于体内吸收大量非电解质灌流液所引起的一系列症状和体征，其本质为稀释性低钠血症。如诊断和治疗不及时，可出现抽搐、心衰甚至死亡，需引起重视。

■　1. 原因

（1）膨宫压力过大、未设置在患者平均动脉压以下。

（2）膨宫介质的选用不当：使用低渗性或非电解质膨宫液。

（3）宫腔镜手术困难、复杂，手术时间长，膨宫时间过长，膨宫液用量大，导致非电解质灌流液在短时间内快速、大量被吸收。

（4）手术使子宫肌层大面积血管暴露，血窦开放。

（5）术中、术后对宫腔镜手术患者液体管理欠佳。

■　2. 临床表现

（1）通常在手术接近完毕到术后数小时内出现。

（2）表现为呼吸困难、呼吸急促、喘息和发绀缺氧等肺水肿的症状。

（3）烦躁不安、恶心呕吐、头痛、视力模糊、意识障碍、呼吸表浅等脑水肿的表现。

（4）少尿或无尿等肾水肿体征。

（5）因血容量增加，初期血压升高，中心静脉压升高及心动过缓，后期血压下降。

（6）血钠降低，当血钠下降至 120mmol/L 时，表现为烦躁和神志恍惚；低于110mmol/L 时可发生抽搐和知觉丧失、休克，甚至心脏骤停而死亡。

■　3. 处理

（1）原则：吸氧，利尿，纠正电解质紊乱，防治肺、脑水肿。

（2）正压吸氧。

（3）静脉推注呋塞米 20~40mg，4~6 小时可重复使用。

（4）当血钠过低时（ < 130mmol/ L）应缓慢滴注 3%~5% 氯化钠溶液 250~500ml，同时及时监测血钠，调整用量，也可按公式计算补钠。所需钠量 =（血钠正常值－实际测得值）×52%× 体重（kg），一般补充至血钠维持在 130~135mmol/L 即可，不可过快过量。

（5）如有肺水肿、心衰可酌情使用洋地黄强心，如有脑水肿征象，应快速脱水治疗并静滴地塞米松。

4. 预防

关键在于减少灌流液的过量吸收。

（1）设定合适的膨宫压力：控制宫腔压力在 120mmHg 以下，不得超过平均动脉压，或者膨宫压力个体化，控制压力在保证视野清晰的最低值即可。

（2）控制膨宫时间：尽量缩短手术时间，原则上不得超过 90 分钟。

（3）术前药物预处理以减少血窦开放：对复杂的宫腔操作，估计手术时间较长时，应进行术前预处理，如术前可用 Gn RH-α 或孕三烯酮抑制子宫内膜增生，缩小肌瘤体积，减少子宫血供，也可缩短手术时间，术前子宫颈注射垂体后叶激素可收缩子宫血管，从而减少液体吸收。

（4）监测宫腔灌注液出入量：当非电解质膨宫液差值 > 1000~1500ml、老年或患有心肺疾病的患者差量 > 750ml 时，应停止手术，并动态监测血清钠浓度，监测生命体征及排尿量。

（5）选择安全的手术器械及膨宫介质：等离子双极电切镜可避免 TURP 综合征的发生，双极电切使用的膨宫液为生理盐水，电切的作用温度为 40~70℃，在安全、有效切除软组织的同时可以止血，减少炭化现象及避免 TURP 综合征的发生。

（三）感染

1. 原因

（1）宫腔镜手术扩张宫颈，宫颈口扩张后使宫腔与外界相通。

（2）宫腔镜反复进入宫腔，外界细菌可能随着手术器械、冲洗液体等侵入性操作带入宫腔。

（3）术后子宫长期流血或流液，是良好的细菌培养基，且破坏正常阴道内环境，有利于细菌生长。

（4）存在基础疾病，如糖尿病、贫血等，血糖控制欠佳、免疫力低下可继发感染。

（5）手术器械消毒不彻底，可导致医源性感染。

2. 临床表现

（1）下腹痛：持续性或阵发性下腹隐痛或剧痛，伴压痛、反跳痛或肌紧张，严重者出现腹膜刺激征。

（2）阴道分泌物增多：血性或脓性分泌物，伴有腥臭等异味。

（3）体温升高：超过 37.5℃，持续不降。

（4）B 超或影像学表现为子宫内膜炎、宫腔积脓等。

3. 处理

（1）一般支持疗法：注意休息；半卧位有利于炎症局限；加强营养，纠正电解质紊乱及酸碱失衡；高热时予物理降温等。

（2）抗生素：应用广谱、高效抗生素，至少 5~7 天，必要时完善分泌物细菌培养。

（3）腔内引流：宫腔积脓时可予抗生素低压灌洗宫腔。

（4）手术引流：若已形成盆腔脓肿可予手术引流。

4. 预防

（1）完善术前评估，尤其是年龄大、自身存在基础疾病的患者。

（2）易感性患者围术期可预防性应用抗生素。

（3）严格器械消毒。

（4）严格无菌操作。

（四）出血

正常宫腔镜术后会有少许阴道流血，但多数 10 天内自止。若出血过多、超过正常月经血量或持续时间过长，则被视为异常出血。宫腔镜手术引起的出血可分为早期出血及晚期出血两种。

早期出血

早期出血包括术中及术后 24 小时内的出血，表现为阴道少量流血或突发性大量流血。

1. 原因

（1）手术时间及速度：宫腔镜下电切时，术者切除速度快、止血准确彻底，手术时间短，则出血量少；反之则出血量多。

（2）手术创面：手术创面越大，则出血越多。

（3）手术切割深度：宫腔镜下电切时，在子宫内膜基底层或 2~3mm 的浅肌层时，出血较少；若深及 5~6mm，伤及子宫肌层内血管则出血增多。

2. 处理

（1）电凝止血：遇有小动脉喷射状出血，可直接用针状电极电凝血管止血。若创面广泛浸血，可用球状或滚筒状电极在创面滚动，电凝止血。

（2）压迫止血：对于较深、较大的创面，可在宫腔内放置 Foley 导尿管，气囊内注入生理盐水 10~30ml，压迫止血，术后 5~6 小时视出血情况将气囊取出。亦可于子宫腔内填塞无菌纱布压迫止血，8~24 小时后取出。

（3）手术止血：若出血通过以上方法处理仍无明显效果，可考虑急诊子宫动脉栓塞或切除子宫止血。

3. 预防

（1）切除组织表面有粗大的血管时，应先电凝血管，再切割组织。

（2）若子宫收缩力差，术中可适当应用缩宫素，促进子宫收缩，预防术中、术后大出血。

晚期出血

晚期出血指手术 24 小时以后的阴道流血，时间长者可达数周乃至数月，临床可表现为阴道淋沥流血或突发性大量流血。

▇　1. 原因

（1）电凝时创面产生片状焦痂，术后组织坏死脱落，暴露焦痂下血管，引起继发性出血。

（2）创面愈合过程中，局部感染导致子宫内膜炎或子宫肌炎，炎症累及小血管，造成血管破裂出血。

（3）宫颈管内膜因手术创伤，导致术后前后壁相贴粘连，使宫腔内血液无法引流而致宫腔积血。

▇　2. 处理

（1）抗感染治疗：应用广谱、高效抗生素，至少 3~7 天，必要时完善血细菌培养。

（2）B 超检查有宫腔积血且有腹痛者，可通过扩张宫颈管将腔内血液引出后止血。

▇　3. 预防

（1）切除组织表面有粗大的血管时，应先电凝血管，再切割组织。

（2）若子宫收缩力差，术中可适当应用缩宫素，促进子宫收缩，预防术中、术后大出血。

（五）空气栓塞

空气通过损伤的血管进入循环系统的过程，是一种罕见且凶险的宫腔镜手术并发症。

▇　1. 原因

宫腔镜手术中，采用膀胱截石位，为方便操作同时多采用头低足高位，足部静水压、静脉压均低于心脏平面，宫内组织及膨宫介质经电切汽化，与空气一起在膨宫压力下，进入切割后暴露的血管，沿子宫静脉—髂内静脉—髂总静脉—右心房—右心室进入肺动脉，造成肺栓塞。如果发病时患者处于头高位，则有可能引起脑血管空气栓塞。

▇　2. 临床表现

出现强直性或阵发性抽搐，意识丧失，或有头痛、头晕、恶心，继而呼吸困难、呼吸微弱，全身发绀、双目失明、肢体瘫痪或抽搐，最后进入休克。

（1）多数患者起病急骤，突然出现烦躁不安，极度恐惧，呼吸困难，发绀，剧烈的胸、背部疼痛，心前区压迫感，并迅速陷入严重休克状态。查体时，患者的脉搏细弱、甚至触不到；血压下降，甚至难以测出；瞳孔散大、心律失常，最终进入休克。

（2）心电图可出现急性肺心病的心电图改变，包括出现肺型 P 波，右束支传导阻滞、右心劳损等征象。

（3）中心静脉压测定及抽吸空气气栓时测定中心静脉压则升高，并可能抽吸到空气，后者具有确诊意义。

（4）心腔穿刺行右心室腔穿刺时，心脏抽得血液呈泡沫状。必须指出，心腔穿刺必须慎重，一般情况下不宜采用，但在心搏停止的抢救中可以采用。

■ 3. 处理

立即停止手术，改变头低臀高位，变患者膀胱截石位为左侧卧位；吸入纯氧；予地塞米松、利尿剂、酌情予血管活性药物等；如心跳、呼吸骤停可予心肺复苏；有条件的医院可予高压氧舱治疗。

■ 4. 预防

（1）阻止气体进入宫腔或宫颈：扩张宫颈后，可用纱布堵塞宫颈口，不要让宫颈及宫腔长时间暴露于空气中。使用宫腔镜过程中，遵守"出水进，关水出"的操作规定；术前尽量排空膨宫液管内的空气，使用 Y 字连接管防止更换膨宫液时空气进入；术中密切关注灌注液的情况，及时更换灌注瓶，避免因为未及时更换灌注液导致液体排空后空气进入宫腔。

（2）减少促使气体栓塞发生的条件：避免头低臀高位；设置合理的膨宫压力，控制膨宫液的用量；宫腔镜电切时，产生气体，可酌情使用冷刀器械或尽量缩短手术时间。

（3）术中监护：常规术中监测包括患者血压、心率、呼吸、氧饱和度。

（六）宫腔粘连

■ 1. 原因

宫腔粘连是宫腔电切手术后的一种主要远期并发症。其发生率与手术类型关系密切，多见子宫纵隔切除术、子宫肌瘤电切术、子宫内膜去除术术后。主要是手术损伤子宫内膜基底层，纤维组织及瘢痕组织取代正常子宫内膜，从而形成宫腔粘连。

■ 2. 临床表现

（1）轻度粘连者无症状。

（2）有症状者表现为月经异常，包括月经量减少和闭经；若粘连部分或全部累及宫腔至宫颈，可能会引起周期性盆腔痛、继发性痛经甚至宫腔积血。

■ 3. 处理

（1）药物人工周期治疗，促进子宫内膜生长修复。

（2）宫腔镜下直视分离粘连，必要时放置宫内节育器，或放置球囊，并在粘连分解术后1个月，月经干净后行宫腔镜二次探查，可以评估宫腔大小，及时分解复发粘连。

4. 预防

注意手术操作，最大限度地减少对病变周围正常子宫内膜的损伤；最大限度地限制电切功率。

【参考文献】

［1］黄胡信，冯力民，王素敏 . 宫腔镜100问［M］. 北京：中华医学电子音像出版社，2020: 81-93.

［2］张阳德 . 内镜微创学［M］. 北京：人民卫生出版社，2011: 969-985.

［3］卡尔米内·纳皮 . 宫腔镜下的世界——从解剖到病理［M］. 北京：中国协和医科大学出版社，2018: 210-224.

| 第四章 | 普通外科腔镜手术 |

第一节　腹腔镜胆囊切除术

一、概述

胆囊疾病为外科常见病、多发病。胆囊切除术经过100多年的发展，已成为胆道外科最常见的手术。尤其是1989年首次腹腔镜胆囊切除术（laparoscopic cholecystectomy，LC）实施以来，其具有创伤小、痛苦少、恢复快、住院时间短等优点，使该项技术得到迅速推广。

除了治疗胆囊良性疾病，随着腹腔镜胆囊切除术的广泛普及，使曾经胆囊癌高发的国家和地区，胆囊癌发生率出现明显的下降趋势。研究表明，LC的数量与胆囊癌的发病率呈负相关。

科学掌握手术指征、把握手术时机、规范手术方式、加强围手术期管理、防治并发症是规范开展腹腔镜胆囊切除手术的基本原则。本章节重点讲述腹腔镜胆囊切除术。

二、手术适应证、禁忌证及手术时机

（一）适应证

（1）有症状的胆囊结石，或结石直径≥3cm，或有相关并发症，如继发胆囊炎、继发性胆总管结石、胆管炎、胆源性胰腺炎等。

（2）轻度急性胆囊炎；中、重度急性胆囊炎早期。

（3）慢性胆囊炎合并胆囊结石、胆囊萎缩、胆囊壁增厚、胆囊排空障碍；黄色肉芽肿性胆囊炎。

（4）具有胆囊癌危险因素，如胆囊萎缩、胆囊息肉（直径≥10mm）、充满型结石、瓷化胆囊、胆囊壁增厚（≥3mm）等。

（5）有症状的胆囊变异与畸形。

（6）合并先天性胰胆管汇合异常、溶血性贫血、原发性硬化性胆管炎、肥胖与糖尿病等。

（二）禁忌证

（1）合并急性梗阻性化脓性胆管炎，生命体征不稳定者。

（2）急性结石性胆囊炎有严重腹内感染者。

（3）合并急性坏死胰腺炎。

（4）合并严重高危内科疾病。

（5）伴严重肝硬化、门脉高压症。

（6）伴有严重出血性疾病。

（7）妊娠期胆囊结石。

（8）麻醉禁忌证。

（三）手术时机

（1）符合手术适应证中任一项的患者，应行胆囊切除术。

（2）胆囊炎急性发作时，视实际病情采取保守治疗或急诊行胆囊切除术。

（3）对于无法耐受手术切除或因局部炎症严重不适宜急诊手术的患者，可先行胆囊引流术，再择期行胆囊切除术。

（4）对于无症状的胆囊良性病变，当具有发生胆囊并发症或癌变的危险因素时，应及时行胆囊切除术。

三、术前准备

（一）术前一般准备

1. 术前评估

（1）全面采集病史评估病情：心、肺、肝、肾功能情况；近期有无胰腺炎发作史；近期有无排石治疗史；有无血液性疾病史；既往腹部手术史；有无体内金属异物植入史；有无长期服用抗凝、抗血小板药物史等。

（2）术前完善三大常规、心电图、X线胸片、肝肾功能、凝血功能、上腹彩超、电子计算机断层扫描（CT）或磁共振水成像（MRCP）等检查；深静脉血栓（VTE）形成风险评估。

（3）必须排除心、肺功能不良者，综合判断开腹或腹腔镜手术的利弊，合理选择术式。

（4）术前预防性抗感染及对症支持治疗。

（5）手术风险评估：在LC的术前规划和术中决策中，建议使用TG18（2018版东京指南）、AAST（美国创伤外科协会）分级标准或其他有效的风险分层模型评估病情的严重程度，分析潜在增加LC手术难度的因素，如高龄、慢性胆囊炎、肥胖症、肝硬化、腹部手术史所致粘连、急诊胆囊切除术、胆囊管结石、肝脏肿大、胆道肿瘤、解剖变异、胆道—胃肠道瘘和外科手术经验不足等。

（6）既往病史（曾行胆囊造口术）评估：对于曾行胆囊造口术的急性结石性胆囊炎且适宜手术的病人，建议待炎症消退后行延迟性胆囊切除术。对于不适宜行手术治疗或手术条件差的病人，建议施行非手术治疗方法包括经皮经肝胆囊穿刺置管引流等。

■ 2. 术前常规

（1）腹部皮肤消毒：准备同一般腹腔镜手术，特别注意肚脐清洁，可用碘伏浸泡擦洗脐孔。

（2）术前禁食 6 小时，禁饮 2 小时，排空膀胱，根据具体情况决定是否留置胃管、尿管。

（3）术前沟通：与患者及其家属充分沟通，本着自愿选择的原则使其知情同意并签署手术同意书。

（二）麻醉与体位

（1）麻醉方式：气管插管全身麻醉。

（2）体位：仰卧位，头高脚低 15°~30°，右侧高 15°。

四、手术操作步骤与技巧

（一）手术操作步骤

■ 1. 消毒和铺巾

皮肤消毒范围上至乳头，下至耻骨联合，左侧至腋前线，右侧至腋后线。铺无菌巾应暴露包括脐孔在内的整个右上腹。

■ 2. 建立人工气腹

在脐下缘或脐上缘用尖刀做 10mm 弧形切口，术者与助手用两把巾钳或用双手对称性将腹壁提起保持一定张力，术者或助手应用手腕部力量在切口中垂直将气腹针穿入，置入腹腔镜穿刺套管（Trocar），冲入 CO_2，腹腔压力为 12~14mmHg，气腹成功后置入腹腔镜。先检查气腹和穿刺过程中有无误伤腹腔脏器，有无出血或血肿等，并初步观察胆囊及周围的解剖，对 LC 手术难易程度做初步评估。

■ 3.Trocar 穿刺

分别在剑突下 2~3cm（5 或 10mm）、右锁骨中线肋缘下 2~3cm 处（5mm）穿刺套管。操作困难时在右腋前线肋下 2~3cm 增加一个 5mm 穿刺套管协助显露。

■ 4. 暴露胆囊三角

牵拉胆囊壶腹部向右下方牵拉，使胆囊蒂与胆总管主轴垂直，充分展开胆囊三角平面，不能牵拉过度使胆总管成角，以免肝外胆管损伤（图 4-1-1）。

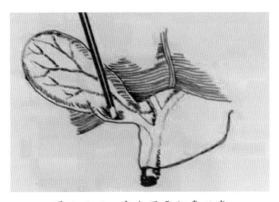

图 4-1-1　充分显露胆囊三角

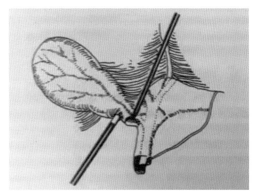

图 4-1-2　沿胆囊壶腹部分离胆囊管

5. 解剖胆囊三角

（1）胆囊后三角（右侧）：术者持电凝钩在胆囊壶腹移行处下缘切开浆膜，将胆囊壶腹部向上翻转、并保持一定张力，先解剖胆囊后三角，充分切开浆膜后，利用电凝钩背推剥或分离钳解剖胆囊后三角疏松间隙（图 4-1-2）。

（2）胆囊前三角（左侧）：切开浆膜，将切开的浆膜向左侧推剥开，分离胆囊管上方及前部，用钩尖或分离钳解剖胆囊后方纤维结缔组织，将胆囊管上后方孔隙扩大使胆囊管完全游离，确定胆总管、肝总管与胆囊管关系。

（3）夹闭切断胆囊管：胆囊管可施夹夹闭或 4# 丝线结扎。胆囊管残端不宜超过 5mm，一般残端并列上两枚钛夹夹闭，若用丝线结扎，宜双重结扎。胆囊管远端上一枚夹钳闭，在远端胆囊管夹近侧将胆囊管剪断（图 4-1-3）。

（4）夹闭切断胆囊动脉：胆囊离断后，胆囊壶腹部及远端胆囊管向右侧牵拉开，使胆囊动脉易于显露。在胆囊淋巴结附近靠近胆囊分离胆囊动脉，避免损伤右肝动脉。分离胆囊动脉不强求"骨骼化"；若胆囊动脉与胆囊管并行，可一并钳闭；若未发现胆囊动脉主干，可靠近胆囊侧在胆囊颈与胆囊床之间略作分离后夹闭或直接电凝凝断组织（图 4-1-4）。

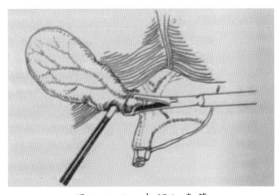

图 4-1-3　夹闭胆囊管

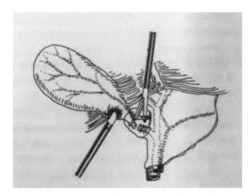

图 4-1-4　夹闭切断胆囊动脉

（5）注意事项

解剖胆囊三角是 LC 手术的关键环节。在胆囊三角结构欠清时不要轻易使用电凝、电切，宜先用分离钳钝性分离，寻找解剖间隙，分离时注意方向及力度，先易后难，循序渐进，通常最终都能分离出胆囊三角内结构。

6. 剥离胆囊床

（1）距肝 0.5cm 切开胆囊浆膜层，术者左手钳牵拉胆囊，使分离平面保持一定张力，按照"由浅到深，由下至上"原则，从胆囊颈部、体部到胆囊底，在胆囊床疏松组织间隙分离胆囊。

（2）若胆囊炎症重、胆囊床结构层次不清楚，宜紧贴胆囊壁电凝剥离，宁可分破胆囊也勿伤及肝脏，必要时胆囊床残留部分胆囊组织，残留胆囊黏膜电灼处理。在分离胆囊时注意避免意外分破胆囊，胆汁外溢予以及时吸净，若结石掉出应及时取出以免遗留腹腔内。

7. 取出胆囊

（1）脐部或剑突下戳孔是取出胆囊和结石的部位。将标本袋经 10mmTrocar 置入腹腔，将胆囊装入标本袋内，连同 10mmTrocar 将标本袋往外拉至皮肤外（图 4-1-5）。

（2）若结石不大或胆囊息肉，将胆囊旋转并牵拉可将标本取出；若结石较大或胆囊肿大，壁厚或充满型胆囊结石，可用长弯血管钳沿标本袋外周伸入腹腔扩大戳孔，甚至有时需延长切口 0.5~1cm 再拉出标本；若拉出困难、纱布隔离下切开胆囊、吸净胆汁，将大结石咬碎再取出。

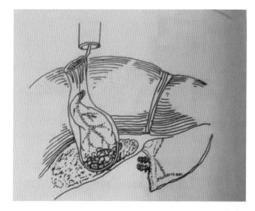

图 4-1-5　胆囊及结石装入标本袋取出

8. 腹腔冲洗、腹腔引流

结束手术前，必须对腹腔进行认真仔细检查，注意是否有无活动性出血、胆漏及副损伤。尤其是胆囊三角、胆囊床、十二指肠和横结肠，仔细观察胆囊管与胆囊动脉断端，是否处理牢靠，有无出血及胆汁渗漏。术中若胆囊分破或胆囊三角炎症重，予以生理盐水反复冲洗术野并吸净。若术野污染严重，胆囊床渗血、渗液明显，或疑有胆管损伤，为便于术后观察应在肝下间隙安置引流管，引流管从腋前线穿刺孔拖入腹腔放置于适当位置。

9. 解除气腹

腹腔镜直视下尽量吸尽二氧化碳气体，逐个退出各器械及套管，最后退出腔镜及其套管，避免遗漏 Trocar 退出后出现穿刺孔活动性出血。

10. 穿刺孔处理

穿刺孔无菌处理，是预防切口感染的关键。10mm 穿刺孔常规消毒后按层缝合，5mm 穿刺孔常规消毒后缝合皮肤即可。

（二）术中注意事项

1. 明确关键安全视野

（1）在施行 LC 手术时，应使用 CVS 技术辨识胆囊管和胆囊动脉，减少胆管损伤的发生率。

（2）当术中条件差（如急性局部炎症或慢性弥漫性炎症），阻碍了借助 CVS 技术或影像技术来辨识清晰的胆囊管及胆囊动脉解剖时，应优先考虑行胆囊大部切除而非胆囊整体切除术，从而使胆管损伤的风险最小化。

附：关键安全视野（critical view of safety，CVS）：Strasberg 等在 1995 年提出的 LC 手术的黄金准则，是指解剖胆囊三角内组织，交替向下外侧和上内侧牵拉胆囊颈以逐步分离胆囊与肝脏，这样就形成了一个由胆囊和肝十二指肠韧带之间相连的结构，其内只有胆囊管和胆囊动脉通过，这是夹闭和离断任何管状结构前应该达到的视野（图 4-1-6）。

附：胆囊大部切除术（subtotal cholecystectomy，STC）：指将胆囊底部、体部和颈部之前的前壁和后壁大部分切除，将胆囊内结石等取净，留下粘连致密的部分后壁并将残留的后壁黏膜破坏，分离结扎胆囊管并缝扎残端的手术方法（图 4-1-7）。

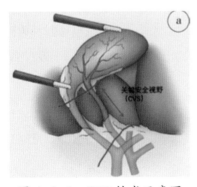
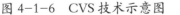
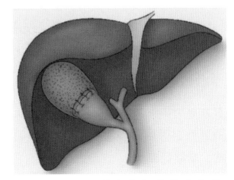

图 4-1-6　CVS 技术示意图　　　图 4-1-7　胆囊大部切除术示意图

2. 应用影像学技术

对于急性胆囊炎病人或有急性胆囊炎病史的病人，建议使用术中胆管造影（IOC）以降低胆管损伤的风险。

■ 3. 发现损伤迅速处理

胆囊切除术中或术后发现或高度怀疑胆管损伤时，应迅速与具有胆管损伤处理经验丰富的外科医生沟通并处理。

五、术后注意事项

（一）观察麻醉后复苏情况

麻醉完全清醒后才能送回病房，保持呼吸道通畅。防止胃内容物反流和呕吐物误入气道，导致呼吸道阻塞和窒息。

（二）观察生命体征情况

LC 手术创伤小，对生命体征干扰小。若心率快，血压下降，首先应排除腹腔出血可能，其次才去考虑心源性休克、血容量不足等其他因素。

（三）观察引流管情况

妥善保护腹腔引流管，防止扭曲或压迫，仔细观察引流管引流量及性状，一般术后引流量为淡红色；若引出新鲜血液，要高度警惕创面渗血、细小血管出血或胆囊动脉夹滑脱，超过 300ml/h，宜再行手术止血；若引流管引出胆汁，应考虑胆漏或十二指肠漏发生。除迷走胆管漏、胆囊管残端漏经通畅引流，数日可自行消失，其余原因一般需要尽早手术处理。

（四）观察腹部情况

术中未放置腹腔引流管患者，若术后出现胆漏、出血及胃肠损伤，一般在 24 小时内出现腹膜炎，少数病人胆漏早期，由于抗感染药物应用，不出现明显腹膜炎体征，仅表现腹胀，胃肠功能数日不恢复，容易延误诊治。必要时，及时予以诊断性腹腔穿刺，抽出胆汁样液体或血性液体是诊断胆漏、消化道损伤或腹腔出血最直接、最可靠的依据。

（五）观察有无术后黄疸情况

术后有无黄疸出现是术后重要观察项目之一。若出现皮肤、巩膜黄染，尿色深黄，应高度怀疑肝外胆管损伤和胆管结石残留可能，须做 B 超、CT、ERCP、MRCP 检查以便早期诊断，早期处理。

（六）观察胃肠功能恢复情况

LC 术后对胃肠影响小，多在术后 24 小时内恢复。术后第一天可进流质，4 周内宜食低脂易消化的食物。

（七）观察 CO_2 气腹不良反应

如发现病人呼吸慢，PCO_2 升高等，应考虑高碳酸血症可能，肩部酸痛是二氧化碳刺激膈神经所致，一般 24~48 小时可自行消失。

（八）防止术后一般并发症

鼓励病人半卧位，早期下床活动，减少肺炎、深静脉血栓形成及肠粘连等并发症的发生。

六、手术并发症防治

（一）医源性胆管损伤

医源性胆管损伤（iatrogenic bile duct injury，IBDI）是腹腔镜胆囊切除术最常见的严重并发症，是医疗费用增加、病人生活质量下降和引起医疗纠纷的重要原因。

■　**1. 原因**

IBDI 最常见的部位发生在胆囊管汇合处以上的肝总管，导致其发生的原因主要包括因各种病理和生理原因所导致胆囊三角区域解剖不清、胆管变异、术中热损伤、出血后的盲目钳夹、术者经验不足等。

■　**2. 临床表现**

（1）术中诊断：术野区有胆汁，发现异常的解剖或胆管造影见造影剂外溢等。

（2）术后诊断：腹痛、腹胀、畏寒、发热、恶心呕吐、黄疸等，体检有腹部压痛、反跳痛等腹膜炎体征，白细胞计数和中性粒细胞比例升高、肝功能有异常改变等胆管炎症状为主。

■　**3. 处理**

（1）IBDI 修复的关键在于早发现、早诊断，并及时、个体化地制订治疗方案。从修复时机上看，IBDI 主要包括术中即时修复、术后早期修复和延迟修复。对于 IBDI，最佳修复时机是术中即时修复。

（2）手术结束前应用干净纱布擦拭手术区，检查有无胆汁外漏，术中一旦发现，在条件允许的情况下应争取尽早修复，必要时可联合术中胆管造影协助诊断。

（3）术后早期修复一般是指术后 2 周之内进行的胆管修复，此段时间内，应对患者实施详细的影像学检查以明确损伤的位置和程度，同时予以积极控制感染，改善机体的一般状况，如果患者能满足修复手术条件，早期修复并不影响远期效果和成功率。

（4）修复的方式包括手术治疗、内镜干预等。如无修复条件或损伤情况较为复杂，应在保障患者生命安全的条件下转诊到经验丰富和具备修复条件的中心进行损伤修复。

（二）Oddi 括约肌功能障碍相关性胆源性腹痛

■ 1. 原因

胆囊切除术后，胆囊与 Oddi 括约肌之间原有的协调作用受到破坏，括约肌呈痉挛状态，胆汁不易排出，胆总管扩张，管壁张力增高，出现右季肋区痛，其中胆总管壁的张力在疼痛发生中起"扳机"作用。

■ 2. 临床表现

疼痛位于腹上区和 / 或右季肋区，可放射至背部和 / 或右肩胛下区，有时腹痛夜间较剧烈，可伴恶心和呕吐。但须排除胆总管残余结石、残余胆囊结石、胰腺炎及其他腹腔器质性疾病。

■ 3. 处理

胆囊切除术后患者发生典型的胆源性腹痛时，通过询问病史、体格检查、血液化验及必要的腹部影像学检查排除器质性疾病后可拟诊断为 Oddi 括约肌功能障碍。

（1）轻型患者可临床观察或药物治疗，临床常用药物包括钙通道拮抗剂、胃肠动力调节药物、硝酸酯类药物、抗抑郁药及中药等。

（2）临床观察及药物治疗无效后，可行内镜下十二指肠乳头括约肌切开术（endoscopic sphincterotomy，EST）。

（3）保守治疗无效且 EST 失败的患者可考虑行外科 Oddi 括约肌成形术，EST 后腹痛症状复发也是 Oddi 括约肌成形术的指征。

（三）消化功能紊乱相关性腹胀、腹泻

■ 1. 原因

胆囊切除术后，胆汁不能有效浓缩和规律排放，降低了肠腔内胆汁酸的浓度及胆盐含量。由于胆汁持续进入肠道，被吸收的胆汁酸成分增加，刺激肠黏膜分泌水分和电解质增多，促进肠道蠕动增加。进食脂肪类食物后，由于缺乏胆汁协助消化、吸收，可导致脂肪泻。上述原因导致胆囊切除术后患者出现腹胀、腹泻等消化不良症状。

■ 2. 临床表现

腹胀、腹泻等消化不良症状。

■ 3. 处理

患者出现腹胀、腹泻等消化不良症状，可通过补充消化酶、促进胆汁排泄、肠道钙离子拮抗剂治疗。如果胆囊切除术后腹泻明显，还需考虑是否合并肠易激综合征，根据患者情况予以对症治疗。

（四）残余小胆囊和残余胆囊结石

■ **1. 原因**

残余小胆囊及残余胆囊结石主要与胆管解剖变异、术中胆囊三角解剖困难以及术者技术不熟练等相关。

■ **2. 临床表现**

右季肋区痛、发热等，均应考虑残余小胆囊及残余胆囊结石的可能，但应注意排除胆管结石、消化性溃疡等疾病。腹部超声检查有一定诊断价值，CT、MRCP 检查是诊断残余小胆囊及残余胆囊结石的主要影像学手段。

■ **3. 处理**

对于诊断明确的残余小胆囊及残余胆囊结石，手术是首选治疗手段。但因反复炎症发作，其局部解剖较困难，手术应精细操作。明确残余小胆囊及残余胆囊结石的解剖位置和胆总管的走行，谨防胆管损伤的发生，同时注意术中行快速冷冻切片病理学检查排除癌变可能。

（五）胆总管残余结石

■ **1. 原因**

术前漏诊继发性胆总管结石，或术中操作使胆囊内的小结石进入胆总管内所致。

■ **2. 临床表现**

（1）对于胆囊切除术后近期内出现胆管炎相关症状时，如腹痛、发热、黄疸等，在排除胆道损伤因素后，应考虑胆总管结石残留的可能。

（2）目前磁共振水成像（MRCP）检查是诊断胆总管残余结石最为有效的影像学手段。MRCP 检查能精确了解胆总管结石具体情况以及手术区域情况，如结石位置、大小、数量及胆管有无变异等，有助于评估手术难度和选择具体的手术方式。对于临床上 B 超检查不能排除，但又高度怀疑胆总管结石者，可行 MRCP 检查。

■ **3. 处理**

对于明确诊断的胆总管残余结石，可经内镜逆行胰十二指肠造影取石（ERCP）或腹腔镜胆总管切开取石术。

（六）预防

预防 LC 术后并发症关键在于：术前严格把握手术适应证、精准评估及术中精细操作，术中首先辨清胆总管和肝总管，明确胆囊三角的解剖结构，再切断胆囊管，最后再次辨认胆总管和肝总管是否完整，对于腹腔镜手术中胆囊三角解剖极为困难者应及时中转开腹，并及时行术中胆道造影检查。

【参考文献】

[1]刘厚宝,倪小健,沈盛,等.胆囊良性疾病的治疗现状与思考[J].中华消化外科杂志,2020,19(08):813-819.

[2]中华医学会外科学分会胆道外科学组,中国医师协会外科医师分会胆道外科医师委员会.胆囊良性疾病外科治疗的专家共识(2021版)[J].中华外科杂志,2022,60(01):4-9.

[3]张阳德.内镜微创学.北京:人民卫生出版社,2011.

[4]闫加艳,赵越,陈炜.国际《胆囊切除术中预防胆管损伤多协会共识和实践指南(2020)》解读[J].中国实用外科杂志,2020,40(12):1391-1395+1400.

[5]汤朝晖,耿智敏,锁涛,等.胆囊切除术后常见并发症的诊断与治疗专家共识(2018版)[J].全科医学临床与教育,2018,16(03):244-246.

第二节　腹腔镜下阑尾切除术

一、概述

急性阑尾炎是普外科最常见的急腹症。因阑尾炎发病率高,腔镜阑尾手术步骤相对简单,因此腔镜阑尾切除术常被认为是普外科医生开展腹腔镜手术的入门手术。腹腔镜阑尾切除术(laparoscopic appendectomy, LA)由德国 Semm 教授于 1983 年首先报道,LA 比腹腔镜胆囊切除(laparoscopic cholecystectomy, LC)早 4 年。腹腔镜开展初期,人们对阑尾炎是否应用 LA 治疗存在争论,有人认为开腹阑尾切除术(open appendectomy, OA)已有百余年历史,是比较成熟和经典的手术,OA 本身切口小、损伤轻,采用腹腔镜手术似无必要。但随着腹腔镜技术的发展,应用腹腔镜治疗阑尾炎的经验越来越多,大量实践证明 LA 与 OA 相比,视野大,极易找到阑尾;创伤小,术后患者可早期下床活动,恢复快,切口感染等并发症少,符合现代外科快速康复(ERAS)的理念;此外还可以进行全面探查,排除妇科及其他的腹部外科疾病。随着单孔腹腔镜技术的发展,单孔腹腔镜阑尾切除术也可以在部分慢性阑尾炎患者中开展,达到术后无瘢痕的效果。此外,根据指南,腔镜阑尾切除术也可以用于妊娠早期(12 周内)急性阑尾炎的治疗,笔者本人也开展过数例,患者及胎儿术后均恢复良好。

二、手术适应证、禁忌证

（一）适应证

（1）急慢性阑尾炎。

（2）妊娠 12 周内发作的急性阑尾炎。

（二）禁忌证

（1）盆、腹腔严重粘连无法完成人工气腹或不能置入穿刺套管。

（2）心肺疾病等不能耐受全麻的患者。

三、术前准备

（一）术前一般准备

（1）术前常规禁食，备皮，清洁脐孔。

（2）急性阑尾炎需使用敏感抗生素，补液扩容，并纠正水、电解质紊乱。

（3）妊娠急性阑尾炎，应术前请产科会诊，术后协助应用黄体酮等保胎药物。

（4）高龄、合并妇科病变或急性阑尾炎诊断不明确患者，可术前置入尿管。

（二）麻醉与体位

（1）麻醉方式：气管插管全身麻醉。

（2）体位：仰卧头低位，左侧倾斜 15°，以便显露阑尾。

四、手术操作步骤与技巧

（一）手术操作步骤

（1）置入观察孔：脐缘置入 10mm 套管（开放法、直接法、气腹针法）均可，有既往腹部手术史及肥胖病人建议使用开放法，CO_2 压力为 13~15mmHg，气腹成功后置入腹腔镜。

（2）全面探查：进镜后先保持平卧体位，首先探查上腹部，排除胆囊炎、消化性溃疡穿孔等上腹部疾病。

（3）置入全部套管：探查上腹部未见异常，可根据习惯选择操作孔，方便术中操作即可。本院的习惯是在腹腔镜引导下在主操作孔 A 点（右侧麦氏点上方）及副操作孔 B 点（脐孔下缘与耻骨联合中点）置入 5mm 套管。若女性患者妇科疾病待排，则 B 点改为左下腹反麦氏点（图 4-2-1~图 4-2-2）。

（4）探查盆腔、吸尽脓液：左手持胃钳，经 B 点向上方顶起膀胱或子宫（女性），右手持吸引器，经 A 点伸入直肠膀胱陷窝或子宫膀胱陷窝（女性），探查有无液体，

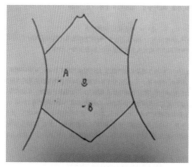
图 4-2-1　常规套管布孔

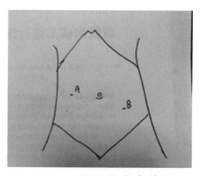
图 4-2-2　女性患者套管布孔

若有液体，注意观察液体性状。急性阑尾炎时，液体可呈黄褐色，伴臭味，慢性阑尾炎，可见少量较清亮液体。若为鲜红色血液，需注意排除黄体破裂或经血倒流。吸净脓液，探查有无附件炎、宫外孕、黄体破裂、卵巢囊肿蒂扭转、巧克力囊肿破裂、Meckel 憩室炎等病变。若为妇科疾病，术中应联系妇科急会诊。

（5）找到阑尾：因腹腔镜的放大作用，腔镜下的阑尾寻找较为简单。可先找到回盲部，沿着结肠带大多都能找到阑尾。大多数情况下，阑尾尖端的粘连，经钝性及锐性分离均可显露（图 4-2-3）。若有困难则行逆行性阑尾切除术，即先结扎阑尾根部，再处理阑尾系膜。50 岁以上患者建议常规检查回盲部排除回盲部肿瘤。

（6）处理阑尾系膜：一手提起胃钳，一手用双极电凝靠近阑尾烧灼阑尾系膜，特别注意近心端烧灼，直至阑尾系膜呈灰白色，剪断阑尾系膜（图 4-2-4）。初学者也可用 Hemolock 或可吸收夹夹闭系膜后剪断（图 4-2-5）。更换阑尾牵拉位置，逐步处理阑尾系膜至根部，近根部烧灼注意勿损伤回盲部肠壁。

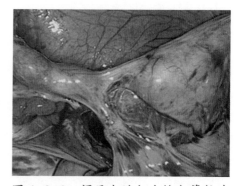
图 4-2-3　阑尾尖端与右输卵管粘连

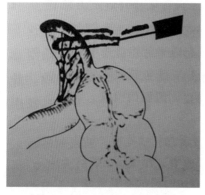
图 4-2-4　显露阑尾系膜

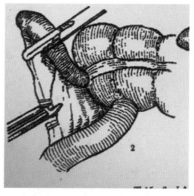
图 4-2-5　烧灼阑尾系膜

（7）处理阑尾根部：术者将事先做好的 Roeder
结（0 号可吸收线或可吸收线做成）用推结器经主
操作孔送入腹腔，将 Roeder 氏结套入阑尾根部（图
4-2-6）。距阑尾根部 2mm 左右再套扎 1 道（图 4-2-
7），也可套扎 1 道， 置 1 枚夹子夹闭，距根部 5mm
左右切除阑尾。若阑尾明显肿胀可用，电凝烧灼后闭
锁阑尾腔防止脓液流出后再行切除。电凝烧灼阑尾残
端破坏黏膜分泌功能。若根部坏疽穿孔，可用 8 字或
荷包缝合回盲部肠壁包埋阑尾残端（图 4-2-8）。

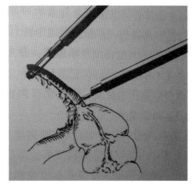

图 4-2-6　Roeder 氏结套扎阑
尾根部

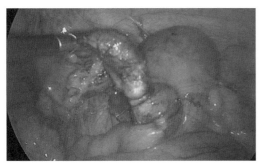

图 4-2-7　Roeder 氏结双道套扎阑尾根部

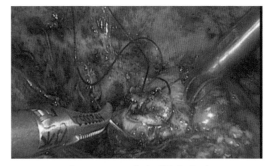

图 4-2-8　包埋阑尾残端

（8）取出阑尾：阑尾装袋后，经脐孔取出。

（9）放置引流管：坏疽穿孔性阑尾炎或者腹腔脓液较多，需经主操作孔于直肠膀
胱陷窝（女性为子宫膀胱陷窝）置入引流管，固定。

（10）吸尽腹腔气体，检查各穿刺孔无出血，逐一关闭。

（二）术中注意事项

（1）腹腔镜手术开始后全面探查腹腔尤为重要，本院刚开始开展腹腔镜阑尾手术
时，就曾发现多例妇科急腹症患者，术中请妇科会诊协助手术。

（2）某些患者自述发病时间短，但术中探查回盲部与腹壁粘连，形成阑尾周围
脓肿。此时应吸引器钝性结合锐性分离，先将回盲部从腹壁分离下来，然后找到阑尾
后再行手术。

（3）若有阑尾尖端显露困难（粘连或腹膜后阑尾）则可行逆行性阑尾切除术，即
用 0 号丝线结扎阑尾根部，切断阑尾后，再沿根部向阑尾尖端处理阑尾系膜。此时往往
阑尾与周边粘连明显，应紧贴阑尾体部分离。

（4）本院多用电凝烧灼阑尾系膜。应将电器械金属头完全置于摄像头内，避免电
器械热传导损伤肠壁。

（5）切除阑尾后可用生理盐水冲洗术腔，观察有无系膜出血及小肠、回盲部肠壁损伤。

（6）腔镜阑尾术中同样需注意无菌原则。坏疽性阑尾炎装袋后经脐部取出切口前可用生理盐水冲洗标本袋清除脓液后经脐部取出。夹持阑尾的血管钳需消毒后再使用。肥胖病人建议缝合脐部切口前用盐水冲洗切口后再行缝合，防止切口感染及脂肪液化。

（7）初学者荷包缝合包埋阑尾残端有一定的困难，建议 8 字缝合回盲部肠壁包埋阑尾残端。

（8）对于妊娠合并急性阑尾炎的患者，建议由有较丰富经验的术者完成。吸尽脓液后应尽量减少对子宫的刺激，并尽快完成手术。

（9）部分阑尾位于肝下，主操作孔 A 位置宜高，可置于右上腹便于操作。

五、术后注意事项

（1）观察腹部症状、体征及排气情况：部分坏疽穿孔性阑尾炎或腹腔重度粘连患者，术后 1~3 天常出现腹痛腹胀，肠鸣音减弱，常与肠胀气有关，此时需注意引流管情况，嘱患者多下床活动。芒硝热敷包外敷腹部，针灸科协助针灸治疗，必要时中药灌肠。

（2）关注炎症指标：部分坏疽穿孔性阑尾炎，白细胞可达 20×10^9/L，PCT 可超过 2ng/L，可能合并脓毒血症，可术中吸取腹腔脓液做脓液培养。术后应继续积极抗感染治疗，3 天左右复查炎症指标。

六、手术并发症防治

（一）出血

阑尾系膜处理不当是腹腔镜阑尾切除术后出血的最主要原因。肥胖患者往往阑尾系膜较厚，血管隐蔽于系膜之中，电凝烧灼应采取像超声刀一样小步快走，烧灼至系膜呈灰白色，确认系膜血管完全闭锁，再靠近远心端剪断。若烧灼不充分，可出现阑尾系膜喷血，此时也不必慌乱，应充分吸引后暴露出血系膜，双极电凝烧灼后大部分可止血，注意勿损伤周围回盲部及小肠肠壁。此外，关闭气腹前应常规观察各穿刺孔有无出血，若有出血，应予以电凝止血或严密缝合处理。

（二）肠瘘

术中烧灼阑尾系膜时太靠近肠壁、电传导损伤肠壁或牵拉肠管时都可以引起肠管损伤，术中应仔细操作。阑尾切除后可以用温盐水冲洗肠管，检查有无肠液流出，若发现肠管损伤应及时进行修补，术后放置引流管。

（三）腹盆腔脓肿

术中并仔细探查腹腔包括膈下、盆腔有无脓液，应予以吸净。若为坏疽穿孔性阑尾炎或合并急性腹膜炎患者均应引流腹腔引流管。术后应保持通畅。若术中发现阑尾穿孔粪石丢落腹腔，应完整取出粪石，反复冲洗腹腔，留置引流管。

另外对于阑尾周围脓肿（发作时间3天以内）保守治疗无效的患者，本院的经验是行腔镜探查，若阑尾可完整分离，则行阑尾切除术。若阑尾无法切除，则行阑尾周围脓肿引流术，择期再行阑尾切除术，取得了很好的效果。

【参考文献】

［1］胡三元.腹腔镜临床诊治技术［M］.济南：山东科学技术出版社，2002：118-123.

［2］潘凯，杨雪菲.腹腔镜胃肠外科手术学［M］.第二版.北京：人民卫生出版社，2016：265-275.

［3］郑民华.普通外科腹腔镜手术操作规范与指南［M］.北京：人民卫生出版社，2009：53-57.

［4］英国妇科内镜学会（BSGE），英国皇家妇产科医师学院（RCOG）.Evidence-Based Guideline On Laparoscopy in Pregnancy［J］.FACTS VIEWS VIS OBGYN，2019，11（1）：5-25.

第三节　腹腔镜下腹股沟疝修补术

一、概述

腹股沟疝指的是发生在腹股沟区的腹外疝，是腹外疝中最常见的类型，主要分为斜疝和直疝两种。手术是迄今治疗腹股沟疝最有效的方法。传统开放式疝修补术共同点为疝囊高位结扎和腹股沟管后壁加强或修补，术后疼痛较明显，复发率相对较高。腹腔镜疝修补术因其创伤小、术后疼痛轻、无局部牵扯感、恢复快、复发率低等优点，被广泛接受，得到迅速推广、应用。

腹腔镜腹股沟疝修补术（laparoscopic inguinal herniorrhaphy，LIHR）主要有：经腹腔腹膜前修补术（TAPP）、完全腹膜外腹膜前修补术（TEP）、腹腔内补片修补术（IPOM）、单纯疝环缝合术等式。其中，IPOM术式简单，但需使用特殊的防粘连补片，费用昂贵，且目前补片材料尚未能达到理想的防粘连效果，故临床应用少。单纯疝环缝合术一般应用于小儿疝、嵌顿疝或绞窄疝手术中。因此，对于成年患者，TAPP、TEP

术式由于术式合理、效果确切、修补材料易获得、费用合理，目前临床应用最为广泛。

二、手术适应证、禁忌证

（一）适应证

适用于任何斜疝、直疝和股疝等。

腹腔镜疝修补术相较于开放术式具有的优势：腹腔镜可在不增加切口的情况下，同时修补双侧疝。经腹腹腔镜术式（TAPP）易于发现对侧"隐匿疝"，在嵌顿疝手术中方便观察、判断还纳后的肠管活力（图4-3-1）。经前入路修补术后复发疝患者，腹腔镜术式可避开原手术路径，有效降低复发疝修补难度。腹腔镜相比于开放术式，有效降低手术部位感染发生率。相比于Lichtenstein补片修补术，腹腔镜腹膜前修补术在腹膜前置入补片，完成肌耻骨孔的整体加强，同时修补斜疝、直疝及股疝等区域，有效避免"遗留疝、新发疝"等"复发疝"的发生（图4-3-2）。相比于开放式前入路腹膜前修补术式，腹腔镜直视下操作，止血确切，手术出血少。

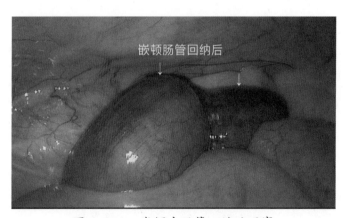

图4-3-1　嵌顿疝肠管回纳后观察

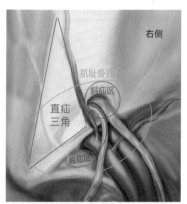

图4-3-2　右侧肌耻骨孔腹腔镜视图

（二）禁忌证

（1）因全身并发症，不能耐受全麻、气腹等。

（2）不同术式相对应的禁忌证：①腹腔严重粘连，无法完成人工气腹或不能置入穿刺套管者，不建议TAPP。②下腹部手术、外伤史，导致解剖层次结构紊乱者，如有剖宫产史、前列腺手术史、膀胱手术史、膀胱造瘘状态等，明显增加TEP手术难度。

（3）腹股沟疝修补术的禁忌证，如大量腹水、肠梗阻、凝血功能异常、手术部位皮肤感染等。

（4）怀疑绞窄疝者，一般不建议腹腔镜补片修补，但腹腔镜探查可作为确认绞窄坏死的手段，且可完成疝囊颈高位结扎。随着生物补片的应用，部分外科医生也尝试在绞窄疝患者的手术中用生物补片行一期修补处理。

（5）在常用的 TAPP 或 TEP 术式的选择方面，一般认为 TAPP 经腹腔进入腹膜前间隙，易于辨认解剖结构，有利于初期开展腹腔镜腹股沟疝修补术者认识、熟悉腹腔镜下解剖，且学习曲线较短，利于较快速掌握。由于在腹壁薄弱区域的探查、对侧"隐匿疝"的发现、嵌顿疝内容物活力的观察、判断等方面的优势，推荐在"复发疝"、怀疑对侧存在"隐匿疝"、嵌顿疝等病例中应用 TAPP 术式。初开展 TEP 术者术中因腹膜破损、滑动疝、巨大疝、腹腔内脏器可疑损伤等情况，无法继续完成 TEP 手术的，TAPP 可作为补救术式。TEP 术式直接进入腹膜前间隙，完全在补片置入层面操作、拓展，一般不进入腹腔，不需要额外缝合，对腹腔内脏器干扰少，补片贴合理想（图 4-3-3），目前认为其是疝修补理想术式，但缺点在于学习曲线长，难度相对高。

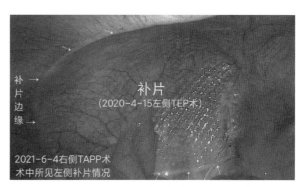

图 4-3-3　补片平整覆盖（术后复查）

三、术前准备

（一）术前一般准备

1. 术前评估

（1）术前完善三大常规、肝肾功能、凝血功能、X 线胸片、心电图等检查；

（2）必要时可考虑腹股沟区超声、下腹部 CT 平扫等检查以协助确诊，并辅助判断对侧隐匿疝可能，同时可提供辅助检查支持证据；

（3）腹腔内压力增高因素的处理，如咳嗽、便秘、排尿困难等；

（4）必须排除心、肺功能不良者，综合判断开放或腹腔镜手术的利弊，合理选择术式。

2. 术前消毒

（1）腹部皮肤消毒：准备同一般腹腔镜手术，特别注意脐孔清洁，可用松节油去除脐孔内污垢，碘伏浸泡擦洗脐孔等。初期开展者，如考虑中转开放可能性较大，可行腹股沟区毛发剔除等准备。

（2）预估计手术困难、手术时间长的病例，术前可留置导尿管。

（3）术前沟通：与患者及其家属充分沟通，本着自愿选择的原则使其知情同意并签署手术同意书。

（二）麻醉与体位

1. 麻醉方式

气管插管全身麻醉。

2. 体位

仰卧位，双上肢贴体侧，必要时可适当臀高头低（10°~15°）。主刀医师位于疝对侧，扶镜手位于头侧或患侧，显示屏幕位于手术台尾侧。

四、手术操作步骤与技巧

（一）手术操作步骤

1. 经腹腔腹膜前修补术（TAPP）

（1）置入套管：脐缘 10~12mm trocar 穿刺，置入套管，CO_2 气腹压力 12~15mmHg，置入 30° 腹腔镜观察。患侧腹直肌外侧平脐水平、对侧腹直肌外侧脐下水平分别置入 5mm 套管作为操作孔。双侧疝时两侧套管可置于对称位置。

（2）探查腹腔：进入腹腔后，辨认解剖结构。观察疝的情况（部位、范围、内容物等），记录疝类型和分型。常规探查对侧有无"隐匿疝"，术前应告知存在"隐匿疝"可能，术中发现建议同时修补。

（3）切开腹膜：在内环口上缘 2~3cm，自脐内侧皱襞至髂前上棘弧形切开腹膜，脐外侧皱襞处注意保护腹壁下血管，游离腹膜瓣上、下缘，进入腹膜前间隙。

（4）分离腹膜前间隙：切开腹膜后，分离两侧间隙。外侧将切开的腹膜瓣向下方游离至髂腰肌中部水平，显露斜疝外侧缘。内侧分离进入耻骨膀胱间隙（Retzius 间隙），显露耻骨梳韧带和耻骨联合并超过中线。

（5）分离疝囊：

1）斜疝疝囊：将斜疝疝囊从腹股沟管内回纳至内环口，并继续与其后方的精索血管、输精管分离至内环口下方约 6cm，这种超高位游离疝囊的方法称为精索的"壁化"（parietalization）或"去腹膜化"（图 4-3-4）。壁化是非常重要的一个手术步骤，目的是确保补片下方不会向上蜷曲，从而保证补片平整覆盖，

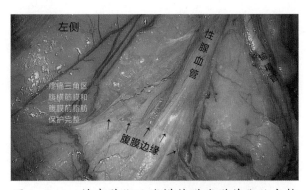

图 4-3-4　精索壁化及腹横筋膜腹膜前脂肪完整保护

达到理想修补效果。

　　疝囊进入腹股沟管后被精索内筋膜和提睾肌包绕，降入阴囊后与鞘膜及阴囊被盖组织粘连，需进行一定的分离才能完整地回纳。牵拉疝囊保持一定的张力，在疝囊与精索血管、输精管之间的间隙进行分离，尽量避免精索的拉扯，回纳后的疝囊可不高位结扎。同开放手术一样，疝囊可完整剥离回纳，也可横断。

　　2）直疝疝囊：位于直疝三角内，因其后方没有精索结构，回纳较容易。将疝入直疝三角内的腹膜、腹膜前脂肪与腹横筋膜分离，回纳后的疝囊不需要结扎。直疝疝囊通常都能完全回纳，无须横断。直疝缺损处的腹横筋膜明显增厚，称为"假性"疝囊，不要误认为是疝囊而强行剥离（图4-3-5）。

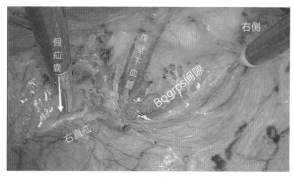

图4-3-5　直疝假疝囊

　　3）股疝疝囊：位于股环内，处理原则同直疝。股疝多见于女性，往往会有腹膜前脂肪嵌顿于股环中，回纳困难时可松解部分髂耻束，但不要损伤股血管分支。

　　（6）腹膜前间隙分离范围：无论是斜疝、直疝、股疝，还是股血管周围疝，都是从"肌耻骨孔"部位突向体表的。腹腔镜疝修补的原理就是利用补片模拟腹横筋膜的作用，覆盖肌耻骨孔并与周围组织有一定的重叠。为了植入合适尺寸的补片，必须对腹膜前间隙进行充分的分离，具体范围大致为：内侧超过中线1~2cm（双侧疝需两侧贯通），外侧至髂前上棘，上方至联合肌腱（弓状上缘）上方2~3cm，内下方至耻骨梳韧带下方约2cm，外下方需精索壁化6cm左右（腰大肌中部水平）（图4-3-6）。

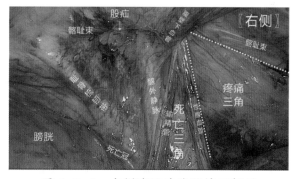

图4-3-6　右侧腹股沟腹腔镜下解剖

　　（7）置放补片：补片覆盖区域即上述腹膜前间隙的分离范围，双侧疝时两片补片应在中线处交叉重叠。通常选用10cm×15cm的补片，将补片平铺在精索结构和腹横筋膜的后方。内侧应超过中线以避免直疝的复发，内下方应置于耻骨膀胱间隙，外下方应与壁化后的腹膜有0.5cm以上的距离，以避免补片下方蜷曲而引起斜疝的复发。

　　对于女性病人，如果子宫圆韧带可以壁化则应予以保留。但多数情况下，子宫圆韧带与腹膜粘连致密，壁化困难，此时需根据具体情况决定是否保留。如果要保留子宫圆韧带，有两种方法可供参考：①内环口整型（Keyhole）：将补片对应部位剪一开口，使子宫圆韧带从中穿过，补片平铺在子宫圆韧带的前方，再关闭开口。②腹膜切开再缝合：沿子宫圆韧带两侧面平行切开腹膜以替代壁化，将补片平铺在子宫圆韧带表面，然后再缝合关闭平行切开之腹膜。

补片是否需要固定与多种因素有关，疝的类型和分型应该是最主要的因素。目前达成共识的观点是：≤3cm缺损可不固定或医用胶固定，>3cm缺损可采用疝钉、缝合等机械性固定。固定并不意味着可以减小补片尺寸。只有4个结构是可以用来做机械性固定的：联合肌腱、腹直肌、陷窝韧带和耻骨梳韧带。严禁在危险三角、死亡冠、神经区域内钉合补片。

（8）关闭腹膜：腹膜必须完全关闭，包括横断的疝囊以及任何破损的腹膜，以避免补片与疝入的肠管接触后引起肠梗阻等严重并发症。建议用连续缝合的方法关闭腹膜，倒刺线缝合简单，但费用较高，酌情使用。

■ **2. 完全腹膜外腹膜前修补术（TEP）**

（1）进入腹膜前间隙：通常采用开放式方法，在脐下或脐旁行1cm左右小切口，切开白线或腹直肌前鞘，用小拉钩将腹直肌向两侧牵开，进入到腹直肌和腹直肌后鞘之间的间隙，沿后鞘向耻骨膀胱间隙深入，进入腹膜前间隙。不能切开腹直肌后鞘，否则会引起腹膜破损或漏气。

（2）扩展腹膜前间隙：进入腹膜前间隙后，需要扩展出一定的空间，以置入操作套管。通常有以下几种方法可以选择。

1）球囊分离法：球囊分离法在欧美国家应用较为普遍，可在直视且有张力的情况下迅速扩展腹膜前间隙，但费用较贵。

2）镜推法：镜推法是目前国内最常用方法。置入第一套管，建立腹膜外气腹至12~15mmHg。将腹腔镜镜头沿腹直肌后鞘前行，向下推开并穿过腹横筋膜，进入腹膜前间隙，将镜头对准耻骨联合方向，在腹膜前脂肪层下方的疏松无血管区域内逐渐推行并左右移动，分离和扩展腹膜前操作空间。

3）手指分离法：用食指伸入腹膜前间隙，直接扩展腹膜前空间。

（3）置入套管：

1）第一套管的置入：按（1）的方法，置入10~12mm套管，作为观察孔置放腹腔镜头。

2）第二、第三套管的置入：建议使用5mm套管，作为操作孔置放器械。置入的部位有以下几种。

中线位：在脐孔和耻骨连线约上1/3和下1/3的部位，直接将两个套管穿刺入腹膜前间隙（图4-3-7）。该方法操作最为简单，不易损伤血管和腹膜。但套管均位于正中线上，器械之间可能会互相干扰，需调整 30° 镜头方向弥补。

中侧位：第二套管穿刺在脐孔和耻骨连线约上 1/3 的部位，第三套管穿刺在腹直肌外侧、脐下至髂前上棘之间的任意部位。该方法器械干扰小，但需对外侧间隙进行一定的分离后才能置入第三套管。

双侧位：两个套管均穿刺在腹直肌外侧脐下水平，注意保护腹壁下血管。该方法器械不易干扰，但需用手指预先对两侧的腹膜前间隙进行一定的分离，并在手指的引导下穿入套管。也可用反向穿刺法置入套管。

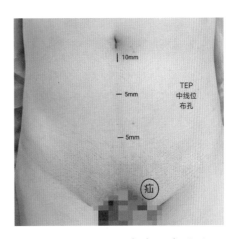

图 4-3-7　TEP 中线位布局图

（4）分离腹膜前间隙：以镜推法、中线位为例，推荐腹膜前间隙的操作步骤。

1）中央分离：进入腹膜前间隙后，首先应向耻骨膀胱间隙方向进行分离，尽快显露耻骨联合和耻骨梳韧带，这是一个重要的解剖标志，可以帮助确认层次的深浅和视野的方向。视野的前方是腹直肌，原发性耻骨上疝位于两侧腹直肌中间，直疝位于腹直肌外侧。

耻骨膀胱间隙附近有几个重要的血管结构需要辨认：耻骨后静脉丛、"死亡冠"、闭孔血管。

然后进行直疝和股疝区域的探查，直疝、股疝的处理原则与 TAPP 相同。在分离中央间隙时，对侧隐匿性直疝较易被发现，而探查隐匿性斜疝需进一步分离，不作为常规进行。

2）外侧分离：辨认腹壁下动脉的位置和走向，这是另一个重要解剖标志，在其外侧找到腹横筋膜和腹膜（斜疝外侧缘）之间的间隙，沿此进入外侧间隙（髂窝间隙），分离至髂前上棘水平。有时腹直肌后鞘会影响视野，可在弓状线水平切开部分后鞘与腹壁的附着。

3）斜疝分离：中央间隙和外侧间隙分离之后，斜疝疝囊完全显露，处理原则与 TAPP 相同。如需横断疝囊，建议在疝囊和精索之间先分离出间隙（开窗），穿过缝线结扎后再横断疝囊，可以避免漏气；如疝囊与精索粘连致密无法"开窗"，也可先横断后再关闭近端疝囊。

术中腹膜破损会影响手术视野，可于脐孔插入气腹针，释放腹腔内气体。任何腹膜破损都应关闭，可采用直接缝合、圈套器结扎、钛夹、血管扣（Hem-o-lok）等方法。

（5）腹膜前间隙分离范围：与 TAPP 相同。

（6）置放补片：补片的覆盖范围与 TAPP 相同。TEP 中，除直径 > 3cm 的直疝，其他类型的疝都应尽量避免机械性方法固定补片。

（7）气体的释放：必须在直视下进行。用器械压住补片的下缘，将 CO_2 气体缓缓释放，保证补片下方不会发生卷曲。阴囊的气体同样需要释放，但不要过度挤压而导致补片移位。腹腔内如有气体，可置入气腹针或 5mm 套管释放。

（8）术后探查：术中如有疑问，必要时可进入腹腔，探查腹膜有无破损、补片是否展平、有无疝内容物损伤等情况（图 4-3-8）。术后探查不是常规步骤。

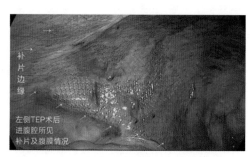

图 4-3-8　补片平整覆盖（术中检查）

（二）术中注意事项

（1）疼痛三角区域所有操作尽量在腹横筋膜后方进行，保护腹横筋膜和腹膜前脂肪层完整，可以避免损伤神经。

（2）分离斜疝时应注意有无精索脂肪瘤，脂肪瘤需要分离回纳，较大的应予以切除，否则脂肪瘤会滑入腹股沟管中，引起类似于"腹膜外滑疝"的复发。

（3）有些直疝缺损在腹腔内看是位于脐内侧皱襞的内侧，也应在其外侧切开腹膜，以免损伤膀胱。

（4）旷置的疝囊过多可能会增加血清肿的发生率，但强行剥离也会增加血清肿的发生率，可根据自己的经验进行疝囊的处理。

（5）较大的直疝缺损在术后会留有空腔，术中可将松弛的腹横筋膜反向牵拉后与耻骨梳韧带或陷窝韧带固定，既增强腹横筋膜的张力又缩小空腔，可降低术后血清肿的发生率。最简单的固定方法是疝钉，也可采用缝合、打结器或圈套器固定。

（6）如腹腔有粘连，只需对手术区域粘连进行分离。对于难复性疝，回纳困难时不要强行牵拉或切断内容物（网膜）。可先切开腹膜，进入腹膜前间隙后再逐渐分离疝囊，可帮助疝内容物回纳。嵌顿疝回纳困难者，可联合体外推按协助回纳，或离断疝环卡压处，以松解疝环，回纳嵌顿内容物。

五、术后注意事项

（1）观察局部血清肿情况：术后局部血清肿常见，症状多轻微，较小者热敷后可自行消退，较大者可行穿刺，严格无菌原则，以免引起感染。需注意不要把血清肿误认为复发而进行不必要的手术。

（2）观察局部血肿情况：术中每一步骤应彻底止血，使整个术野处于无血状态，术后无需常规放置引流，若术中止血困难，出血多，应放置引流管，方便观察有无继续出血。术后监测生命征，若有怀疑活动性出血，可手术探查止血。

（3）观察局部疼痛情况：术后早期疼痛可予对症处理，如长期慢性疼痛，口服镇痛剂无效者，可局部注射麻醉剂和泼尼松，手术治疗是最后选择。

六、手术并发症防治

腹腔镜腹股沟疝修补术的手术并发症可分为术中、术后并发症。

常见的术中并发症有以下几个方面，需要强调的是：熟悉和掌握腔镜视野下腹膜前间隙等的解剖特点，是预防术中并发症的关键。

（一）血管损伤

1.腹壁下血管

髂外动脉在经过髂耻束下方成为股动脉前分出腹壁下动脉，沿腹直肌外缘向上，与腹壁上动脉相吻合。腹壁下动脉有搏动，易辨认，是进入腹膜前间隙的重要标记。TAPP在切开腹膜时，于外侧皱襞处要注意该血管的存在；TEP在建立腹膜前间隙时，如层次过浅，可引起腹壁下动脉悬挂或损伤。腹壁下动脉损伤时电凝止血无效，钛夹止血可能是唯一办法。

2.“死亡冠”损伤

大部分患者在腹壁下动脉和闭孔动脉之间有一支吻合支，有时这支吻合支异常粗大，称为“异常闭孔动脉支”，因其两端都与动脉相连，一旦损伤，与闭孔动脉相连的一端会退缩到闭孔内而不易发现，引起术后阴囊的大血肿，甚至有死亡的报道，故称为“死亡冠”（corona mortis），因其从股静脉内侧、耻骨梳韧带的后面环状通过，又称为“死亡环”（circle of death）。“死亡冠”损伤大多发生在将补片与耻骨梳韧带固定的时候，可用电凝止血。

3.髂外血管损伤

髂外动静脉位于输精管和精索血管围成的三角形间隙内，损伤后会引起致命出血，因此有学者将其命名为“危险三角”（Doom三角），所有外科医生都会对此区域高度谨慎，因此目前此类并发症已极少见。

4.精索血管/子宫圆韧带损伤

精索血管和输精管在未进入腹股沟管之前是分开的，两者在内环口水平汇合，进入腹股沟管。病史较长的患者，有时疝囊与精索血管以及腹膜前脂肪等组织粘连致密，剥离时可能损伤精索血管或其分支。精索血管损伤后可用电凝或钛夹止血，尽可能不要夹闭或切断，否则睾丸血供受影响。

女性患者的子宫圆韧带与腹膜粘连往往致密，将两者完全分离比较困难。与男性不同，女性患者不强调子宫圆韧带的"壁化"，可将补片开口，绕过子宫圆韧带平铺在其后方，可减少损伤概率；也可在韧带两侧平行切开腹膜，补片平铺于其表面后，将切开之两侧腹膜缝合，可避免分离子宫圆韧带与覆于其上之腹膜；部分可考虑切断子宫圆韧带，但影响子宫位置的保持。

■ **5. 耻骨后静脉丛损伤**

耻骨后静脉丛位于耻骨结节和耻骨支下方的深面，向会阴方向汇集成阴茎背侧静脉丛，有时非常粗大，损伤后不易止血。在分离耻骨膀胱间隙（Reztius 间隙）时，注意不要超过耻骨支纵轴面。一旦损伤，只能压迫止血。

（二）神经损伤

在精索血管外侧和髂耻束下方，因有多支神经穿过，损伤后可引起疼痛，故称为"疼痛三角"，内有股外侧皮神经和生殖股神经的股支穿过。股外侧皮神经分布于大腿前外侧，支配大腿外侧皮肤感觉，损伤后可引起大腿外侧神经感觉异常。生殖股神经股支进入股鞘，支配大腿近端前方皮肤的感觉，损伤后引起股三角区感觉过敏。在分离腹膜前间隙时，不应在"疼痛三角"内做过多分离，严禁在此区域内钉合补片。"疼痛三角"表面往往有一层薄薄的腹膜前脂肪组织，保持该层组织完整，即可不伤及神经。

（三）输精管损伤

输精管与精索血管一样，其表面被腹膜（疝囊）覆盖，病史较长者，输精管与腹膜前脂肪以及腹膜等组织粘连致密，有时解剖辨认困难，在剥离疝囊时可能损伤。因输精管损伤后修复极其困难，故对于青年患者尤其是未生育的患者，需格外注意避免。如疝囊游离困难，可考虑横断，以避免大范围剥离，部分患者可避免损伤。

（四）肠管损伤

有部分初学者认为TAPP是在腹腔内操作，而TEP不进入腹腔，故TAPP才可能损伤肠管，这是个错误的观点。实际上，TAPP进入腹腔，可以很清楚地观察腹腔内情况，故不易损伤肠管，而TEP不进入腹腔，看不见疝内容物，有可能损伤肠管而不自知。当疝内容物没有完全回纳或滑疝时，在钳持或横断疝囊、能量设备分离疝囊时，有可能损伤肠管，建议有任何疑问时，可在手术结束后再进入腹腔内观察，如有损伤，及时处理。

（五）膀胱损伤

膀胱损伤的发生率很低，TEP中，腹膜前间隙建立成功后，膀胱自然进入视野下方，不易损伤；TAPP中，如在脐内侧韧带内侧切开腹膜，可能损伤膀胱，此外，由外向内分离耻骨膀胱间隙时，注意不要进入膀胱周围脂肪层内，否则有可能损伤膀胱浆膜。下腹部尤其是前列腺手术史患者，耻骨膀胱间隙粘连致密，强行分离会增加膀胱损伤概率。

常见的术后并发症有如下几种。

1. 血清肿 / 血肿

血清肿是 LIHR 最常见的并发症。血清肿（seroma）术后 1 周内出现，症状轻微，内含浆液性澄清液体，主要是横断疝囊后远端旷置的疝囊分泌液体所致，腹膜关闭不全，腹腔内液体渗入腹膜前间隙也可能引起血清肿。理论上讲，尽可能完整剥离疝囊可减少血清肿的发生，但如果强行剥离粘连致密的疝囊而引起血肿将得不偿失。较小的血清肿热敷后可自行消退，无需处理，较大的可行穿刺，1~2 次后愈，穿刺时严格掌握无菌原则，以免引起感染。疝内容物回纳后会残留一个空腔，而组织长入需要一定的时间，对于直疝，可将腹横筋膜拉出固定在耻骨支上以缩小空腔，而斜疝有时积液不可避免。2/3 的患者用超声可探测到液体积聚，但只有表现出临床症状的才称为血清肿。曾有文献报道留置 24 小时的闭式引流既可减少血清肿概率，又不会增加感染风险，但通常情况下 LIHR 不置放引流。另外需注意不要把血清肿误认为复发而进行不必要的手术。术前充分沟通、解释并预告知，可有效避免术后的不理解。

血肿（hematoma）术后 24 小时内出现，表现为腹股沟区或阴囊内淤血肿块。术中在剥离疝囊时损伤的精索血管分支退缩到腹股沟管内没有及时发现，或钉合补片时损伤闭孔血管分支，术后会引起明显血肿；老年患者血管脆性较高，创面渗血也是血肿形成的一个主要原因。操作时术中每一个步骤都应该彻底止血，使整个术野都处于无血操作。可予芒硝外敷等治疗，2~3 周后血肿会逐渐消退。血肿大多稠厚不易穿刺，除特殊情况外不要强行引流，以免引起感染。

2. 神经感觉异常

神经感觉异常有暂时性感觉异常和持续性感觉异常两种类型，可能与"疼痛三角"内过度分离、补片或疝钉刺激神经有关，表现为神经分布区域内的疼痛和麻木，一般于术后 2~4 周内自行消失，无需特殊处理。持续性神经感觉异常是真正的神经损伤，大多发生在疝固定器钉合补片的时候，表现为持续性慢性神经痛，处理相当棘手。神经感觉异常在早期报道较多，随着解剖（如疼痛三角）的认知、材料学（如轻量型补片、纤维蛋白胶等非侵袭性材料）的研发以及理念（如选择性的不固定补片）的更新，此类并发症已少见，甚至可完全避免。

3. 慢性疼痛

慢性疼痛的发生率报道不一，持续时间目前没有权威性的定义，从大部分的报道来看，持续 3 个月以上的疼痛可称为"慢性疼痛"。用纤维蛋白胶代替疝固定器来固定补片可明显降低慢性疼痛发生率，从这一点来看，慢性疼痛应该与神经损伤有直接的关联，但即使是补片不固定的腹腔镜手术，也有慢性疼痛的报道，因此，慢性疼痛似乎又有其他原因。文献报道，术前就有疼痛的患者、复发疝患者或青年患者，慢性疼痛的发生率会更高。慢性疼痛的治疗效果不佳，首选非手术治疗，先口服镇痛剂，无效后可局部注射麻醉剂和泼尼松，手术治疗（如取出补片或神经根切除等）是无可奈何的最后选择。而部分学者更偏向于积极手术治疗，通过腹腔镜手术取出补片。

■ 4. 腹腔 / 腹股沟区 / 补片感染

术中肠管损伤而没有发现是引起术后腹腔感染的主要原因。一旦确诊必须及时手术，进行腹腔清洗和引流，并取出补片。取出补片后必须关闭腹膜，否则肠管进入疝缺损区域后由于缺乏腹膜保护，会引起嵌顿性甚至是绞窄性肠梗阻。

腹股沟区的感染大多与血清肿继发感染有关，血清肿切忌盲目反复地穿刺，以减少外源性的感染机会。发生感染后不一定要立即取出补片，可尝试引流或换药的方法，多数情况下是可以治愈的。补片感染均为继发。

■ 5. 其他

如补片移位、阴囊气肿、睾丸炎、复发、戳孔感染等相对少见。

【参考文献】

［1］陈孝平，汪建平，赵继宗.外科学［M］.第9版.北京：人民卫生出版社，2018：307-317.

［2］中华医学会外科学分会疝和腹壁外科学组，中华医学会外科学分会腹腔镜与内镜外科学组，大中华腔镜疝外科学院.腹腔镜腹股沟疝手术操作指南（2017版）［J］.中国实用外科杂志，2017，37（11）：1238-1242.

第四节　腹腔镜胃癌根治术操作规范

一. 手术适应证和禁忌证

（一）手术适应证

（1）胃癌探查及分期。

（2）胃癌肿瘤浸润深度 < T4a 期并可达到 D2 根治性切除术。

（3）胃癌术前分期为 Ⅰ、Ⅱ、Ⅲ A 期。

（4）晚期胃癌短路手术。

（二）可作为临床探索性手术适应证：

（1）癌术前评估肿瘤浸润深度为 T4a 期并可达到 D2 根治性切除术。

（2）晚期胃癌姑息性胃切除术。

（三）手术禁忌证

（1）肿瘤广泛浸润周围组织。

（2）胃癌急诊手术（如上消化道大出血）。

（3）有严重心、肺、肝、肾疾病，不能耐受手术。

（4）凝血功能障碍。

（5）妊娠期患者。

（7）不能耐受 CO_2 气腹。

二、手术基本原则

（一）手术根治切除范围

■ 1. 手术根治切除范围

手术根治切除范围遵循开腹手术的原则。无淋巴结转移的早期胃癌行 D1 或 D1+ 胃切除术；早期胃癌伴区域淋巴结转移或局部进展期胃癌手术范围应包括切除 ≥ 2/3 胃和 D2 淋巴结清扫。

■ 2. 胃切除范围

局限型胃癌胃切缘距肿瘤应 > 3cm，浸润型胃癌胃切缘距肿瘤应 > 5cm。食管胃结合部癌食管切缘距肿瘤应 > 3cm，切缘可疑时应行术中快速冷冻切片病理学检查。侵犯幽门管的肿瘤，十二指肠切缘距肿瘤应 > 3cm。早期胃癌患者具备条件时，可考虑行保留迷走神经或保留幽门等保留功能手术。

■ 3. 胃周淋巴结清扫范围

应按胃癌分期方法的规定，清扫足够范围的淋巴结。

（1）腹腔镜胃癌 D0 淋巴结清扫术。

（2）腹腔镜胃癌 D1 淋巴结清扫术。

（3）腹腔镜胃癌 D1+ 淋巴结清扫术。

（4）腹腔镜胃癌 D2 根治术。

原则上前两种淋巴结清扫范围主要适用于早期胃癌局限于黏膜内或黏膜下、无淋巴结转移者，或因高龄、全身伴发疾病不能耐受长时间手术者。对进展期胃癌及侵犯黏膜下层伴淋巴结转移的早期胃癌，原则上应行 D2 淋巴结清扫术。

对胃中上部癌是否行脾门淋巴结清扫，可参考以下原则：

（1）胃小弯侧癌由于很少转移至脾门，在探查脾门淋巴结无肿大情况下，可不行脾门淋巴结清扫。

（2）胃上部大弯侧进展期癌，当第 4sb 组或第 11d 组淋巴结疑有转移或术中快速冷冻切片病理学检查结果显示有转移时，应考虑行第 10 组淋巴结清扫。

不同部位胃癌淋巴结清扫范围参考日本第 14 版《胃癌治疗规约》：

（1）全胃切除术：D0 根治术淋巴结清扫范围小于 D1 根治术；D1 根治术清扫第 1~7 组淋巴结；D1+ 根治术在 D1 根治术淋巴结清扫范围基础上，清扫第 8a、9、11p 组淋巴结；D2 根治术在 D1 根治术淋巴结清扫范围基础上，清扫第 8a、9、10、11p、11d、12a 组淋巴结；侵犯食管的胃癌 D1+ 根治术淋巴结清扫应增加第 110 组淋巴结，D2 根治术应增加第 19、20、110、111 组淋巴结。

（2）远端胃大部切除术：D0 根治术淋巴结清扫范围小于 D1 根治术；D1 根治术清扫第 1、3、4sb、4d、5、6、7 组淋巴结；D1+ 根治术在 D1 根治术淋巴结清扫范围基础上，清扫第 8a、9 组淋巴结；D2 根治术在 D1 根治术淋巴结清扫范围基础上，清扫第 8a、9、11p、12a 组淋巴结。

（3）保留幽门的胃大部切除术：D0 根治术淋巴结清扫范围小于 D1 根治术；D1 根治术清扫第 1、3、4sb、4d、6、7 组淋巴结；D1+ 根治术在 D1 根治术淋巴结清扫范围基础上，清扫第 8a、9 组淋巴结。

（4）近端胃大部切除术：D0 根治术淋巴结清扫范围小于 D1 根治术；D1 根治术清扫第 1、2、3、4sa、4sb、7 组淋巴结；D1+ 根治术在 D1 根治术淋巴结清扫范围基础上，清扫第 8a、9、11p 组淋巴结；侵犯食管的胃癌 D1+ 根治术淋巴结清扫应增加第 110 组淋巴结。

（二）无瘤操作原则

术中应先在血管根部结扎静脉、动脉，防止肿瘤经血循环播散，同时清扫淋巴结，然后分离切除标本。术中应操作轻柔，采用锐性分离，少用钝性分离，尽量做到不直接接触肿瘤，避免淋巴结破损，防止肿瘤扩散和局部种植。对于浆膜层受侵犯者，可采用覆盖法或涂抹各类胶予以保护。

（三）肿瘤定位

由于腹腔镜手术缺少手的触觉，部分早期胃癌定位困难，可采用术前钡剂造影检查、内镜下注射染料及术中胃镜等帮助定位。特别是全腹腔镜远端胃癌根治术胃的离断位置应准确测量。

（四）中转开腹手术

腹腔镜手术过程中，出现以下情况应及时中转开腹：①术中发现肿瘤浸润周围组织，腹腔镜下切除困难。②术中发现淋巴结融合成团，腹腔镜下清扫困难。③不能明确肿瘤切缘或肿瘤切缘可疑阳性。④术中出血，腹腔镜下不能有效控制。

（五）保护切口

标本取出时应注意保护切口，防止切口肿瘤种植。

（六）术毕腹腔冲洗

术毕应行腹腔冲洗，以尽量清除腹腔内游离肿瘤细胞。冲洗液量应 > 3000ml，可选用蒸馏水、5- 氟尿嘧啶等。术中脱落细胞病理学检查阳性者，或腹膜转移者，可考虑选择体外热循环持续恒温体腔热灌注技术。

三、术前准备

（1）通过 CT、EUS、钡剂造影等检查，明确肿瘤部位、范围、分期、有无食管及邻近组织侵犯。

（2）检查、了解腹腔、肝脏等远处转移情况和腹膜后、肠系膜淋巴结肿大情况。

（3）准确评估并合理处理可能影响手术的伴发疾病，如高血压病、冠心病、糖尿病、呼吸功能障碍、肝肾疾病等。

（4）纠正贫血、低蛋白血症和水、电解质、酸碱代谢平衡紊乱，改善患者营养状况。

（5）幽门梗阻者需术前洗胃，纠正低蛋白血症，以减轻水肿。

（6）术前 1d 进食流质食物，手术当日禁食，放置胃管，抽空胃内容物。

（7）预防性使用抗生素。

四、手术步骤与方法

（一）麻醉与体位

采用气管插管全身麻醉。患者取平卧两腿分开位：肥胖患者可取头高足低位；清扫脾门淋巴结时，可取左高右低位，适当向右倾料，以利于腹上区手术视野显露。

（二）气腹建立及 Trocar 布局

经脐孔穿刺并建立气腹，也可采用开放式。维持腹内压在 12~15mmHg。脐孔 10mm 截孔放置镜头，左侧腋前线肋缘下取 12mm 截孔为主操作孔，左锁骨中线平脐上取 5mm 微孔为辅助操作孔，右侧腋前线肋缘下。右锁骨中线平上分别取 5mm 截孔（全腹腔镜手术时，后者可取 12mm 戳孔）。

（三）腹腔探查

确定肿瘤部位，有无肝脏、淋巴结及腹膜、腹腔转移等。必要时可采用腹腔镜声探查肝脏有无转移。

（四）手术入路

手术入路根据术者经验和习惯而不同，合适的手术入路有助于手术顺利进行。基本手术入路有 4 种；根据术者结位不同分为左侧入路和右侧入路，根据离断十二指肠先后顺序分为前入路和后入路。目前腹腔镜胃癌手术常用入路主要有左侧后入路、左侧前入路和右侧前入路 3 种。不同手术入路各有优势和不足，可根据手术团队经验、肿瘤情况、患者体型及后续重建方式的选择灵活应用。

（五）手术方法

1. 腹腔镜远端胃癌根治术（D2，根治术）

（1）手术适应证：胃中下部癌。

（2）手术切除范围：局限型胃痛胃切缘距肿瘤点 > 3cm，浸润型胃癌胃切缘距肿瘤 > 5cm。当幽门管受侵犯时，十二指肠切缘距肿瘤应 > 3cm，T2 期及以下胃可保留大网膜，在血管弓外 3cm 范围内清扫、进展期胃癌应切除大网膜、远端胃大部（≥ 2/3），部分十二指肠球部，清扫第 1，3，4sb，4d，5，6，7，Ba，9，1lp，12a 组淋巴结。

（3）淋巴结清扫顺序：根据术者站位和习惯、不同手术入路而不同。总体而言，淋巴结清扫顺序遵循从尾侧到头侧，从大弯侧到小弯侧的原则。

（4）分离大网膜：将大网膜向头侧翻起，从横结肠偏左部离断大网膜，进入小网膜囊，向右侧至结肠肝曲，并在结肠系膜前叶后方分离，清除结肠系膜前叶。

（5）清扫第 6 组淋巴结：以结肠中血管为标志，进入胃十二指肠和横结肠系膜之间的融合筋膜间隙，暴露从十二指肠上前静脉，在其与胃网膜右静脉汇合处上方离断胃网膜右静脉。继续沿胰头表面解剖，并打开胃韧带，暴露胃十二指肠动脉，裸化胃网膜右动、静脉，根部离断，清扫第 6 组淋巴结。

（6）清扫第 4 组淋巴结：进入网膜囊，显露胰尾，定位脾血管，松解结肠肝曲，分离大网膜与脾中、下极的粘连，保护胰尾，根部显露，离断胃网膜左动、静脉，清扫第 4mb 组淋巴结。

（7）清扫第 11p、7、9 组淋巴结：将大网膜置于肝脏下方，助手抓持胃胰皱襞，将胃翻向上方。清扫胰腺前被膜，紧贴胰腺上缘分离，暴露脾动脉近端，清扫第 11p 组淋巴结。由左向右清扫，暴露腹腔动脉干，分离胃左动、静脉，在根部夹闭后离断，清扫第 7、9 组淋巴结。

（8）清扫第 8、12 组淋巴结：暴露肝总动脉，将胰腺向左下牵拉，沿肝总动脉前方及上缘分离，清扫第 8a 组淋巴结。沿胃十二指肠动脉及肝总动脉充分暴露胃右动脉及肝固有动脉，于肝总动脉、胃十二指肠动脉及腺上缘夹角处打开门静脉前方筋膜，显露门静脉，将肝总动脉向腹前壁挑起。沿门静脉前方分离，清扫门静脉与肝固有动脉间淋巴结。沿门静脉内缘向上分离至肝门部。将肝总动脉向右下牵拉，清扫肝固有动脉内侧及门静脉内侧淋巴脂肪组织。打开肝十二指肠韧带被膜，继续清扫肝固有动脉前方及外侧，清扫第 12a 组淋巴结。于胃右动、静脉根部夹闭后离断。

（9）清扫胃小弯及贲门右侧淋巴结：紧贴胃壁小弯侧，采用超声刀分层切开，清扫胃小弯及贲门右侧淋巴结（第 1，3 组淋巴结）。

（10）消化道重建：

1）小切口辅助消化道重建：是腹腔镜远端胃癌根治术后最常用的消化道重建方法。

A. 胃十二指肠吻合术（Billroth I 式吻合术）：清扫完成后，于腹上区正中取长度为 4~5cm 切口，保护切口，先将十二指肠提至切口外，距幽门 3cm 作荷包缝线，离断十二指肠。将胃暂时放回腹腔，十二指肠残端放入吻合器抵钉座后送回腹腔。将胃提出，前壁取切口，置入吻合器完成吻合，干预切除平面离断胃。

B. 胃空肠吻合术（Bllroth II 式吻合术）；一般采用结前胃后壁或胃大弯侧与空侧侧吻合，分为顺蠕动和逆蠕动两种，清扫完成后，腹腔镜下采用直线切闭合器离断十二指肠，分别采用无损伤抓钳抓持胃残端和近端空肠。于腹上区正中取长度为 4~5cm 切口，保护切口，将胃提至腹腔外，距肿瘤 5cm 以上采用直线切割器离断胃。将空肠提至腹腔外，在胃大弯侧及空肠对系膜缘分别取截孔，插入直线切割器。

C. 空肠 Roux-en-Y 功合术：采用直线切割器行胃空肠侧侧吻合，再采用直线切割器关闭空肠胃共同开口。横断空肠，采用直线切制器行输入祥、输出祥侧侧吻合。最后关闭空肠共同开口，非离断式 Roux-en-Y 吻合术无需离断空肠及系膜，保持了小肠的连续性，避免了肠道电生理和运动功能损害，减少了滞留综合征的发生，具有更好的优势。

2）完全腹腔镜下消化道重建：因其准确定位肿瘤边界较困难；且对术者技术要求较高等，应用较少。Billroth I 式吻合术常采用三角吻合术（图 4-4-1~ 图 4-4-3），Billroth II 式吻合术（图 4-4-4~ 图 4-4-6）和 Roux-en-Y 或非离断式 Roux-en-Y 吻合术方法同小切口辅助消化道重建方法。

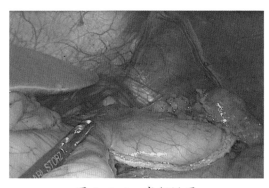

图 4-4-1　离断远胃

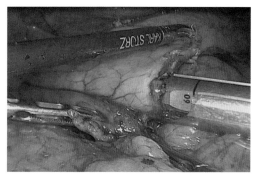

图 4-4-2　上半胃与十二指肠侧侧吻合

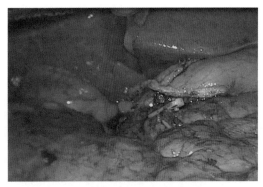

图 4-4-3　闭合胃十二吻合共同开口

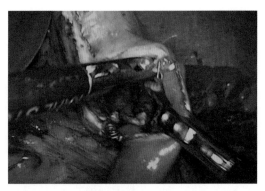

图 4-4-4　全胃切除后，食管断端与空肠吻合

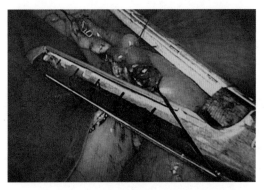

图 4-4-5　闭合上半胃与空肠吻合的共同开口

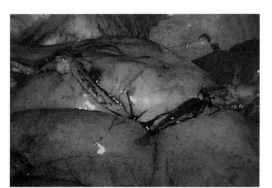

图 4-4-6　上半胃与空肠吻合后

2. 腹腔镜近端胃癌根治术

（1）手术适应证：早期胃上部癌。

（2）手术切除范围：应切胃近端大部，食管下段部分食管切缘距肿应 > 3cm，胃切缘距肿瘤应 > 5cm，近端胃 D，根治术应常规清扫第 1、2、3、4sa、4sb、7、8a、9、11p 组淋巴结。

（3）分离大网膜及胃结肠韧带：从结肠中部向曲离断大网膜，于根部离断胃网膜左动、静脉，清扫第 4sb 组淋巴结。患者取左高右低位，暴露骨脾韧带。贴近脾门采用超声刀离断胃短动脉，清扫第 4sa 组淋巴结。

（4）清扫第 7、8a、9、1lp 组淋巴结：同腹腔镜远端胃癌根治术。

（5）清扫第 1、2 组淋巴结及裸化食管：继续分离至门左侧，离断胃前、后迷走神经，操化食管至食管游离长度足够吻合。当食管游离长度不足时，可在后纵隔分离，腹腔镜下离断左三角韧带，将肝左叶牵向右侧，在食管膈肌裂孔弯隆部向正前方打开膈肌 4~5cm。在膈肌脚中下部充分离断两侧膈肌脚，注意耗免损伤胸膜。将胸膜继续向两侧推开，在种上方食管置牵引线，尽量将食管向下牵引，继续向上充分游离食管至保证足够切缘。

（6）消化道重建：近端胃切除术由于术后易发生顺固性反流性食管炎，目前应用较少。常用重建方法有食管胃吻合、双通道吻合等。目前以小切口辅助消化道重建为主。抵钉座放置同全胃切除术中剑突下方取 5~7cm 小切口，食管置入 25mm 吻合器抵钉座，离断食管，将胃提至切口外，距肿瘤 > 5cm 横断胃。于胃前壁取小切口置入吻合器，于后壁穿出，完成胃食管吻合。

完全腹腔镜下消化道重建适用于：①患者肥胖或桶状胸、胸廓前后径很大。②预切除平面在膈肌食管裂孔附近或更高处。③食管下段肿瘤侵犯。④肝左叶肥大影响暴露。

小切口辅助消化道重建：清扫完成后，于腹上区正露。具体方法参考腹腔镜根治性全胃切除术后完全腹腔镜下消化道重建。

3. 腹腔镜根治性全胃切除术

（1）手术适应证：胃上部癌、胃体癌、皮革胃等。

（2）手术切除范围：应切除大网膜、全胃，食管下段、十二指肠球部。食管切缘距肿瘤应 > 3cm，根治术应常规清扫第 1、2、3、4sa，4sb、4d、5、6、7、8a、9、10、11p、I1d、12a 组淋巴结等。肿瘤侵犯食管，D2 根治术还应清扫第 19、20、110、111 组淋巴结。对于是否应联合行脾切除术以清扫第 10 组淋巴结，不同学者有不同观点，参考手术切除范围而定。

（3）淋巴结清扫：参考远端和近端胃癌根治术，并需清扫第 10、11d 组淋巴结。第 10 组淋巴结清扫可分为原位清扫和托出式清扫，原位清扫时沿脾动、静脉向远侧分离，直至显露出脾门各分支血管，清扫第 10、11d 组淋巴结。托出式清扫时可从胰体尾下缘开始，分离胰体尾后方疏松间隙，直至将胰体尾和脾脏完全游离。然后经腹壁小切口将胰体尾和脾脏托出，清扫第 10 组淋巴结。清扫完成后将脾脏放回。

（4）离断十二指肠：采用直线切割缝合器离断十二指肠。

（5）消化道重建：腹腔镜根治性全胃切除术后消化道重建方式多，难度大，哪种方式最好，尚无定论；其选择以简便、安全、有效为原则。由于无储袋 Roux-en-Y 吻合术操作简单，且可维持患者较好的营养状况和理想体重，较多腹腔镜根治性全胃切除术后消化道重建可采用圆形吻合器、腔内直线切割缝合器等不同器械，可分为小切口辅助和完全腹腔镜下重建。

1）圆形吻合器是最常用器械，但术中需放置抵钉座。放置抵钉座有以下 4 种方法：

A. 荷包钳法：适用于小切口辅助消化道重建。类似于开腹手术，采用荷包钳行荷包缝合、直视下放置抵钉座。切口选择在剑突下方，切口长度应据患者情况和肿瘤部位而定，切口太小会增加操作难度。

B. 荷包缝合法：有两种缝合方法，第一种是腹腔镜下在食管预切除平面上行荷包缝合，在荷包缝合下方切开食管前壁，置入抵钉座后，收紧荷包打结，然后离断食管。第二种是先离断食管，沿食管残端缝合后，置入抵钉座，收紧荷包。前一种方法由于未完全离断食管，可作为牵引，置入抵钉座相对容易，特别是在行高位吻合时更方便。

C.反穿刺置入法：在抵钉座尖端系上丝线，经腹小切口置入腹腔。腹腔镜视野下在预切除平面纵行切开食管前壁，将抵钉座尖端向下完全塞进食管内。提起丝线，采用腔内直线切割合器紧贴丝线横断食管。然后在腹腔镜视野下牵拉丝线，将抵钉座拖出，直至抵钉座杆全部露出。该方法抵钉座放置可靠，对食管损伤小，食管空肠合安全性高。直线切割缝合器最好选用前端可弯曲钉，可弯曲缝合器横断食管时操作更方便。

D.Orvil"经口置入法"：先在预切除平面采用直线切割缝合器离断食管，在咽喉镜辅助下，经口将充分润滑的 Orvil 导引管置入食管。当导引管到达食管残端时，于腹腔镜下在食管残端中间靠近缝钉处取一小切口，使导引管头端正好由此小切口穿出，直至抵钉座杆全部露出，此方法操作复杂，抵钉座通过食管时若操作不当，可能损伤食管。

2）小切口辅助消化道重建：一般采用圆形吻合器，常用食管空肠端侧吻合术和食管空肠端端吻合术。

A.食管空肠端侧合术：抵钉座放置完毕后，距屈氏韧带 15cm 处离小切口辅助消化道重建；一般采用圆形吻合器，常用食断，游离远空肠。自远断端插入吻合器，完成食管空肠端侧吻合。采用直线切割闭合器关闭空肠断端。距食管空肠吻合口 40~60cm 处完成近远端空肠

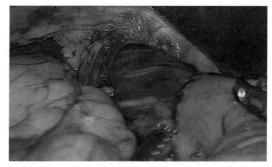

图 4-4-7 全胃切除后，食管断端与空肠吻合

侧侧吻合（图 4-4-7），食管空肠端侧吻合术局限性在于吻合通道与食物通道不一致，术中发生吻合口狭窄概率较高；当吻合平面较高时，可能增加吻合口张力，关闭残端时也较困难。

B.食管空肠端端吻合术：抵钉座放置完毕后，距屈氏韧带 15~20cm 处采用直线切割缝合器断空肠。距远端空肠残端 10~15cm 处系膜对侧缘纵行切开 3cm，经此孔插入圆形吻合器，将吻合器中心穿刺器从空肠残端系膜对划缘穿出。将吻合器置入腹腔，完成食管空肠吻合。横行关闭空肠小切口，并行空肠—空侧侧吻合。此方式优点在于吻合方便快捷，食管空肠吻合时不需像侧吻合时展平吻合面，不需关闭残端，吻合通道与食物通道一致，吻合口狭窄风险小等。由于该方式类似于端端吻合，即使吻合平面较高，吻合口很易回缩进纵隔内，不会有端侧吻合时的阻挡。

3）完全腹腔镜下消化道重建：管形吻合器和直线切割缝合器都可用于此方式。采

用圆形吻合器时，使用切口保护器包裹吻合器杆在腹腔镜视野下完成吻合，与圆形吻合器比较，直线切割缝合器可经 Trocar 随意进出腹腔，且其钉仓长度可控性强，吻合口大小不受食管及空肠直径限制。

4）采用直线切割缝合器行食管空肠吻合常见的有两种方式：

A. 食管空肠功能性端端吻合：食管游离完毕后，采用直线切割缝合器横断食管，距屈氏韧带 20cm 处离断空肠。远端空肠置于食管左侧，于食管左侧及远端空肠对系膜缘各戳一小孔，分别置入直线切割缝合器两臂，激发后完成食管—空肠侧侧吻合，然后采用直线切割缝合器关闭共同开口。此项技术应用局限，仅适用于胃体癌，胃上下部癌侵犯胃体者。但肿瘤位置较高时，为保证吻合安全性，可能无法保证切缘阴性，且吻合口张力较大，远端空肠存在拐角，吻合口相关并发症发生率可能增加。

B. 食管空肠侧侧吻合：与食管空肠功能性端端吻合比较，此方法调整了远端空肠吻合后的方向，空肠改为顺蠕动，共同开口改为手工缝合，增加了手术难度。食管残端仍需足够长度。对肿瘤侵犯食管位置过高患者，完成腹腔镜下缝合较困难。

【参考文献】

黄昌明 . 腹腔镜胃癌根治术淋巴结清扫技巧［M］. 北京：人民卫生出版社，2011.

第五节　腹腔镜幽门下及贲门区域淋巴结清扫

一、幽门下区域淋巴结清扫

（一）切除大网膜，剥离横结肠系膜前叶

1. 切除大网膜

（1）手术入路：横结肠上缘近中央处入路，此处为大网膜最薄且为无血管区。

（2）暴露方式：助手首先将覆盖于下腹部的大网膜上移置于横结肠上方和胃前壁区域，用两把无创抓钳距离横结肠上缘 3~5cm 将大网膜向上提起并向两侧展开，术者左手持无创抓钳向下反向牵引横结肠，形成三角牵拉使大网膜处于紧张状态，在分离大网膜过程中，助手左、右抓钳，前后交替更换大网膜的提拉位点，始终使大网膜保持一定张力，便于超声刀离断。

（3）手术步骤：超声刀自横结肠上缘近中央处开始，于无血管区分离大网膜，然后分别向左，右扩展切开范围，先向左分离至结肠脾曲（图 4-5-1），再向右分至结肠

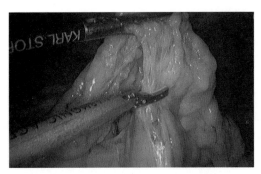 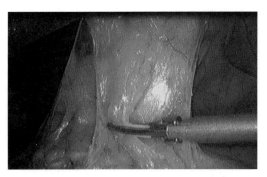

图 4-5-1　切开左侧胃结肠韧带　　　　图 4-5-2　切开右侧胃结肠韧带

肝曲（图 4-5-2），完全游离大网膜横结肠附着缘。随后，助手将离断的大网膜全部移至胃底体部前方，以便更好地显露幽门下区的术野，以利于横结肠系膜前叶的分离和幽门下区城淋巴结的清扫。

2. 剥离横结肠系膜前叶

（1）手术入路：右侧横结肠上缘入路，因为此处横结肠系膜前后叶之间融合间隙（胃结肠系膜间隙）的组织最为疏松且无血管，方便剥离系膜前叶，不容易引起出血。

（2）暴露方式：助手左手持无创抓钳向上提起胃窦部大弯侧网膜，右手持无创抓钳轻轻提起横结肠系膜前叶，术者左手持无创抓钳向下反向按压横结肠系膜，使两者形成一定张力，显露横结肠系膜前后叶之间由疏松结缔组织形成的胃结肠系膜间隙、在剥离结肠系膜前叶过程中，助手可用无创抓钳沿间隙轻轻地上、下顶推，协助术者进一步分离显露融合间隙。

（3）手术步骤：超声刀自右侧横结肠上缘开始分离，随后沿横结肠系膜前后叶之间的融合间隙钝、锐性交替分离横结肠系膜前叶，向右侧分离至十二指肠降部内侧缘，向上分离至胰腺下缘。

（二）清扫 No.14v 淋巴结

（1）手术入路：中结肠静脉入路，中结肠静脉和胰颈下缘是术中寻找肠系膜上静脉的解剖定位标志。在横结肠系膜前后叶间胃结肠系膜间隙中循中结肠静脉向近心端追溯至快颈下缘，就可找到肠系膜上静脉。

（2）暴露方式：助手左手持无创抓钳继续向上提拉胃窦部大弯侧网膜，右手持无创抓钳向上提拉已经分离的横结肠系膜前叶，术者向下按压横结肠系膜后叶，使两者保持适当张力，显露出中结肠静脉及肠系膜上静脉根部术野，暴露时避免用力过度撕裂静脉引起出血。此时，扶镜手需要调节腹腔镜焦距为近焦，并将镜头缓慢前移，清晰显露肠系膜上静脉根部周围术野。

（3）手术步骤：助手右手持无创抓钳向上提拉中结肠静脉表面的脂肪结缔组织，术者用超声刀的非功能面沿中结肠静脉分支表面其走行向胰腺下缘方向分离，可显露该静脉在肠系膜上静脉的汇入点。继续沿肠系膜上静脉表面的解剖间隙锐性解剖分离其表面的脂肪淋巴组织，向上分离至胰腺下缘，进入十二指肠后间隙，向左分离至肠系膜上静脉的左侧缘，向右分离至胃结肠静脉干（Henle'strunk）汇入肠系膜上静脉处。随后，超声刀继续向右侧沿胃结肠静脉干表面的解剖间隙继续分离，至胃网膜右静脉与右/副右结肠静脉汇合处显露胃十二指肠静脉，最后分离至胃网膜右静脉与胰十二指肠上前静脉汇合部完整分离肠系膜上静脉和胃结肠静脉干周围的脂肪淋巴组织，完成 No.14v 淋巴结的清扫。

（三）清扫 No.6 淋巴结

（1）手术入路：胃结肠系膜间隙入路，此间隙内的胰十二指肠上前静脉与胃网膜右静脉的汇合处，即为 No.6 淋巴结清扫的起点，循胃网膜右静脉向上可进一步显露胃十二指肠动脉及胃网膜右动脉根部。

（2）暴露方式：助手左手持无创抓钳抓持胃窦部后壁并向上提起，右手持无创抓钳提起血管表面的脂肪结缔组织，此时术者左手持无创抓钳用一小纱布向下反向按压胰腺下缘横结肠系膜根部，显露幽门下区，为顺利清扫 No.6 淋巴结提供良好的视野和张力。

（3）手术步骤：助手右手持无创抓钳向上提拉或者向外侧牵引胃网膜右静脉表面的结缔组织及脂肪淋巴组织，术者用超声刀非功能面自胰十二指肠上前静脉与胃网膜右静脉汇合处开始，沿网膜右静脉表面继续向远心端解剖，直至胰头上缘平面，胰十二指肠上前静脉与胃网膜右静脉汇合部上方，上血管夹后离断胃网膜右静脉（图 4-5-3）。而后，助手左手抓钳继续向上方提拉胃窦后壁，同时右手抓钳向外侧推开十二指肠球部，术者左手用小纱布向下方轻轻按压胰腺，显露十二指肠头间沟，分离显露出胃十二指肠动脉，沿胃十二指肠动脉的终末段解剖，暴露胃网膜右动脉根部，助手抓持胃网膜右动脉表面的脂肪淋巴组织，超声刀沿着动脉表面的解剖间隙向幽门方向分离，完全裸化胃网膜右动脉根部后上血管夹后予以离断（图 4-5-4）。此处，通常还需离断从胃十二指肠动脉发出的幽门下动脉，在清扫 No.6 淋巴结过程中应避免损伤该动脉而引起出血。

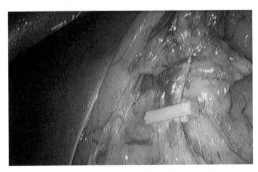

图 4-5-3　离断胃网膜右静脉

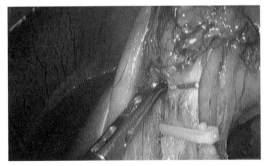

图 4-5-4　离断胃幽门下动脉，清扫 6 组淋巴结

随后，超声刀非功能面紧贴十二指肠壁从胃网膜右动脉根部断端开始，继续向幽门方向裸化十二指肠壁达幽门部，整块切除幽门下区脂肪淋巴组织，完成 No.6 淋巴结的清扫。至此，幽门下区域淋巴结的清扫已完成。

二、贲门区域淋巴结清扫

（一）裸化胃小弯，清扫 No.1、3 淋巴结

（1）手术入路：No.1、3 淋巴结清扫，采用胃后方入路，即以胃小弯侧后壁的无血管区作为手术入路，一方面，利用胃前壁及肝胃韧带挡住肝脏，使胃小弯后壁视野的暴露更加清晰；另一方面，超声刀切割方向与胃小弯侧平行，便于主刀紧贴小弯侧胃壁离断肝胃韧带小弯侧；此外，也方便主刀能够利用超声刀完全夹闭胃小弯血管进行离断，防止血管出血。

（2）暴露方式：助手向头侧翻转胃大弯侧胃体部分，左手无创抓钳钳夹胃小弯侧胃部分，右手无创抵钳钳夹胃上部小弯侧后壁的小网膜，向两侧反向牵引，主刀夹持胃体后壁向下牵引，形成三角牵拉使胃上部的胃小弯侧肝胃韧带及胃体后整呈紧张状态，形成较好的手术空间和张力。

（3）手术步骤：三角牵拉使胃小弯侧后方呈紧张状态，超声刀于胃小弯侧后壁的无血管区打开肝胃韧带后叶，紧贴胃壁分离、切断肝胃韧带后叶及胃后的血管，继续沿胃壁向肝胃韧带前叶方向分离，离断肝胃韧带前叶及胃前壁的血管，并向上分离直至贲门部，向下分离至胃角附近，彻底裸化胃小弯，完成 No.3 淋巴结的清扫，而后将胃翻转过来放回原位，助手左手无创抓钳沿肝下缘直至左侧膈肌脚附近，向上挑起左肝外叶，主刀左手下压胃角处，张紧肝胃韧带，从前面暴露肝十二指肠韧带前叶。超声刀通过肝十二指肠韧带前叶右侧已打开的"窗口"向上分离至第一肝门处，随后紧贴肝下缘往贲门方向切断肝胃韧带至贲门部（图 4-5-5、图 4-5-6），完成 No.1、3 淋巴结的清扫。

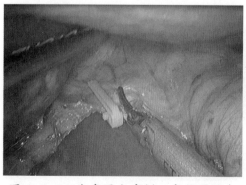

图 4-5-5　分离胃小弯侧，离断副胃左静脉

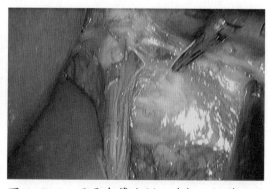

图 4-5-6　显露食管右侧，清扫 1 组淋巴结

（二）裸化食管左侧，清扫 No.2 淋巴结

清扫完 tsb、4sa、10 淋巴结后，助手把已分离至大网膜及脾胃翻带移至右下腹，同时向右下方牵拉胃底体部胃壁，显露贲门左侧区。超声刀从脾上极开始沿膈肌向食管裂孔方向分离胃韧带。分离至左侧膈肌脚附近时，助手向右上方牵拉胃底贲门部胃壁以方便显露左侧膈肌脚，超声刀紧贴左侧膈肌脚，分离食管贲门左侧的脂肪淋巴组织，并进一步裸化食管下段左侧。此时，应注意常有左下动脉发出的胃底支支配胃底，应将其裸化并于根部离断胃底支，以彻底完成 No.2 淋巴结的清扫（图 4-5-7）。

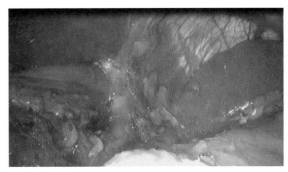

图 4-5-7　显露食管左侧，清扫 2 组淋巴结

【参考文献】

黄昌明. 腹腔镜胃癌根治术淋巴结清扫技巧［M］. 北京：人民卫生出版社，2011.

第六节　腹腔镜胃癌胰腺上缘及脾门区域淋巴结清扫

一、胰腺上缘区域淋巴结清扫

胰腺上缘区域需要清扫的淋巴结包括 No.5、7、8a、9、11p、12a 组。在该区域淋巴结清扫中，并不先离断十二指肠，而是借助肝胃韧带挡住左肝外叶，从胃后方裸化血管和清扫脂肪淋巴组织，实现淋巴结的彻底清扫同时，采取自左向右的联序：No.11p→No.9→No.7→No.8a→No.5→No.12a 淋巴结。实际上前一组淋巴结的清扫亦为下一组清扫创造便利条件。

（一）清扫 No.7、8a、9、11p 淋巴结

（1）手术入路：脾动脉起始段入路，主要是由于脾动脉起始段位置相对恒定，解剖变异少，且其与胰腺上缘的距离最近，剥离胰腺包膜后容易显露脾动脉的起始段。以脾动脉的起始段作为解剖标志向右可进一步显露腹腔动脉、胃左动脉及肝总动脉，且该入路手术操作空间大，血管分支少，出血风险小。

（2）暴露方式：助手将离断的大网膜置于左上腹和胃体前壁及左肝下缘之间，并向头侧翻转胃体大弯侧。然后左手抓钳钳夹胃胰襞约中上 1/3 交界处并保持向上提拉，

右手抓钳向外侧推开十二指肠球部后壁，主刀左手钳夹一块小纱布将腰腺体部表面最高处向下轻轻按压，使胃胰襞张紧，展开胰腺上缘便于该区域的淋巴结清扫。在清扫过程中，助手右手可持抓钳或吸引器，并采用提、顶、含、推、拨以及挑等方式灵活地协助主刀进一步分离显露操作术野。

（3）手术步骤：超声刀紧贴胰腺表面细致地剥离胰腺被膜直至胰腺上缘水平，打开胃胰襞进入胰后间隙，并向右侧打开胃胰皱襞。随后，助手右手于胃胰襞的左侧提起已分离的胰腺被膜组织，超声刀进一步分离，先显露脾动脉起始段。然后助手提起脾动脉起始部表面已分离的脂肪结缔组织，超声刀非功能面紧贴脾动脉，沿其表面的解剖间隙向右分离至其根部，此时可显露肝总动脉的起始部。大致了解脾动脉在胰体上缘的走行以后，助手右手继续提起脾动脉表面的脂肪淋巴组织，超声刀沿脾动脉走行方向紧贴脾动脉细致地解剖分离脾动脉，直至胃后动脉分支附近（图4-6-1），整块清除脾动脉干近端周围的脂肪淋巴组织，完成No.11p淋巴结清扫。No.9淋巴结的清扫从脾动脉起始部开始，助手右手提起胃胰襞左已清扫的脂肪淋巴组织，超声刀沿着腹腔动脉左侧缘表面的解剖间隙，往膈肌脚方向清除其表面的脂肪淋巴组织，显露胃左动脉根部的左侧缘，直至打开膈韧带，随后超声刀从肝总动脉起始部沿着腹腔动脉右侧缘表面的解剖间隙，解剖分离进一步显露冠状静脉，于肝总动脉上缘平面清扫其周围的脂肪淋巴组织，完全裸化冠状静脉后上血管夹并予以离断（图4-6-2）。超声刀紧贴腹腔动脉右侧缘清扫其表面的脂肪结缔组织及淋巴结，于胃左动脉右侧缘表面将其根部裸化后上血管夹，并予以离断（图4-6-3），完成No.7和No.9淋巴结的清扫。接着，助手右手将十二指肠后壁向外侧推开，主刀左手继续用小纱布向下方轻轻按压胰腺，显露肝总动脉在胰腺上缘的大致走行。助手右侧抓钳轻轻提起已分离的肝总动脉表面的脂肪淋巴组织，超声刀紧贴肝总动脉沿其表面的解剖间隙往十二指肠方向小心、细致地分离，直至肝总动脉发出胃十二指肠动脉和肝固有动脉分支处，整块清除肝总动脉前上方的脂肪淋巴组织，完成No.8a淋巴结清扫（图4-6-4），接下来，助手右手向上外侧方顶起左肝下缘进一

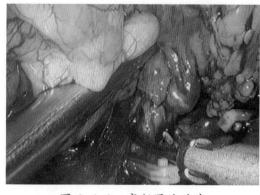

图4-6-1　离断胃后动脉

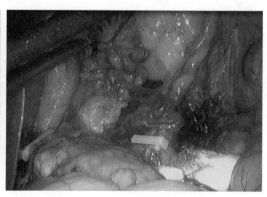

图4-6-2　离断胃冠状静脉

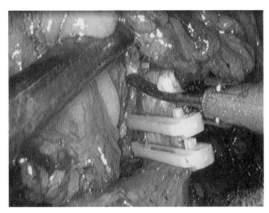

图 4-6-3　离断胃左动脉

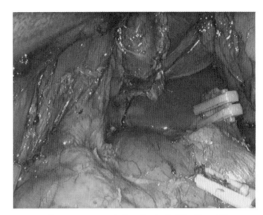

图 4-6-4　清扫胰腺上缘淋巴结

步显露膈肌脚及胃韧带，超声刀沿左右肌角表面的无血管隙离断胃带，直至显露食管裂孔。

（二）清扫 No.5、No.12a 淋巴结

（1）手术入路：肝固有动脉起始点入路，即肝总动脉发出胃十二指肠动脉和肝固有动脉分支处，此处系容易分离显露并进一步确认肝固有动脉。胃胰襞、肝胰壁、肝十二指肠韧带及胃左血管离断后，便于助手顺利托起胃窦后壁，显露肝十二指肠带区域。此时幽门上区域手术视野开阔，也便于主刀左侧结位操作。并且一旦操作过程中胃右血管出血，也方便主刀迅速成功地止血。

（2）暴露方式：助手左手无创抓钳松开胃胰皱襞，向上掀起胃窦部后壁，同时右手向外侧推开十二指肠球部，主刀左手无创抓钳用小纱布于肝总动脉分叉附近向下轻轻按压胰腺，使肝十二指肠韧带呈紧张状态，从胃后面充分显露幽门上区。此后，右手可以采用不同的暴露方式灵活地协助主刀清扫 No.5 和 No.12a 淋巴结。

（3）手术步骤：超声刀自肝固有动脉起始处内侧缘开始，沿肝固有动脉将肝十二指肠韧带内侧缘打开，然后助手右手紧贴十二指肠上下顶推，协助主刀显露胃右动脉根部，超声刀小心、细致地将其裸化，并于胃右动脉根部上血管夹后离断（图 4-6-5），完成 No.5 淋巴结清扫。而后，助手右侧无创抓向上轻轻提起肝固有动脉表面已分的脂肪淋巴组织，超声刀紧贴肝固有动脉沿其表面的解剖间隙往肝门方向继续分离至左、右肝动脉分支处，完整清除肝固有动脉前的脂肪淋巴组织，完成 No.12a 组淋巴结的清扫（图 4-6-6）。此时，助手右手继续向上外侧顶起肝十二指肠韧带前叶，超声刀沿韧带前叶向右侧分离，并于肝十二指肠韧带前叶的右侧打开一个"窗口"，为下一步从胃的前方离断肝胃韧带提供准确的切入点。至此，完成胰腺上缘区域淋巴结的清扫肝固有动脉起始处内侧缘开始清扫 No.12a 组淋巴结。

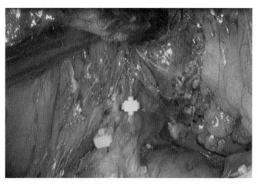

图 4-6-5　离断胃幽门下动脉及胃右动脉

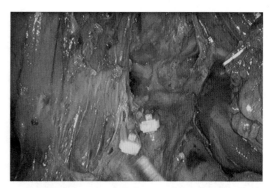

图 4-6-6　清扫 12a 组淋巴结

二、脾门区域淋巴结清扫

脾门区域的淋巴结包括 No.4sb、10 和 H1d 淋巴结。在实际操作过程中，福建医科大学附属协和医院黄昌明总结出一整套行之有效的针对腹腔镜原位脾门淋巴结清扫术的手术操作流程，称为"黄氏三步法"，第一步为脾下极区域淋巴结清扫，第二步为脾动脉干区域淋巴结清扫，第三步为脾上极区域淋巴结清扫。

（1）手术入路：对于脾门淋巴结的清扫，采用的是经左侧入路，即在胰尾部上缘分离胰腺被膜进入后间隙显露脾血管主干末端作为合理的操作入路，脾脏位置较固定，患者头高脚低右倾体位，借助胃与网膜本身的重力作用可使脾门区暴露更充分，术者位于患者两腿间，使脾门淋巴结清扫过程中主刀的右手操作更加灵活、方便。在脾门区域淋巴结清扫过程中，没有首先离断胃脾带，这样的优点在于使助手可以充分牵拉胃脾韧带来暴露脾门，并保持良好的张力，有利于主刀对脾门区血管进行解剖分离，并且一旦损伤脾血管或脾脏出血也方便主刀迅速止血，同时，从根部离断胃网膜左及胃短血管等，由脾叶动脉向脾动脉方向清扫 No.10、No.11d 淋巴结，使脾门区淋巴结同胃切除的标本一并切除，符合肿瘤整块切除的原则。

（2）暴露方式：与脾门区淋巴结清扫的"黄氏三步法"手术操作流程相对应，助手的暴露方式也主要分为 3 步。第一步，清扫脾下极区域淋巴结，具体操作为助手将已游离的网膜组织置于右上腹及胃前壁，左手向上提起胃脾韧带起始部，术者用小纱布向左下方轻轻按压胰体尾部下缘，显露脾下极区域；第二步，清扫脾动脉于区域淋巴结，具体操作为助手将游离的大网膜及部分胃脾翻带置于胃前壁与肝下缘之间，左手牵拉胃底大弯侧后壁向右上方翻转并张紧余下的胃脾韧带，主刀左手下压体部进一步显露胰后间隙的脾动脉区域；第三步，清扫脾上极区域淋巴结，具体操作为助手左手钳夹胃底大弯侧并向右下方牵引，主刀左手下压脾门处血管，充分显露脾上极区域。在操作过程中，助手右手同样可以采用挑、顶、夹、推、挡等方式协助主刀完成脾门淋巴结的清扫。

（3）手术步骤：第一步，脾下极区域淋巴结清扫，具体操作为超声刀沿横结肠上缘向左分离大网膜至结肠脾曲，而后紧贴腺体筋膜前方沿着胰腺的走行方向剥离胰腺被膜至胰尾上缘。超声刀在胰尾前方循筋膜延续方向打开腺前筋膜进入胰上缘的胰后间隙，接着沿胰后间隙进入脾肾韧带与胃脾韧带相延续的间隙，并于胃脾韧带的起始部显露脾血管主干端，随后循血管末端分离进一步显露脾下叶血管或脾下极血管。助手右手提起该血管表面的脂肪淋巴组织，超声刀非功能面紧贴血管向远端分离，直至脾门处。在分离过程中，一般于脾下极附近的脾下叶动脉或脾下极动脉可显露胃网膜左血管根部。助手提起胃网膜左血管根部周围的脂肪结缔组织，超声刀沿着该血管表面的解剖间隙将其裸化，并于血管根部上血管夹后离断，完成 No.4sb 淋巴结的清扫（图 4-6-7）。此时，助手提起脾门血管表面的脂肪结缔组织，超声刀继续沿脾门血管表面的解剖间隙小心、细致地往脾门方向钝、锐性分离。分离过程中，可能遇到从脾叶血管发出的 1~2 支胃短血管。助手轻轻提起胃短血管，超声刀细致地分离胃短血管周围的脂肪淋巴组织，裸化胃短血管后，于其根部上血管夹子并离断（图 4-6-8）。对于行远端胃大部切除术的患者，胃网膜左血管离断后只需继续向上离断 1~2 支胃短血管即可。然后把胃放回原位，助手将胃体大弯侧中部的大网膜组织向上提起，主刀将胃后壁向下牵引以张紧该处大网膜，超声刀于无血管区切开胃大弯侧的大网膜，紧贴胃大弯分离大弯侧网膜及其血管分支，完成胃大弯侧的裸化。

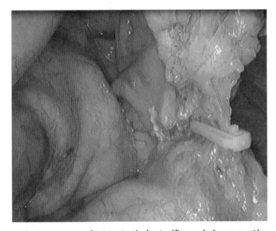

图 4-6-7 离断网膜左血管，清扫 4sb 淋巴结

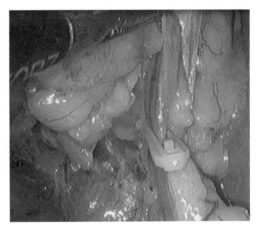

图 4-6-8 离断胃短血管

第二步，脾动脉干区域淋巴结清扫，具体操作为助手右手将脾动脉表面已经分离的淋巴脂肪组织向上方提拉，超声刀从脾动脉主干往脾门方向，沿脾动脉表面的解剖间隙裸化脾动脉干至脾叶动脉的分支处，清扫脾动脉远侧端周围的脂肪淋巴组织，此时，常常会遇到由脾动脉发出的胃后血管，助手夹住胃后血管向上方牵引，超声刀紧贴脾动脉主干分离胃后血管周围的脂肪淋巴结组织，于其根部上血管夹离断，完成 No.11d 淋巴

结的清扫。

第三步，脾上极区域淋巴结清扫，具体操作为助手轻轻地提起胃脾韧带内脾血管分支表面的脂肪淋巴组织，超声刀非功能面紧贴着脾动脉及脾静脉表面的解剖间隙，小心、细致地钝、锐性交替分离，将脾上极区域各血管分支完全裸化。此时，常有 1~3 支胃短动脉由脾叶动脉发出，走行在胃脾韧带内。助手应夹住胃短血管向上方牵引，超声刀紧贴胃冠血管根细致地解剖其周围脂肪淋巴组织，于根部上血管夹子后以离断。通常位于脾上极的最后一支的胃短血管短，使胃底紧贴脾门，若牵拉不当易被撕裂出血。此时，助手应往右上方适当牵拉胃底充分暴露该支血管，主刀仔细分离其周围的脂肪结缔组织后于根部上血管夹子并离断当胰尾位于脾下极并与脾门具有一定距离时，可以行脾门后方淋巴结清扫，助手左手以无损伤抓钳向腹侧提起脾叶血管，右手提起脾门后方的脂肪淋巴组织，主刀左手下压 Gerota 筋膜（肾周筋膜），超声刀沿 Gerota 筋膜表面分离脾门后方脂肪淋巴组织，并于脾血管的下方将该处淋巴结完整清扫，此处应注意清扫时超声刀分离平面不要超过 Gerota 筋膜以免引起出血。在清扫 No.10 淋巴结过程中须注意脾叶动脉分支数的变异，操作时避免损伤引起出血。至此完成脾门区 No.10、No.11d 淋巴结清扫（图 4-6-9）。

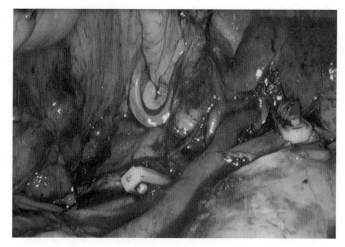

图 4-6-9　显露脾动静脉，清扫脾门淋巴结

【参考文献】

黄昌明.腹腔镜胃癌根治术淋巴结清扫技巧［M］.北京：人民卫生出版社，2011.

第七节 腹腔镜根治性（扩大）右半结肠切除术

一、手术适应证

适用于治疗阑尾、盲肠、升结肠及结肠肝曲癌。

二、手术禁忌证

（1）肿瘤直径大于 6cm 和 / 或周围组织广泛浸润。

（2）右半结肠癌的急诊手术（如急性肠梗阻、穿孔等）。

（3）腹腔严重粘连。

（4）重度肥胖。

（5）全身情况不良，纠正困难，有心脏、肺、肝、肾等基础疾病无法耐受手术者。

三、术前准备

（1）肠道准备：术前 1 天流质饮食，术前 1 天口服泻药。

（2）纠正低蛋白血症和贫血：纠正后血红蛋白大于 90.0g/L、血白蛋白大于 30.0g/L，术前 1 周内可加用肠外营养。

（3）留置胃管与气囊导尿管，术前半小时经静脉给予 1 个剂量抗生素预防感染。

四、麻醉

气管插管全身麻醉、硬膜外麻醉加气管插管全身麻醉。

五、体位

患者仰卧位、分腿位，双上肢内收（以便主刀及助手站位）。手术开始后体位调整至头低足高并右高左低。术者位于患者左侧，持镜手位于患者两腿之间，助手位于患者右侧，器械护士位于患者左侧紧邻术者。

六、套管放置

采用五孔法，如图 4-7-1。脐下 5cm 放置直径 10~12mm 套管，作为观察孔；左侧肋缘下 3cm 锁骨中线处置入 12mm 套管为术者主操作孔，左侧髂前上棘与脐连线中外 1/3 处置入 5mm 套管为术者副操作孔，右侧对称点分别置入 5mm 套管为助手操作孔。根据肿瘤大小取上腹部正中切口作为标本取出口。

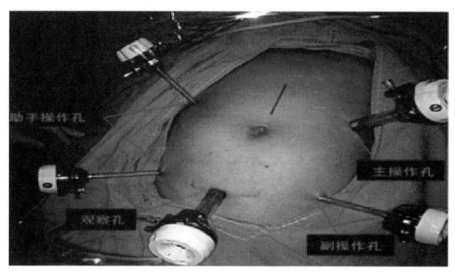

图 4-7-1　操作孔位置

七、手术步骤

手术范围如图 4-7-2、图 4-7-3。

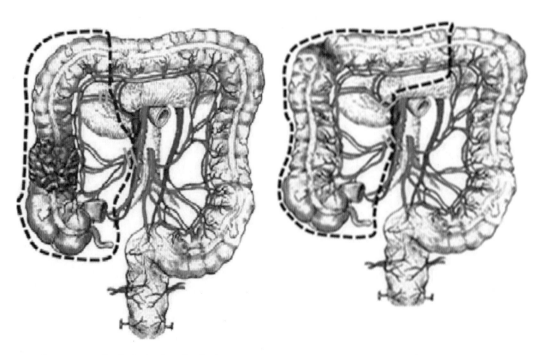

图 4-7-2　标准右半结肠切除范围　　　　图 4-7-3　扩大右半结肠切除术范围

■ 1.右半结肠内侧游离

切开回结肠血管蒂下缘系膜进入层面：头低足高并左倾体位，将小肠移至左上腹部、大网膜翻向上腹部肝胃之间，充分暴露术野。助手右手抓钳向右尾侧并腹侧牵拉回结肠血管蒂，使其被覆的结肠系膜张紧，主刀右手持超声刀切开回结肠血管蒂下缘的结肠系膜。由此进入右结肠系膜和右侧肾前筋膜间的融合筋膜间隙（Toldt间隙），在此间隙间向头侧扩展至十二指肠水平段，向右扩展至生殖血管外侧，向左扩展至肠系膜上静脉，注意保持右半结肠系膜及肾前筋膜光滑完整，避免十二指肠、下腔静脉、右侧输尿管、生殖血管损伤。

找准入路、进入正确的解剖层面是关键。手术的起始是在回结肠血管蒂下缘，并以肠系膜上静脉作为指引。明确辨认肠系膜上静脉和回结肠血管蒂。剪开结肠系膜后尽可能扩展Toldt间隙，以便从系膜背侧辨认及控制回结肠血管，避免在处理回结肠血管时损伤十二指肠或肠系膜上静脉。助手左手持肠钳抓住结肠中血管蒂中部系膜，向头侧并腹侧牵拉，此操作既可以将横结肠挡开方便视野暴露，又可以同时将肠系膜上静脉及结肠中血管牵直，方便主刀肠系膜上静脉前方的游离和整个系膜内侧游离（图4-7-4）。

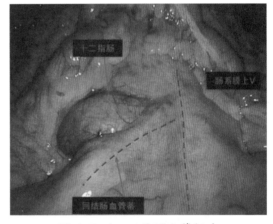

图4-7-4　回结肠血管标志

■ 2.处理回结肠血管并清扫淋巴结

拉紧回结肠血管蒂，通过回结肠系膜背侧指引，紧贴肠系膜上静脉右侧用超声刀剪开前方系膜，解剖暴露回结肠静脉，清扫其根部淋巴结，于汇入肠系膜上静脉处夹闭、切断。仔细辨认回结肠动脉后裸化回结肠动脉，清扫其根部淋巴结，于根部夹闭、切断。

显露肠系膜上静脉时主刀左手用分离钳撑开血管鞘，右手超声刀非工作刀头插入血管鞘内由下而上逐步剪开，注意避免工作刀头接触血管造成静脉破裂及术后静脉血栓或血管瘤形成。在游离回结肠血管根部汇入肠系膜上静脉处时，助手牵拉血管蒂系膜张力要适中，避免撕裂（图4-7-5）。

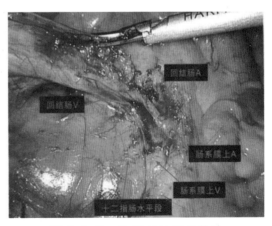

图4-7-5　处理回结肠动静脉

3. 继续扩展右结肠后间隙

继续向头侧在 Toldt 间隙中游离，尽量展开层面，内侧至肠系膜上静脉右侧，外侧至升结肠及肝曲后方，向上可逐渐暴露十二指肠降段、胰腺钩突和胰头。因为右结肠血管在结肠系膜后方更易发现，故可以按照后方指引前方的顺序。另外，以胰腺和肠系膜上静脉为解剖标志也可定位右结肠血管和胃结肠静脉干。前方由尾侧向头侧继续裸化肠系膜上静脉右侧及表面。

4. 处理右结肠血管并清扫淋巴结

右结肠动脉解剖变异较大，以肠系膜上静脉为解剖标志，以肠系膜上静脉作为参照，向头侧追踪可帮助定位，于根部离断右结肠动脉。胃结肠静脉干位于胰头前方，汇入肠系膜上静脉，沿胃结肠静脉干向右上可发现各属支，于此处离断右结肠静脉，注意保护胰十二指肠上前静脉。腹腔镜下正确定位胃结肠干是操作重点。助手抓钳牵拉肠系膜力量要适当，避免胃结肠静脉干、肠系膜上静脉的撕脱损伤（图4-7-6）。

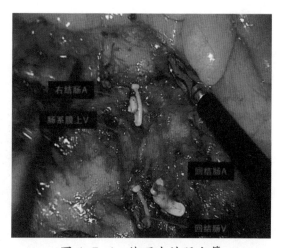

图 4-7-6　处理右结肠血管

5. 处理中结肠血管并清扫淋巴结

张紧中结肠血管，以胰颈及肠系膜上静脉为标志，于根部解剖中结肠血管。根治性扩大右半结肠切除由根部切断结肠中血管，并清扫周围淋巴结。标准右半结肠切除，保留结直肠中动脉左支，从根部离断右支并清扫周围淋巴结。后沿胰腺表面向两侧离断横结肠系膜根部，进入小网膜囊，可见胃壁。

关键技巧是张紧中结肠血管蒂，使其游离、容易控制。再以肠系膜上静脉及胰颈下缘为标志，逐步显露中结肠血管根部，首先显露的是中结肠动脉，而其静脉在

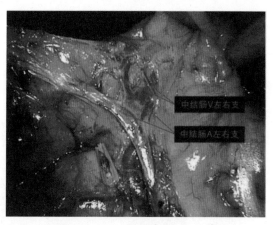

图 4-7-7　处理中结肠血管

头侧伴行，易损伤出血，采用鞘内游离动脉可有效避免静脉损伤出血（图4-7-7）。

6. 处理胃网膜右动静脉并清扫幽门下淋巴结

（1）行扩大右半结肠切除时，需解剖离断胃网膜右动静脉。静脉多与右结肠静脉

及胰十二指肠上前静脉汇成胃结肠干，分离开结肠系膜与胃系膜之间的融合间隙后，暴露胃网膜右静脉，根部离断。由胰头下缘过渡到胰头表面，向右前方可解剖出胃网膜右动脉，于根部离断，同时清扫周围淋巴结。

　　动脉根部多位于静脉右上方的胰头上缘处。此时要注意辨认胰腺，认准胰前间隙，避免切入胰腺组织内引起出血或胰瘘。助手左右手在胃网膜血管两侧牵拉横结肠系膜，张紧胃网膜血管，方便辨认胰腺层次及进行血管根部游离（图4-7-8）。

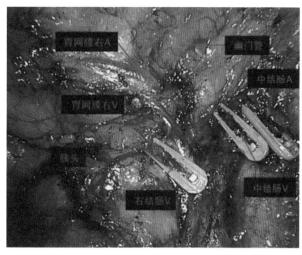

图 4-7-8　胃网膜右动静脉

　　寻找小肠系膜根部，切开小肠系膜。向左上腹游离小肠系膜至十二指肠下缘。游离升结肠侧腹膜直至肝曲，使其与前述右结肠后间隙完全贯通。走在正确的解剖层面，做到全系膜切除。持续保持各间隙间的良好张力，使游离快速、准确。用力适中，找准 Toldt 间隙融合线，保持各筋膜的光滑完整，避免破坏肾前筋膜而损伤输尿管、肾脏及生殖血管等。

　　（2）标准右半结肠根治性切除术，于胃大弯侧中点胃网膜血管弓外无血管区剪开胃结肠韧带，进入小网膜囊。向右侧继续切断胃结肠韧带，注意保护胃网膜右血管。于横结肠中段处剪开横结肠系膜，可见横结肠后间隙和右结肠后间隙在胰腺前方处贯通。

　　（3）行扩大右半结肠根治性切除术，则紧贴胃大弯在胃网膜血管弓内切开胃结肠韧带，同样进入小网膜囊。清除幽门下淋巴结。然后向下翻转横结肠，继续向右侧延长切口直至离断肝结肠韧带，与外侧切口会师。

■　7. 标本取出、肿瘤切除、肠管吻合

　　取上腹部正中长约 5cm 切口。保护腹壁切口全层，在抓钳的引导下先取出回盲部肠管，后逐渐将升结肠、肝曲、横结肠及网膜取出。切除范围为横结肠距肿瘤 10cm 以上肠段及回肠末端 10cm 处。根据术者习惯行肠管端端、端侧或侧侧吻合，浆肌层间断缝合加固吻合口。检查有无活动性出血及肠管血运情况，间断缝合关闭结肠和小肠系膜缺损处，将肠管送回腹腔，温生理盐水或蒸馏水冲洗腹腔并吸净，安置盆底和吻合口旁引流管。

【参考文献】

[1]康向朋，刘忠臣.浅谈中德右半结肠癌CME手术的统一和差异[J].中华结直肠疾病电子杂志，2014，（4）：248-252.

[2]严俊，应敏刚，周东，等.腹腔镜右半结肠切除中间入路与侧方入路的前瞻性随机对照研究[J].中华胃肠外科杂志，2010，13（6）：403-405.

[3]张森，冯波.完整结肠系膜切除术在结肠癌中的应用[J].外科理论与实践，2016，（01）：83—86.

[4]赵丽瑛，张策，李国新.胃结肠静脉干解剖学研究的系统评价及其临床意义[J].中国实用外科杂志，2012，32（09）：753-757.

[5]郑波波，何显力，王楠，等.改良中间入路与传统中间入路在腹腔镜右半结肠切除术中的比较研究[J].中华胃肠外科杂志，2015，18（8）：812—816.

[6]邹瞭南.照文俊，李洪明，等.尾侧入路腹腔镜右半结肠癌根治术疗效分析[J].中华胃肠外科杂志，2015，8(11):1124—1127.

[7]Alsabilah J, Kim WR, Kim NK. Vascular structures of the right colon: incidence and variations with their clinical implications [J]. Scand J Surg, 2017, 106（2）:107-115.

[8]Culligan K, Walsh S, Dunne C, et al. The mesocolon: a histological and electron microscopic characterization of the mesenteric attachment of the colon prior to and ufter surgical mobilization [J]. Ann Surg, 2014，260（6）：1048-1056.

第八节　腹腔镜根治性低位（超低位）直肠前切除术

一、手术适应证

中低位直肠癌（距肛缘12cm以内的直肠癌）适合行全直肠系膜切除术（total mesorectal excision，TME）。

二、手术禁忌证

（1）距肛缘12cm以内的直肠癌已侵犯直肠系膜以外脏器与盆壁者。

（2）全身情况差，伴发其他严重疾病，无法耐受全身麻醉者。

三、术前准备

（1）肠道准备：术前1天流质饮食，术前1天口服泻药；术晨大便未排净者，加用清洁洗肠。

（2）纠正低蛋白血症和贫血：纠正后血红蛋白大于90.0g/L、血白蛋白大于30.0g/L，术前1周内可加用肠外营养。

（3）留置胃管与气囊导尿管，术前半小时经静脉给予1个剂量抗生素预防感染。

四、麻醉

气管插管全身麻醉、硬膜外麻醉加气管插管全身麻醉。

五、体位

截石位，两髋关节微屈，外展45°，膝关节屈30°，双下肢高度低于腹部，臀部垫高，右上肢内收（以便主刀手术），左上肢据需要内收或外展，手术开始后收体位调整至头低脚高30°。

六、套管放置

（一）术者站位

如图4-8-1。

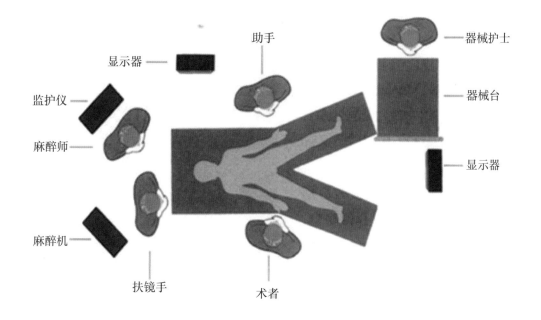

图4-8-1　术者站位

（二）套管放置

如图 4-8-2，即在脐上缘放置直径 10mm 套管作为观察孔。腹腔镜直视下，右下腹（右髂前上棘内 2 横指）置 12mm 套管为主操作孔，右锁骨中线平脐点置 5mm 套管作为辅助操作孔，在左髂前上棘与脐连线中点置入 10mm 套管为助手主操作孔，耻骨联合上 2 横指置入 5mm 套管作为助手辅助操作孔，后期切开扩大为 5~6cm 作为标本取出口，也可经拟行肠造口的位置取出标体。

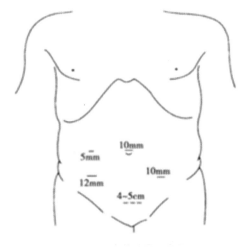

图 4-8-2　套管放置位置

七、手术范围

如图 4-8-3。

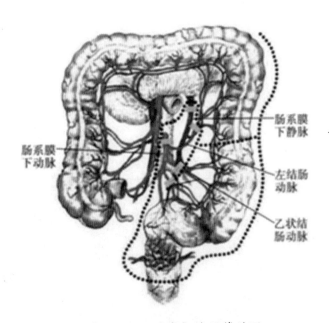

图 4-8-3　手术切除肠管范围

八、手术步骤

（一）手术入路

■ 1.经中央入路切开右侧直肠旁沟

助手在骶骨岬水平抓紧直肠向上提拉，另一手将直肠系膜提向头侧，主刀辅助钳抓住右直肠旁沟外的腹膜，使拟切开的直肠系膜保持好的张力，从下向上切开至小肠系膜根，即可见一水平疏松的左 Toldt 间隙（图 4-8-4）。

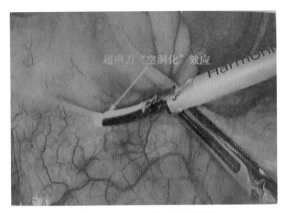

图 4-8-4　切开直肠系膜

2. 左 Toldt 间隙的分离

该间隙应仔细分离，避免进入肠系膜下神经丛、左输尿管与左生殖血管后方从而损伤神经与输尿管，从中央向左分离达左结肠旁沟，从下向上达肠系膜下动脉根部（IMA）。

3. 肠系膜下神经丛的显露与离断 IMA

在髂总动脉夹角处，即可见上腹下神经丛，沿其表面自下而上分离达 IMA 根部，即为肠系膜下神经丛，在其包绕该动脉远端骨骼化分离 IMA 并切断（图 4-8-5）。

4. 继续分离左侧 Toldt 间隙

为便于结肠系膜剪裁，继续向脾区方向分离左 Toldt 间隙，内达十二指肠空肠曲，显露肠系膜下静脉（IMV），上近胰腺下缘，外达左结肠旁沟（图 4-8-6）。

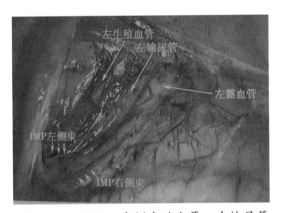

图 4-8-5　IMP、左侧生殖血管、左输尿管分布

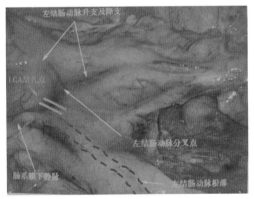

图 4-8-6　IMV、LCA 升降支、十二指肠关系

（二）乙状结肠系膜剪裁

主刀左手钳抓已切断的 IMA 根部，助手抓住乙状结肠系膜使其呈扇形展开，辨认乙状结肠血管与 IMA 之间的三角区，由此分离乙状结肠血管并切断，沿乙状结肠与降结肠边缘动脉内侧切开系膜，至十二指肠空肠曲下方游离 IMV 并予切断，继续向内分离至左结肠血管根部并切断，以便结肠能拉至盆底行无张力吻合。如乙状结肠较长，可在 IMV 收纳左结肠静脉的远端切断。

■ 1. 直肠后间隙显露

助手抓住已切断的肠系膜下血管及系膜并向头侧牵拉，另器械将直肠系膜挡向肛侧，主刀左手钳夹持小纱布将骶前组织推向头侧，则可清晰见到骶岬下方疏松的直肠后间隙，沿此间隙向下锐性分离。

■ 2. 上腹下神经丛显露

从 IMA 根部的肠系膜下神经丛行走至骶岬水平，可见灰白色的上腹下神经丛，该神经丛在骶岬下方 1~2cm，分为左右腹下神经，要使直肠后间隙清晰显露才能正确辨认，紧贴直肠系膜锐性分离以免损伤该神经。

■ 3. 骶前隧道式分离

（1）分离标志：两侧直肠系膜边缘，双侧腹下神经及盆神经的投影线，即在两侧直肠旁沟，腹膜返折部为直肠系膜上缘。

（2）骶前分离原则：在骶岬下方找到直肠后间隙，向两侧直肠旁沟方向锐性分离，找到并保护腹下神经，再切开腹膜返折汇合处。

（3）切开直肠骶骨筋膜：当到达腹膜返折下对应的直肠后间隙时，疏松间隙消失，推动有阻力时即是该筋膜。切断直肠骶骨筋膜后，会发现重新进入一疏松间隙即肛提肌上间隙，就可清晰见到蔓状的骶前静脉丛（图 4-8-7）。

■ 4. 直肠侧方间隙分离

当未清晰显示直肠侧方的 Holy 界面时盲目切割分离，偏内易进入直肠系膜内，偏外则损伤盆神经，故要抓紧直肠拉向头侧，主刀与助手在直肠侧壁与盆壁之间向相反方向推挡形成对抗牵引，即可清晰显示透亮灰白的 Holy 界面。当腹下神经显露，并始终以此对准精囊腺尾部为方向逐步切割，达精囊腺尾部时弧形内拐，避免从外侧切开而损伤神经（图 4-8-8）。

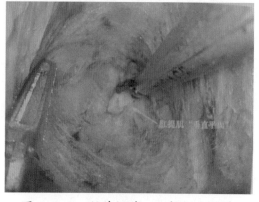

图 4-8-7 骶前间隙、肛提肌上间隙

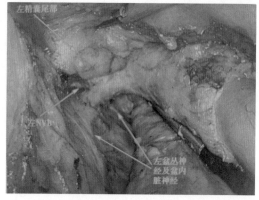

图 4-8-8 左侧盆丛、盆内脏神经与精囊腺

5. 直肠前间隙的分离

要保持腹膜返折切开线上下方组织的张力，在腹膜返折线上 0.5cm 处弧形切开。走在正常的界面，就可见疏松间隙及其下光滑灰白的邓氏筋膜（Denonvilliers 筋膜），未见脂肪显露，沿邓氏筋膜表面从中央向两侧切割，并将两侧精囊腺完全显露并保护。女性的直肠前间隙分离较难，需助手提紧阴道后壁，主刀抓紧已切开的腹膜返折部，反向牵拉，可使直肠前间隙清晰显露，便于分离。

6. 直肠的末端系膜分离

（1）当直肠前间隙分离达前列腺上缘时横断邓氏筋膜；否则继续向下分离易至大出血，止血过程易损伤支配精囊的神经，在该筋膜下间隙向下分离可使直肠末端延长 1~2cm，达到肛提肌裂孔上缘，这对超低位直肠前切除尤其重要。

（2）直肠后方及两侧方一定要分离到肛提肌裂孔边缘，其标志为可见环形包绕直肠的耻骨直肠肌。

（3）特别要注意到在侧方直肠系膜尾部与肛提肌间有一疏松间隙，采用钝性分离方式沿直肠系膜表面向外推可见火柴杆状粗细盆神经进入精囊腺后下方，在此若盲目烧灼极易损伤该神经。

7. 直肠切断与吻合

（1）直肠裸化：首先通过肛检或肛门镜确定癌肿下缘，腹腔内肠管上一钛夹标志，剪一 3.0cm 长丝线测量钛夹至拟切断的直肠下缘是否达 3cm，不足则向下继续分离，可达括约肌间隙，沿直肠壁仔细用吸引器与超声刀交替分离直肠系膜，注意避免损伤或穿透肠壁。

（2）直肠闭合：先予扩肛至可容 5 个指尖通过，再予 250ml 稀碘伏冲洗直肠至流出清水为止；通过 12mm 主操作孔将 45mm 可转头的切割闭合缝合器将肿瘤远端闭合切断，两断端碘伏纱条擦拭。

（3）标本取出：通常在耻骨上两横指处取一长约 5cm 切口，逐层切开进腹，注意避免损伤膀胱，置入切口保护套，将直肠远端拖出，在肿瘤近端 15cm 处切断乙状结肠，置入抵钉座，消毒后放入腹腔，冲洗切口与腹腔，用巾钳将切口夹闭，重新建立气腹。

（4）直肠吻合：经肛门置入管型吻合器，行端端吻合术，过程中避免近端肠管扭转。吻合完成之后，需检查肠管的张力，如张力过大，需进一步游离结肠脾曲以松解肠管。必要时行注水充气实验观察是否有吻合口瘘。

（5）预防性肠造口：指征为高龄患者、营养状态差、伴发全身疾病（如糖尿病）、术前行新辅助放化疗、老年妇女、且吻合口距肛缘 < 4cm 者，多选择回肠末端造口。

（6）盆腔引流与肛管引流：常规经左下腹操作孔置入引流管或双套管进入盆腔，也可经肛门放置肛管至吻合口上方。

【参考文献】

[1] 池畔，李国新，杜晓辉.腹腔镜结直肠手术学 [M].北京：人民卫生出版社，2013.

[2] 李国新，赵丽瑛.腹腔镜结直肠癌根治术的解剖学概要 [J].中国实用外科杂志，2011,31（09）：844-848.

[3] 池畔.腹腔镜辅助根治性右半结肠切除术式及其评价 [J].外科理论与实践，2006，11（5):377-399.

[4] Hasegawa S, Kawamura J, Nagayama S, et al. Medially ap-proached radical lymph node dissection along the surgical trunk for advanced right-sided colon cancers. Surg Endosc,2007,21:1657.

[5] 潘凯.腹腔镜胃肠外科手术学 [M].北京：人民卫生出版社，2009.

第九节　腹腔镜根治性左半结肠切除术

一、手术适应证与禁忌证

适用于结肠脾曲、降结肠癌。

二、麻醉、体位、戳卡位置及手术站位

（1）术前准备和麻醉：与普通开腹手术相同。

（2）体位采用平卧分腿位，右上肢内收，左上肢可内收或外展，在进行降结肠下段和乙状结肠操作时可采用头低脚高 30° 角位置，同时适当向右侧倾斜 15° 角左右。在进行脾曲和横结肠的处理时可采用头高脚低位 30° 角位置，同时适当向右侧倾斜 15° 角左右。

（3）穿刺器套管位置：采用 5 孔法（图 4-9-1）。

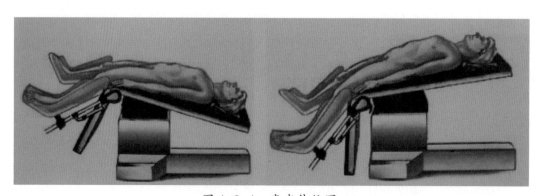

图 4-9-1　患者体位图

三、手术具体步骤及要点

（一）肿瘤定位问题

较早期的肿瘤部位的确定比较困难，常用方式有：①术中肠镜定位，定位准确，但因此出现的肠胀气影响后续手术操作，通过内镜操作者和腹腔镜医师配合可有效避免该问题。②术前肠镜检查时，在肿瘤位置予金属夹标记后拍 X 片或 CT 定位，但有金属夹脱落的风险。另外可在术前 1 天进行内镜下使用亚甲蓝或纳米碳标记。

（二）腹腔探查

内容：腹腔肠管表面、大网膜、肝脏，腹壁侧、膈肌和盆腔表面、女性的卵巢和小肠系膜，探查全结肠及肿瘤位置。

（三）手术具体步骤及要点

■ 1. 中间入路

首先助手左手钳夹直肠上段提向腹侧，主刀用超声刀切开乙状结肠右侧系膜，从骶岬部逐步沿着髂血管中央和腹主动脉表面向头侧延伸并在靠近肠系膜下动脉根部时转向左侧（图 4-9-2）。

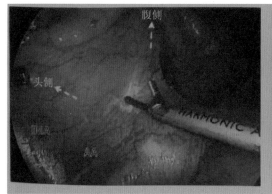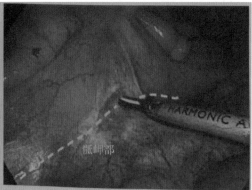

图 4-9-2　中央入路打开结肠系膜

■ 2. 左半结肠腹膜后 Toldt's 间隙的游离及拓展

在切开内侧乙状结肠系膜之后，主刀剥离上提乙状结肠系膜同时用超声刀沿着间隙做钝性剥离或锐性剥离，并继续向左侧及头尾侧拓展，可清晰地看到间隙下的左侧输尿管及生殖血管。尽可能向左外侧分离间隙至近左侧腹壁处（图 4-9-3、图4-9-4）。

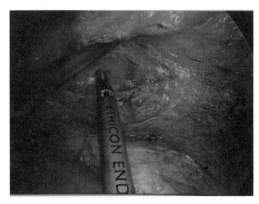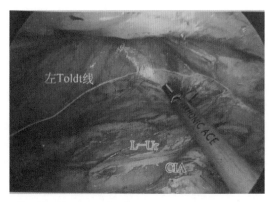

图 4-9-3、图 4-9-4   背侧拓展 Toldt 间隙

3. 裸化肠系膜下血管

在游离左侧腹膜后的 Toldt's 间隙后，助手将肠系膜下血管向腹侧及尾侧提拉。主刀左手用分离钳抓取肠系膜下动脉根部周围组织，右手用超声刀仔细分离肠系膜下动脉周围的淋巴结和脂肪组织，逐步向肠系膜下动脉远侧分离裸化血管，找到左结肠动脉及肠系膜下静脉。注意保护上腹下神经丛（图 4-9-5）。

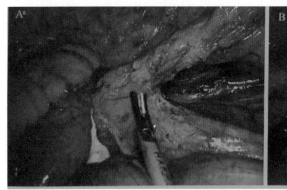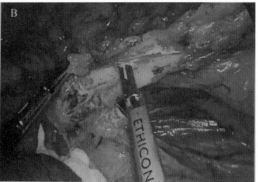

图 4-9-5   IMA、IMV、LCA 及上腹下神经丛

4. 分离切断左结肠动脉

肠系膜下动脉的第一个分支多为左结肠动脉，其次是乙状结肠的第一支，通常在旁开约 1cm 处可见蓝色的肠系膜下静脉。同时在静脉的内侧可以和之前分离的后腹膜 Toldt's 相通。确认左结肠动脉后，予以夹闭切断（图 4-9-6）。

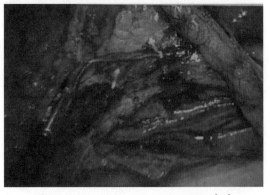

图 4-9-6   LCA、SA 及 IMV 关系

■ 5.动脉分支的保留与切端

根据肿瘤位置和切除肠管的范围决定保留与切断乙状结肠动脉的各分支。同时分离与肠系膜下动脉相伴行的肠系膜下静脉，并在拟行系膜裁剪处夹闭并切断肠系膜下静脉（图4-9-7、图4-9-8）。

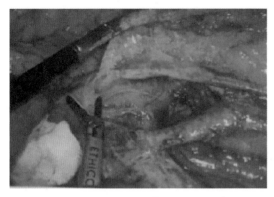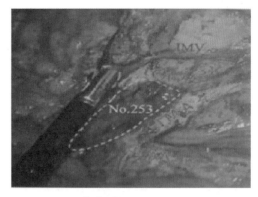

图 4-9-7、图 4-9-8　IMV、IMA 关系图

■ 6.肠系膜下静脉根部处理

沿肠系膜下动脉根部之外上侧继续向头侧和外侧扩大 Toldt's 间隙，向头侧沿空肠起始部外侧游离直至肠系膜下静脉起始部并游离、切断（图4-9-9）。

■ 7.肾脂肪囊周围的 Toldt's 间隙的分离

在切断肠系膜下静脉之后，调整患者体位处于头高脚低右侧倾斜位，提拉降结肠系膜，沿着 Toldt's 间隙向头侧、外侧游离，将左肾前脂肪囊暴露，直达胰腺体部下缘。同时向外侧游离降结肠外侧的结肠旁沟。（图4-9-10）

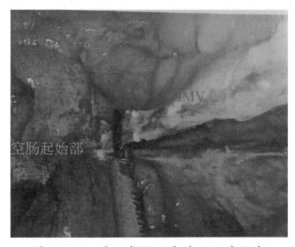

图 4-9-9　十二指肠下方的IMV 起始部

■ 8.显露胰腺组织

在找到胰腺组织后，沿背侧下缘分离第3、4层大网膜在胰腺的附着点，并沿表面向胰尾部拓展游离，逐渐将横结肠、左半结肠系膜根部自胰腺表面游离。

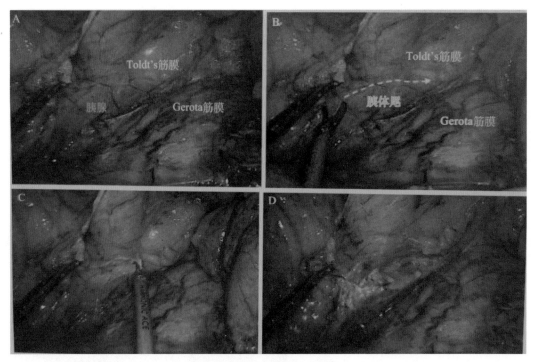

图 4-9-10　Toldt's 间隙

■ 9. 降结肠外侧

　　转向外侧，将降结肠和乙状结肠拉向右侧，张紧降结肠旁沟的侧腹膜，沿着旁沟的向头侧游离直至脾曲附近，找到隔结肠韧带并切断（图 4-9-11、图 4-9-12）。

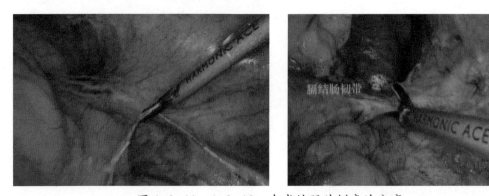

图 4-9-11、4-9-12　左半结肠外侧旁沟分离

■ 10. 大网膜的处理

　　患者采取头高脚低右侧倾斜位，扶镜手站在两腿之间。展开大网膜，找到胃大弯侧血管弓，于横结肠中部在血管弓外切开大网膜，逐步向脾下极区游离，仔细处理来自脾动脉的分支血管。下拉整个横结肠，显露横结肠系膜，根据吻合的需要，准备裁剪横结肠系膜。

11. 结肠系膜的裁剪

在整个游离完左半结肠及其系膜之后，改为平卧位，再次确认肿瘤远切缘，根据血管供应情况决定裁剪位置，按预定线裁剪结肠系膜逐渐向结肠壁靠近，注意保护好边缘血供，同时检查远侧乙状结肠游离度和血供。以便易于将左半结肠拖出切口外（图4-9-13、图4-9-14）。

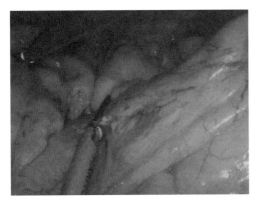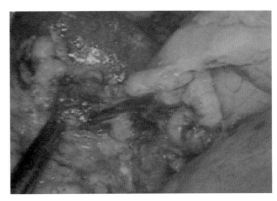

图 4-9-13、图 4-9-14   结肠系膜的裁剪

12. 腹壁切口

取上腹脐上约3cm处的腹部正中切口，长约5cm，将左半结肠及大网膜拖出切口外，保持动作轻柔，避免撕扯，保护好游离的血管、系膜及肠管。保证无瘤操作，进一步游离大网膜及系膜，根据"10+5"原则离断肿瘤段肠管，行端侧或侧侧吻合，可间断缝合吻合口等，仔细观察血供情况后放入腹腔内。

13. 再次检查腹腔

重新建立气腹后，检查术野是否有出血，生理盐水或蒸馏水冲洗术野，检查肠管有无扭转及吻合口血运情况。并于结肠外侧旁沟及盆腔分别放置一根引流管，经腹壁穿刺孔引出并固定。缝合关闭腹壁切口及各穿刺孔，手术完成。标本送病理检查。

【参考文献】

[1] 郑民华. 腹腔镜左半结肠癌根治术 [J]. 中国实用外科杂志, 2011, 31 (9): 858-960.

[2] Ichihara T, Takada M, Fukumoto S, et al. Lymphadenectomy along the middle colic artery in laparoscopic resection of transverse colon [J]. Hepatogastroenterology, 2004,51:455-456.

[3] 池畔, 李国新, 杜晓辉. 腹腔镜结直肠手术学 [M]. 北京: 人民卫生出版社, 2013.

第五章	泌尿外科腔镜手术

第一节　输尿管结石钬激光碎石

一、概述

输尿管结石一般是肾结石在排出过程中，暂时受阻在输尿管的狭窄处导致的。原发输尿管结石很少见。如输尿管结石没有排出，可能在停留部位逐渐长大。输尿管结石通常伴有明显的症状，如肾绞痛、血尿，输尿管结石还常造成梗阻和肾积水，这些都需要手术治疗。

二、手术适应证和禁忌证

（1）适应证：药物保守治疗或体外震波碎石治疗无效的所有输尿管结石，尤其是输尿管中、下段结石。

（2）禁忌证：①心肺功能差，不能耐受手术。②出凝血功能障碍。③输尿管狭窄。④泌尿道感染急性期。

三、术前准备

（1）明确诊断，通过病史、体检、影像学等各项检查，明确结石的大小、形态，掌握病人的输尿管走行特点、扭曲和狭窄部位，以减少并发症和失败的可能性。

（2）术前常规检查：血常规、凝血功能、肝肾功能、尿常规、尿培养、心电图、X线胸片、KUB或者泌尿系CT。

（3）术前谈话，术前需向病人及家属全面介绍操作的目的、过程、可能出现的问题以及对策。输尿管碎石失败可能要改体外冲击波碎石或开放性手术。

（4）控制感染，对已有泌尿系统感染者（尿常规异常、尿培养阳性），应根据细菌药物敏感试验结果，选择相应抗生素治疗，待尿培养转阴后再行手术。

（5）麻醉方式一般选择全身静脉麻醉，麻醉成功后将患者的双腿架起大约高30cm，两腿分开，分开的角度大约为90°。

四、手术操作步骤与技巧

（1）麻醉摆好体位后，常规消毒铺巾。

（2）使用输尿管镜由尿道进入膀胱，在斑马导丝引导下进入输尿管，达到输尿管结石部位（图5-1-1）。

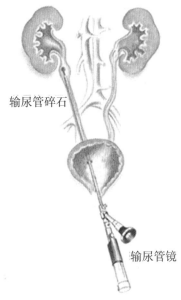

输尿管碎石

输尿管镜

图5-1-1　输尿管镜下碎石

（3）将激光由输尿管镜内置入，在电视监控直视下进行钬激光碎石，残余结石可置入套石篮取出，最后放置双J管。

（4）留置三腔导尿管接膀胱冲洗。

五、术后注意事项

（1）术后及时复查血常规、C反应蛋白、降钙素原以及关注尿液颜色。

（2）由于输尿管支架管靠近膀胱颈部及尿道，可能会引起不同程度的尿频、尿急、尿痛、尿不尽感。

（3）支架管与输尿管及膀胱摩擦，可能引起轻度血尿，尿色呈现类似西瓜汁或洗肉水的淡红色。所以，留置支架管期间，应避免剧烈、长时间活动。

（4）术后排尿时膀胱内尿液逆流入肾脏，可能引起不同程度腰痛，可通过增加排尿次数，排尿时尽量减少腹部用力，来减轻或缓解排尿时腰痛。

（5）存留支架管期间，如无出血、无疼痛，不必口服消炎药，多饮水即可。有部分患者发热血尿，可口服消炎药3~5天，但如果症状逐渐加重或体温高于38.5℃，及时就诊。

六、手术并发症防治

（1）输尿管穿孔：主要见于输尿管结石过大停留过久，导致严重的肾积水而继发输尿管迂曲成角的情况，由于反复入镜，使输尿管出血视野不清，容易刺穿输尿管壁。术中可有突破感，见到管腔外淡黄色脂肪和灰白色网样疏松组织即为穿孔表现。所以钬激光腔内碎石过程中，应减少窥镜的退让性，且动作需轻柔，一定要在直视下操作，可有效避免穿孔发生。

（2）输尿管管口损伤：输尿管下段结石嵌顿于壁间段导致管口水肿使导丝难以通过，无法上行引导，没有及时调整入镜角度，操作粗暴等易发生管口损伤，引起视野不清。术中应耐心寻找管口后再进入导丝，盲目插入导丝只会增加损伤，同时灌注压力不要太大，否则会导致黏膜水肿更明显，寻找管口更加困难。

（3）感染：钬激光碎石是一种介入性治疗方法，会有不同程度黏膜的损伤，同时为了保持术中视野清晰需高压水灌注，易导致肾小管、淋巴管、肾窦部的反流，使病原菌入血。再者此类病人有不同程度的尿路梗阻继发感染，结石本身也包裹病菌，这些都是诱发感染的高危因素。

第二节　经尿道膀胱肿瘤电切术

一、概述

膀胱肿瘤是泌尿系统常见的肿瘤之一，发病率在世界上占据恶性肿瘤的第10位，在男性中排第6位，死亡率排第9位，女性中排在第10位之后，死亡率居恶性肿瘤的第13位。90%以上为移行细胞癌，约5%为鳞状细胞癌、2%为腺癌，其余为非上皮性肿瘤，如横纹肌肉瘤等。75%~85%的膀胱肿瘤为原位癌（Tis）（10%）、Ta期（70%）及T1期（20%）肿瘤，统称为非肌层浸润性膀胱癌，15%~25%为肌层浸润性膀胱癌。非肌层浸润性膀胱癌治疗后易复发，Ta期患者3年内复发率50%~70%，约5%可发展为浸润性癌，而T1期3年内约有80%的患者复发，发展为浸润性癌的概率则高达50%。

目前普遍采用国际抗癌联盟（Union Internationale Contre le Cancer，UICC）在2017年发布的第8版TNM分期法。一般认为低于T2期的膀胱肿瘤采用经尿道电切，其治疗效果和预后均比较满意。若肿瘤侵犯深肌层，经尿道电切术后往往很快容易复发，预后较差，目前多主张行根治性膀胱切除术。

随着经尿道电切器械的不断改进和完善，TURBt已经成为治疗非浸润性膀胱肿瘤的"金标准"，它具有创伤小、术后恢复快，而且没有开放手术腹壁种植的危险等优点。对于非浸润性膀胱癌，尤其是中高危肿瘤，经尿道膀胱肿瘤电切术（TURBt）辅以术后膀胱灌注化疗，治愈率可达80%以上。如术后远期复发，若为单发分级仍在G2以下者，可考虑再次行 TURBt（reTURBt）。

二、适应证、禁忌证

（1）原则上对电切镜内能够达到的、低分期的膀胱肿瘤都适合采取 TURBt。低分期一般为临床分期为 Tis、Ta、T1 及局限的 T2a 期肿瘤。

（2）鳞癌、腺癌以及其他非上皮性恶性肿瘤不宜用经尿道电切治疗。

（3）膀胱内非上皮性肿瘤，如病检为良性，肿瘤单发且体积较小，也可采用经尿道电切，但应密切随访。

（4）若瘤体较大，估计术中出血较多，此时可先行选择性膀胱动脉栓塞，再行TURBt。

（5）中晚期膀胱肿瘤（T3 及以上），或一般情况较差，或合并有严重的内科疾病，或高龄患者，不能耐受膀胱部分切除或全切时，也可行经尿道电切。但该术式为姑息性手术，只是达到减少肿瘤出血、缓解病情的目的。

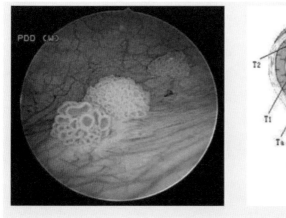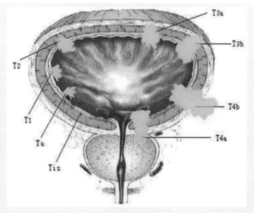

图 5-2-1 膀胱肿瘤分级

三、术前准备

（1）膀胱 CT 增强或 MRI 增强有助于了解膀胱肿瘤的大小、部位、数目、浸润膀胱壁的深度及是否侵犯邻近器官和有无盆腔淋巴结转移，以决定手术方式。必要时可行尿道膀胱镜检查及活检，了解肿瘤的大小、部位、多少、是否有蒂，以及与输尿管开口和膀胱出口的距离，活检了解肿瘤的分级和浸润的深度，初步判断肿瘤浸润深度及手术的难易程度。

（2）肺部 CT、肝肾 B 超和静脉尿路造影（VU）检查，了解有无远处转移和肾积水，并排除上尿路肿瘤。

四、麻醉和体位

一般选用气管内插管全身麻醉、硬膜外阻滞或蛛网膜下腔阻滞。体位采取截石位，两下肢要尽量分开并妥善固定，便于术者操作。

五、手术操作步骤和技巧

电切开始前应先观察膀胱的全貌，了解肿瘤位置、大小、数目，与输尿管口和膀胱颈的相对位置关系。膀胱肿瘤位于膀胱的不同部位，手术方法也不同。

膀胱肿瘤电切的基本操作方法可分为顺行切除法、逆行切除法、垂直切除法及弧形切除法。

顺行切除法：先将电切环伸出，将肿瘤置于电切环与镜鞘之间，踩动切割电流开关，同时将电切环收回镜鞘进行切除。如瘤体较小、有蒂、基底较窄，则采用顺行切除法，直接用电切环将其切除，范围应包括肿瘤全部及肿瘤基底部的肌肉层，切除后再将基底部予以电灼止血。

逆行切除法：将电切环抵住肿瘤侧，切割时向远侧推切肿瘤及组织，此法不容易把握切割深度，可能造成切除过深，甚至膀胱穿孔。

垂直电切法：主要用于顶壁肿瘤的切除。依靠电切镜上下或左右摆动切除肿瘤。注意控制摆动的范围和幅度，防止膀胱穿孔。也可用于低平、蒂粗、宽基底的肿瘤。

弧形切除法：即在顺行切除的基础上加摆动电切镜进行切除的方法，适合于有弧度的膀胱壁上肿瘤切除。

膀胱肿瘤电切时需持续液体灌注，膀胱形态不断改变，手术难度会增加，若灌注过快，膀胱壁过薄，会增加膀胱穿孔的概率。应使膀胱内压保持在较低水平，以膀胱黏膜刚刚展开为佳。

膀胱肿瘤电切是指用电切环将肿瘤连同其基底部一起切除，包括其周边1~2cm范围的正常膀胱组织在内，深度应达到深肌层，甚至切除全部肌层。

膀胱肿瘤电切方法，因肿瘤的部位、大小、基底部宽窄、有无蒂而不同。

膀胱前壁肿瘤电切时可用手压迫耻骨联合上方使膀胱壁下移便于切除。顶部肿瘤电切时对于侵犯输尿管口的膀胱肿瘤，可用电切环以单纯切割电流连同输尿管开口一并切除，切除长度不应超过输尿管壁内段长度的1/3，切割不宜太深并保留输尿管壁以防止术后发生尿液反流及引起输尿管口狭窄。对于直径小于2cm的膀胱肿瘤，可直接切除瘤体和蒂部，深达肌纤维即可。而对于直径大于2cm的肿瘤，基底不易显露，电切时先从肿瘤顶部依次切除，然后再切除基底部，直到深肌层。如肿瘤较大，基底较宽，估计肿瘤血供比较丰富，先切瘤体表面可能引起出血较多，导致视野模糊影响手术操作，此时可先切除瘤体边缘基底部，阻断肿瘤血供，再从瘤体顶部逐渐切除至基底部。对于瘤体较粗或广基者，可在切除瘤体根部后行基部活检，以确定有无深肌层浸润性病变。对于多发性膀胱肿瘤，切割时应遵循先远后近、先小后大、先易后难的原则。先切远处穹隆部探及困难的肿瘤，再切前壁或颈部肿瘤，最后是侧壁及三角区，因为侧壁肿瘤切除时可能引起闭孔反射导致膀胱穿孔。先切除大肿瘤，可能因出血过多、手术时间过长而影响或遗漏其他部位肿瘤切除。多发性高分化浅表性膀胱移行细胞癌一次难以全切除，可分次实行 TURBT，视首次切割的深浅、范围而定（图 5-2-2~ 图 5-2-4）。

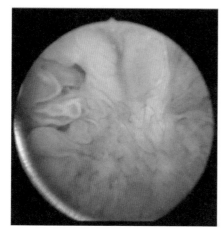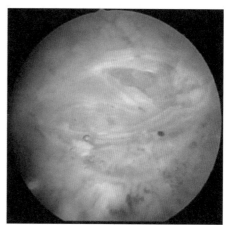

图 5-2-2　电切至深肌层

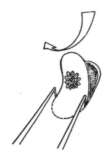

图 5-2-3　经尿道
电切小乳头状瘤

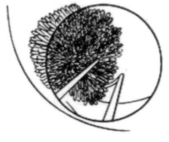

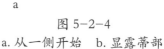

图 5-2-4
a. 从一侧开始　b. 显露蒂部

六、并发症的预防与处理

（一）出血

单发小肿瘤因肿瘤浅表，血供不丰富，手术时间短，止血容易。大肿瘤血供丰富，切除时可能出血较多，甚至动脉出血，出血量大，视野模糊，血管断端回缩，止血不准确，可加大膀胱灌注，调节电切镜位置，直视下止血，先凝固出血多的大血管或动脉出血，以获得清晰视野再处理小出血点，或尽快将肿瘤切除至基底部再止血。需要注意的是，过度电凝会形成大面积焦痂，术后可能因焦痂脱落导致血尿。对于大的宽基底肿瘤，术前预计出血量大，可先行介入下栓塞止血。

多发膀胱肿瘤电切时，应切一处后即彻底止血，然后再切另一处；如一处未彻底止血，就急于切除另一处，可导致多处创面出血使视野不清，反而延长手术时间。如闭孔神经反射引起切除过深或切破膀胱壁，损伤盆腔大血管，应立即实行开放手术止血。

（二）穿孔

电切过深是穿孔的主要原因。电切时膀胱灌注不能太快，以免膀胱过度充盈，膀胱壁变薄。闭孔神经反射是造成膀胱穿孔的另一个重要原因，主要是切割电流刺激闭孔神经引起股内肌收缩，下肢猛烈跳动，导致电切除膀胱穿孔，这种闭孔神经反射可由麻醉师静脉给琥珀胆碱完全消除。琥珀胆碱为短暂作用的、去极化的肌肉松弛药，能阻断肌肉神经交接处的神经冲动传导，局部封闭也能阻断闭孔神经反射。严重的膀胱穿孔发生率约为 0.1%。为预防膀胱穿孔，术者在术中应仔细辨认结构，一旦切除组织的底部见到脂肪组织时，提示已经穿孔，应立即停止这一区域的电切。

膀胱穿孔可分为腹膜内穿孔与腹膜外穿孔两种类型。

腹膜内穿孔多发生在顶壁肿瘤电切时。如穿孔小，确认无肠道损伤，肿瘤已切除，可立即停止手术，放置口径粗的导尿管，充分引流，一般可自行愈合。如电切镜见到肠管，应立即停止手术，开腹冲洗并清除腹腔内液体，膀胱穿孔予缝合修补，检查肠道有无破裂。为防止肿瘤细胞种植，可以用抗癌药氮芥或丝裂霉素灌洗。如穿孔发生在开始或膀胱肿瘤尚未切除干净时，应同时将肿瘤予以切除。

腹膜外穿孔一般不需特殊处理，保持导尿管引流通畅即可。

为了防止膀胱穿孔，术中应注意：防止膀胱过度充盈；切除膀胱肿瘤时应按常规有序地进行操作，术中仔细止血，保持视野清晰；切除侧壁肿瘤时，可将电极板贴在对侧大腿上、调低电流强度，同侧闭孔神经封闭或采用全麻来避免闭孔神经发生反射。

（三）损伤输尿管开口

如肿瘤紧邻输尿管口，电切时肿瘤连同输尿管口一起切除，需避免电凝烧灼，防止瘢痕愈合，输尿管口狭窄，建议留置输尿管支架或输尿管导管。

七、术后处理

经尿道膀胱肿瘤电切术后，常规留置三腔导尿管引流膀胱。术后 24 小时内即刻灌注预防肿瘤复发。一般不需持续膀胱冲洗，导尿管在术后 5~7 天拔除。全身使用抗生素预防感染。酌情应用止血药。术中有膀胱穿孔的病人，膀胱引流的时间应适当延长，一般留置导尿 7~10 天。

第三节　后腹腔镜下肾囊肿去顶减压术

一、概述

　　单纯性肾囊肿是最常见的肾脏囊性疾病，可单侧单发或多发，也可双侧多发。单纯性肾囊肿在 18 岁以下人群发病率较稳定，为 0.1%~0.45%，平均发病率为 0.22%。成年人随着年龄增长发病率逐渐增加，40 岁时发病率为 20%，60 岁以后高达 50%。多数报道表明男性肾囊肿发病率高于女性。一般认为，对体积不大的囊肿，如直径 < 3cm 的无症状性肾囊肿，可随访观察，无需处理；对于直径 3~5cm 大小的肾囊肿可在 B 超引导下经皮穿刺注射硬化剂（如无水乙醇）治疗；而体积较大有压迫症状、穿刺可能损伤其他器官或穿刺治疗无效者，则可采用手术治疗。

二、手术适应证、禁忌证

（一）适应证

　　（1）直径 > 5cm 有症状的肾囊肿，是腹腔镜手术的最佳适应证。

　　（2）穿刺治疗无效或复发的肾囊肿，术中注意囊肿周围可能会有粘连。

　　（3）多发囊肿、多房囊肿、双肾囊肿。

　　多囊肾也可通过腹腔镜手术进行囊肿去顶减压治疗，但其对肾脏的保护作用如何尚待进一步研究证实。

（二）禁忌证

　　（1）合并严重出血性疾病、心肺功能不全不能耐受麻醉和手术者。

　　（2）有腹腔内感染或手术史为相对禁忌证，估计有腹腔内粘连者最好不要选择经腹腔途径。

三、术前准备

　　术前应进行 B 超、IVP、CT 等影像学检查，了解囊肿的位置、大小以及囊肿与肾血管周围肾组织的关系。术前肠道准备，留置尿管，手术当日进手术室前静脉内预防性使用抗生素，初学者最好留置胃管。

四、麻醉和体位

　　一般选择气管内插管全身麻醉。体位采用完全侧卧位。

五、手术操作步骤与技巧

（一）建立后腹腔

腋后线第十二肋缘下纵行切开皮肤 2.0cm 左右，以能伸入术者的示指为宜。长弯血管钳钝性分离肌层及腰背筋膜，伸入示指，自下向上、自后向前分离腹膜后腔，将腹膜向腹侧推开。将自制扩张球囊（8 号乳胶手套的中指套在肛管或 16F 导尿管上，用丝线扎紧手指套）放入腹膜后腔，充气 600~800ml，维持球囊扩张状态 3~5 分钟后排气拔除，在食指的引导下，当手指感知套管的尖部时，将套管朝向手指的左侧或右侧偏移，旋转加力后刺入。在腋中线髂嵴上放置 10mm 套管（放置腹腔镜用），在腋前线肋缘下放置第 2 个套管（左侧卧位时为 12mm，右侧卧位时为 5mm）。腋后线第十二肋缘下放置第 3 个套管（左侧卧位时为 5mm，右侧卧位时为 12mm），并缝合以防漏气（图 5-3-1~ 图 5-3-3）。

有些较瘦的患者，可直接用手指扩张法推开腹膜和游离腹膜外脂肪，无需用球囊进一步扩张，也能获得比较满意的腹膜后操作空间。

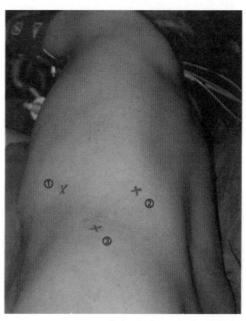

图 5-3-1　①腋前线肋缘下②腋后线肋缘下③腋中线髂嵴上

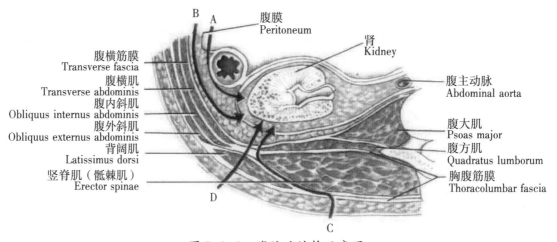

图 5-3-2　腹腔后结构示意图

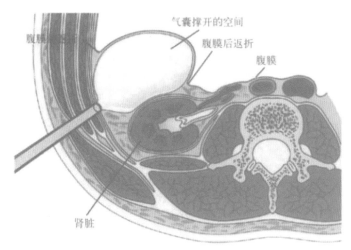

图 5-3-3　扩大腹膜后间隙

（二）显露肾囊肿

于腰大肌表面纵行打开肾周筋膜和肾
周脂肪囊至肾脏表面，根据 CT 提示囊肿
所在位置，沿肾实质表面钝性和锐性相结
合进行分离，暴露整个肾囊肿及部分周围
肾实质。在游离囊肿过程中尽量避免戳破
囊壁，有利于游离。但如果囊肿过大，也
可以先游离出一部分囊壁并切开，可见较
高压力之囊液喷出，用吸引器吸尽囊液，
再提起囊壁继续游离，直至暴露囊肿与周
围肾实质边界（图 5-3-4~ 图 5-3-6）。

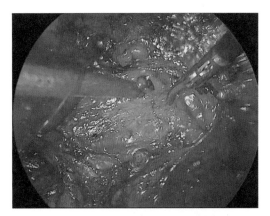

图 5-3-4　纵行打开肾周筋膜

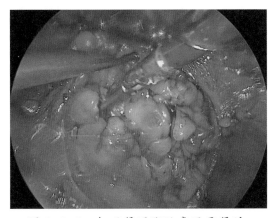

图 5-3-5　打开肾周脂肪囊显露肾脏

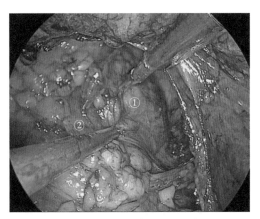

图 5-3-6　①肾囊肿②肾实质

（三）囊肿去顶

距肾实质边界约 0.5cm，环形切除囊肿壁，并用电凝钩电凝切缘止血。观察囊肿基底部有无异常，如有可疑病变，须行术中快速活检。将气腹压力降低至 3~5mmHg，确认切缘及术野无活动出血（图 5-3-7）。

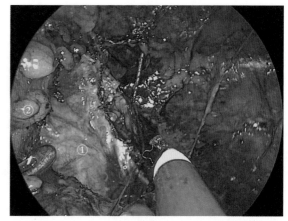

图 5-3-7　①肾囊肿腔及囊壁②肾实质

（四）取出切除之囊肿壁

将腹腔镜换经腋后线套管观察，经腋中线套管留置腹膜后引流管一根、退出套管。关闭皮肤切口。

六、注意事项

（1）肾蒂血管和集合系统常被肾盂旁囊肿挤压移位，术中有时较难辨认，分离时要特别小心谨慎，避免副损伤。切除囊壁过深或电凝深部囊壁会增加肾蒂血管或集合系统损伤的风险，因此建议切除外凸之囊肿壁即可。囊腔内可放置肾周脂肪等防止囊液聚集。

（2）多囊肾的囊肿去顶，通常要游离整个肾脏。尽量去除镜下可见囊肿。对深部可见的囊肿，也应尽可能切开减压。

七、术后处理

（1）经腹膜后途径术后 6 小时可开始正常进食，麻醉清醒后拔除导尿管。

（2）常规应用抗生素预防感染。

（3）如引流管无出血或其他不适即可下床活动。腹膜后引流管引流量 24 小时少于 10ml 时拔除，一般留置 1~2 天。

八、并发症预防及处理

（一）出血

肾盂旁囊肿或多囊肾在肾蒂附近的游离时要特别小心，避免盲目地分离，肾静脉小的属支出血，可以采用压迫止血。如果出血比较多，镜下不能进行修补时要果断中转开放手术止血。切除囊壁时，与肾实质边缘保持约 0.5cm 的距离，避免切除过多造成切缘肾实质出血，尽量避免电灼囊肿壁基底部，避免损伤肾实质内的较大血管。

（二）集合系统损伤

常发生于单纯肾囊肿去顶时对基底部囊肿壁过度的电凝；或在处理肾盂旁囊肿以及多囊肾时过度切除囊肿壁。术中如需对囊肿基底部活检，切勿取材太深，以免损伤集合系统；或造成出血电凝后集合系统损伤。如术中发现损伤，可用5-0可吸收外科缝线修补。如术后出现，需留置双J管和导尿管，保持膀胱低压引流通畅，常可愈合。

（三）邻近脏器损伤

邻近脏器损伤多由于镜下解剖不熟悉造成和/或操作不熟练引起，可损伤胸膜、十二指肠、胰尾、结肠、肝脏及脾脏等，常见于初学者。预防此类并发症的关键在于术者应提高警惕性。一旦发生，按外科相关原则处理。

（四）囊肿复发

囊肿复发多由于切除囊壁不够引起，也可能是多房囊肿或多发囊肿未完全治疗的残留物。术中充分显露和切除囊壁是防止复发的关键。同时注意与肾憩室鉴别，术前做好影像学检查，明确肾囊肿情况是必要的。

（五）术后肠麻痹肠胀气

其发生与手术时间长，腹腔神经丛受刺激有关，特别多见于双侧手术同时进行的患者，一般不需要做特殊处理，必要时可行胃肠减压治疗。

【参考文献】

[1] 那彦群, 李双利, 郭应禄, 等. 腹腔镜切除肾囊肿 [J]. 中华泌尿外科杂志, 1994, 15 (5): 342.

[2] 梅骅, 陈凌武, 高新. 泌尿外科手术学 [M]. 北京: 人民卫生出版社, 2008.

[3] Jay T. Bishoff, Louis R. Kavoussi. ATLAS OF LAPAROSCOPIC RETRORERITONEAL SURGERY [M]. 北京: 北京大学医学出版社, 2004.

[4] 黄健. 中国泌尿外科和男科疾病诊断治疗指南 [M]. 北京: 科学出版社, 2020.

第六章	胸科腔镜手术

第一节　胸腔镜下食管癌根治术

一、概述

食管癌已是全球范围内常见的恶性肿瘤之一，据 2020 年全球癌症统计，食管癌的新发病人数达 60.4 万，死亡人数达 54.4 万。中国是食管癌高发地区，虽然中国食管癌的发病率及死亡率均呈下降趋势，但依旧是威胁我国居民健康的主要恶性肿瘤。根据2015 年中国恶性肿瘤流行情况估计，我国食管癌新发病例 24.6 万，我国食管癌粗发病率 17.8/10 万，城市粗发病率为 12.6/10 万，农村粗发病率为 24.6/10 万；食管癌死亡病例 18.8 万，我国食管癌粗死亡率为 13.7/10 万，城市粗死亡率 10.0/10 万，农村粗死亡率 18.4/10 万，发病率及死亡率分别列全部恶性肿瘤的第 6 位和第 4 位。食管癌的发病有明显的地域差异，高发区主要集中在太行山脉附近区域（河南、河北、山西及山东泰安、济宁、菏泽），以及安徽、江苏苏北、四川南充、四川盐亭、广东汕头、福建闽南等地区。我国食管癌流行学典型特征为男性发病率高于女性，农村人口发病率高于城市人口。然而，自 2000 年开始，无论城市抑或农村，无论男性抑或女性，食管癌发病率均呈现下降趋势，其中女性发病率下降趋势尤其明显。我国食管癌主要的组织学类型为鳞状细胞癌为主，已知其发病与饮食生活习惯密切相关，包括烫食、热茶、饮酒、吸烟等，此外还包括食品霉变、炭烤或烟熏制备方式、饮用水、土壤成分或环境微生物菌群等因素。通过提倡健康生活方式，改变不良饮食习惯，有助于预防食管癌发生；针对高危人群开展早期筛查，有助于提高早期食管癌检出率。

二、手术适应证 禁忌证

（一）适应证

（1）临床经胃镜组织病理学确定为食管癌，病变局限，无远处转移。

（2）心肺功能可耐受手术及麻醉。

（二）禁忌证

（1）肿瘤晚期，出现远处转移或局部晚期手术切除困难。

（2）心肺功能差或合并无法耐受全麻手术的内科基础疾病。

三、术前准备

（1）术前行电子胃镜检查，并取活检组织送病理检查。

（2）胸部及全腹部增强 CT 扫描检查。

（3）术前行食管 X 线钡剂造影检查。

（4）术前选择性行超声胃镜检查了解病变深度和食管旁淋巴结肿大情况。

（5）根据情况做心肺功能测定。

（6）纠正贫血及水、电解质失衡。

（7）有高血压及糖尿病等内科基础疾病的病人，给予药物治疗以控制病情。

四、麻醉

常规使用气管插管全身麻醉。

五、手术操作步骤与技巧

胸腔镜和腹腔镜食管癌切除术分为 3 步。

第一步，患者左侧卧位，胸腔镜食管游离。

第二步，患者仰卧位腹腔镜胃游离。通过一个小的腹上部切口拉出胃制作管胃。

第三步，由第二个小组同时进行。颈部食管游离，管状胃放置胸内。颈部胃食管吻合。

（一）手术体位及切口选择

■ 1.患者体位

患者左侧卧位（右侧高），和水平面成 60°，右肩和肘关节屈曲。用一个靠垫支撑患者背部。左腿髋部和膝部微屈，髂棘和肩部用绑带绑在手术台上，第 1 个孔的位置在腋后线肩胛角（第 6 或 第 7 肋间）处（图 6-1-1）。

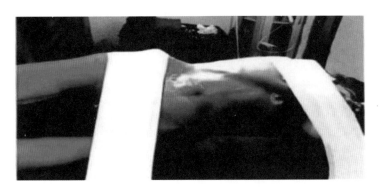

图 6-1-1　手术体位

手术者站在患者右边，面对患者背部，单肺通气，扶镜助手站在操作者左边，手术助手站在患者左侧。

2. 操作孔位置

（1）第 1 个孔的位置在腋后线（第 6 或第 7 肋间）处，靠近下一个肋骨的上缘切开。这时麻醉师经气道负压吸引以缩小右侧肺，防止损伤。进入 10mm 的 0° 镜确定胸腔内的位置，注入 CO_2，压力保持在 7mmHg 以防阻碍静脉回流。

（2）第 2 个小切口为 10mm 切口做在 8~9 肋间腋中线，5mm 小切口在第 2 肋间腋中线或腋前线，使之和观察孔呈三角形排列。这两个孔是术者右手（10mm）和左手（5mm）的操作孔。

（3）第 4 个孔在第 5 肋间隙锁骨中线，与其他 3 孔形成菱形布局，这个孔用于牵拉右肺。

（二）手术步骤

1. 奇静脉水平以下区域的解剖

抓住覆盖在食管表面的脏层胸膜把食管拉到侧方，暴露食管和心包之间前面的间隙。用双极电刀或超声刀平行于食管方向切开胸膜，从食管头侧向尾侧分离。

前面可以清楚地看到迷走神经沿食管走行。这里有个准则：分离是在迷走神经外侧，而不是在食管和迷走神经之间，而且食管是被推到一边的。可应用纱布条牵拉食管以帮助淋巴结和下面心包的分离。这些淋巴结可以和食管一块切除或者通过 10mm 孔单独摘除。

2. 右侧肺门、隆突下、左侧肺门淋巴结分离

将迷走神经拉到侧方，将从前方跨过及向左侧走行的迷走神经心支切断。

右主支气管可看到，继续向侧方牵拉迷走神经和食管，可暴露右侧肺门和隆突下淋巴结并用双极电刀分离。这些淋巴结有小静脉供血，因此要仔细电凝止血。

继续沿食管和心包间的间隙分离。沿着食管分离清扫食管旁淋巴结并将其连同食管整块切除。完全剥去心包旁的纤维脂肪组织及心包淋巴结。通过吸引器进行钝性分离，充入 CO_2 可让分离更加容易。这一区域可见到光亮的易于破损的左侧胸膜。向侧方压缩食管，可看到食管和胸膜间的一个清晰平面。这里有一些淋巴结，也需要除去。右手分离时，左手将食管继续向侧方牵拉。助手向中间拉肺给予相反的牵引力。尾部分离的终点是食管裂孔。

3. 食管后侧解剖

此步骤从分离奇静脉弓下面食管和主动脉之间的壁层胸膜开始。CO_2 充入，帮助打开食管和主动脉之间的胸膜，左手抓钳抓住食管表面的胸膜并提起食管，即可看到后面

的迷走神经。分离胸膜一直到膈肌水平。确保分离平面总是迷走神经外而不是迷走神经和食管之间。这是肿瘤学上正确的分离平面，能够达到食管旁组织完全清扫。这个平面相对无血管，所以出血最少。迷走神经可以向上牵拉以便避免分离到食管肌肉纤维。左手提高迷走神经，然后将纤维脂肪组织和淋巴组织连同食管一起分离。这样所有的食管旁淋巴结就清扫完了。这里最好用双极电凝，因为可以凝闭淋巴结的小滋养血管。进一步向上牵拉食管可以暴露来自主动脉的直接分支，通常有2~3支，用血管夹（Hemlock塑料锁扣夹）夹闭然后切断。

食管向上、向头侧分离，可见左下肺静脉。前后分离完成后，显露即更加清楚。持续牵拉食管上面的胸膜或迷走神经上面的胸膜可以免去食管套带。进一步继续食管后面的解剖，向头侧牵拉纤维脂肪组织，直到暴露主动脉。主动脉的方向是上下纵行，食管在主动脉弓处被抬高。主动脉弓就位于奇静脉弓下方。左主支气管在降主动脉前通过。从主动脉弓处提起食管解剖时要极其小心，以防损伤左支气管后壁。这个水平可看到左侧肺门淋巴结，可以同时摘除，也可以在下个阶段清扫隆突下淋巴结时摘除。食管尾侧分离终点是食管裂孔。用吸引器仔细钝性分离可看到对侧胸膜。食管旁和裂孔处淋巴结需完全清除。裂孔处降主动脉上可辨出白色发亮的胸导管，可予以夹闭或者完全与食管分离开来。这样就完成了食管后侧的分离与清扫。完全的食管后侧清扫的标志是：主动脉周围纤维脂肪组织完全剥离，食管旁淋巴结完全清除，可以清楚看到主动脉弓、左主气管、肺下静脉。

4.中部食管和其周围组织的解剖

在心包水平的食管用左手持抓钳拉到侧面，食管内侧塞纱布条，帮助分辨解剖平面。用吸引器或者双极镊子持续分离。取出纱布条牵拉食管使之后面从主动脉处抬高，这样就完成了整个食管周围的分离。

左手抓钳把食管挑向侧方，抓钳的头部应该支在椎骨上，防止重要组织受伤这样有助于食管中段的进一步游离。

用左手抓钳帮助暴露食管，将食管周围组织进行分离。

手术助手一直反向牵引，以便组织处于有张力的状态。向头侧、向前解剖的终末端是奇静脉弓水平，可以看到迷走神经平行食管走行。前面的解剖结束时可以清楚看到左、右支气管。奇静脉下的清扫需做到食管周围、隆突下、肺门和食管裂孔处淋巴结的完全切除。食管也被从心包、左侧纵隔胸膜、主动脉弓、降主动脉后、奇静脉侧分离。分离结束后所有这些结构都可以看到。它们都应该无纤维脂肪组织和淋巴组织。

沿着下肺静脉有一些淋巴结亦需要清扫。食管和主动脉之间可放置纱布条压迫一些时间。在奇静脉以上区域解剖之前要完全止血，要避免损伤胸导管。

■ **5. 奇静脉上方的解剖**

接下来的步骤是奇静脉上方的解剖。助手往下拉肺尖以暴露此区域。肺牵拉后就能看到整个奇静脉上部解剖结构。左手抓钳提起覆盖在食管上面的胸膜，切开。向上延伸到颈部食管。

分辨迷走神经，将通往气管的迷走神经保护起来，余下的迷走神经在奇静脉水平切断。

当开始分离食管后面的组织时，先用右手抓钳向上提拉食管，使食管与脊柱间形成一个间隙。然后用吸引器或双极电凝分离食管后组织。由于有一些肋间血管小的分支走行于此处来供应食管的血供，所以我们推荐使用双极电凝，分离食管后组织，它能够同时进行小血管的切断和凝固止血。这个部位的淋巴结及其周围的纤维结缔组织将会和食管一起被推开。接下来提起位于奇静脉以下的食管，用吸引器分离此处食管后方的组织。然后用左手抓钳将食管向头侧并向前牵拉，同样用吸引器分离此处的食管后组织；将奇静脉水平以上及奇静脉水平以下的两个解剖平面打通。此时，整个食管的后方就完全游离了。

提起奇静脉外侧包膜并切开，游离奇静脉，去除其周围的淋巴组织。游离长度达到奇静脉全长。当奇静脉被完全游离后，向下轻压奇静脉，就可以看见位于奇静脉后方的支气管动脉。为了避免切断奇静脉，我们通常完全游离奇静脉，从而在食管和奇静脉之间制造出一个间隙。在清理奇静脉周围的淋巴结时，一个一个地清理或者一起拿掉都可以。奇静脉完全游离或切断后，将奇静脉水平以上的食管向侧面牵拉，就可以显露气管后壁与食管之间的间隙。分离此处时要特别小心，尤其是肿瘤位于此平面时。由于要避免气管膜部不受损伤，因此我们推荐此处使用吸引器钝性分离，分离应始终沿着食管而不是气管进行，先找到清晰的分离平面，然后将食管向旁边提拉，进行更进一步的暴露，可使用纱条帮助进行分离。当位于奇静脉下的食管被完全游离时，分离食管和气管之间的组织就变得更加容易，左手抓钳可将食管向侧方挑起帮助暴露。气管旁有数个区域淋巴结需要清扫。当位于奇静脉上下两侧的食管都游离好时，用抓钳提拉食管尾部，从而判断食管是否被完全游离。

游离好食管后，将食管向侧方牵拉从而暴露位于气管—食管沟内的左侧喉返神经。分离左喉返神经旁组织，清除左喉返神经周围的淋巴结。在分离左喉返神经旁组织时，我们不推荐使用电刀等能量器械。在近胸廓处的无名动脉附近可见右侧喉返神经。

在胸腔内从食管裂孔到颈根部的食管都需要被游离。游离到颈根部的标志是利用胸腔镜看到颈根部的脂肪垫，或助手在左侧锁骨上区域摸到皮下气肿。从气管后壁到颈根部将食管完全游离是非常必要的，这样就可以避免在颈部进行食管的非直视下分离。食管周围的淋巴结需要被全部清扫。最后用生理盐水冲洗胸腔，检查左侧胸膜是否被损伤，如果损伤了左侧胸膜则需要在左侧放一根引流管。游离过程中血管用钛夹或双极电凝进行处理。生理盐水冲洗后，通过右侧胸壁上直径为 10mm 的操作孔放入一根引流管，用抓钳将引流管放到胸膜顶。然后在直视下，取出直径为 5mm 的套管，检查肋间血管是否损伤。嘱麻醉师使肺复张，此时确保引流管通畅，以促使胸腔内的气体通过引流管排出。

最后固定引流管，缝合切口。然后是患者翻转体位进行腹部和颈部的手术操作。

6. 胃的游离及淋巴结清扫

进入腹腔后，分离大网膜，分离时注意保护胃网膜动脉弓，尤其是胃网膜右动脉。当分离胃和脾脏时，胃短血管要在靠近胃壁侧将其结扎，注意不要损伤脾门。这些操作均使用超声刀进行，当胃短血管离断，胃底部也游离后，就可以看到左膈脚。

将大网膜与胃分开来，但是没必要将其完全切除。接下来将胃与胰腺游离开，当把胃与胰腺间的韧带及纤维结缔组织切断后，胃就可以与胰腺完全分离了。除非胃不够长否则无需游离十二指肠。笔者并不常规实行腹腔引流。如果确实需要，可在腔镜下行幽门括约肌切开或者在体外切除病变时切开幽门括约肌。

清扫腹腔干附近的淋巴结时一般用超声刀或电刀。清扫胃左动静脉附近的淋巴结后，胃左动静脉就完全清晰可见。先用钛夹夹闭胃左静脉后可将其切断。辨认肝总动脉和脾动脉。清扫肝总动脉附近的疏松结缔组织和淋巴结。在清扫淋巴结的过程中，有时会遇到淋巴结的小滋养血管出血，大多时候通过纱布压迫就可以止血，如果遇到一些较易出血的患者可以通过电刀或者钛夹止血。清扫脾动脉周围的淋巴结。在清扫脾动脉淋巴结时，站在左侧的助手需要轻轻下压胰头，以便镜头能够看到腹腔干，从而在淋巴结清扫过程中很好地观察到脾部的血管，以免误伤。清扫完主动脉旁淋巴结后，腹腔干将会被完全游离，这时它看起来就像是奔驰汽车的标志一样。由于腹腔镜的放大作用，为淋巴结的清扫提供了很大的帮助并且也提高了操作的准确性。

胃左动脉应该结扎后或钛夹夹闭后切断。胃小弯侧的血管也需要用钛夹夹闭后切断，以便胃部有更大活动度。

管状胃可以在腔镜下或者体外完成。笔者更倾向于后者，因为这个手术的目的并不是为了使所有的操作都必须在腔镜下完成。

7. 颈部食管的游离

由第二组进行颈部组织的游离，其目的是游离颈段和上纵隔食管。在左侧锁骨上区做一水平切口，切口长度超过胸锁乳突肌外侧缘。切开颈阔肌和肩胛舌骨肌显露颈内静脉。当分离到颈总动脉时，颈总动脉鞘需要保留。分离出甲状腺中静脉，然后向内侧轻压甲状腺，显露位于气管后的食管，继续向深部分离一直到椎骨前筋膜。将食管后壁与椎骨前筋膜分离开，从前方将食管与气管轻轻地分离开来，紧贴食管侧进行游离，在分离过程中不要损伤喉返神经。从食管后壁下间隙穿一根吊带，在进行纵隔食管游离时帮助保持张力。

在游离上胸部食管时可用手指进行钝性分离。当分离到纵隔侧时，尽量使食管与胸膜分离得越远越好。此时，胸腔内的食管就被完全游离了。接下来从食管中拔出鼻胃管并且将食管从颈部横断。切断时要使黏膜与黏膜下层断端近端与肌肉层断端近端之间有 2~3mm 的距离。在食管断端的近端两侧各缝一根牵引线，然后将鼻胃管从食管断端的远端插入并固定好。

■ 8. 标本的切除和管状胃的制作

首先将食管断端的远端推入腹腔，然后在腹部做一正中切口（一般体型较瘦的人切口长度为 5cm）用以取出食管和胃。笔者更喜欢在体外用直线切割闭合器制作管状胃。管状胃一般是 5~6cm 宽。将鼻胃管和食管断端远端一起从腹部切口拉出，并将病变食管切除。胃的断端仍需 3.0 的丝线或 PDS 连续缝合加固。管状胃不宜太宽，否则容易造成胃潴留。将鼻胃管固定在管状胃的头端，然后将管状胃从腹腔经胸腔拉至颈部。

■ 9. 颈部食管—胃手工吻合

将管状胃头端的后壁与食管吻合从而使胃反向旋转。这样做的目的是为了防止吻合口瘘。后面的浆膜肌层用 3.0 丝线进行间断缝合，然后用电刀在胃壁上做一个切口，用 4.0 的 PDS 或 Vicryl 进行全层连续缝合。这是缝合的第二层，它包括胃后壁全层和食管后壁全层。在第二层缝合好后在其前面再加固一层。第四层是用 3.0 的丝线或者 PDS 间断缝合浆膜肌层。在吻合口处放一引流管，然后将颈部切口缝合。

六、术后管理

患者术后胸腔引流管一般在术后 2~3 天拔出，此时必须确保肺已经完全复张，并且引流量连续 2 天 < 200ml。术后第 7~9 天患者可进食馒头。此时如果没有吻合口瘘，则拔除营养管。

七、手术并发症防治

（一）术中出血

术中出血常见于奇静脉属支或肋间血管的损伤以及腹部胃滋养血管的损失，但也有来自 Trocar 进胸处的出血。

（二）肺部感染

由于手术打击及手术损伤，患者术后及易发生肺部感染，严重者发生呼吸衰竭甚至死亡。

（三）乳糜胸

较为罕见，可能为手术游离食管时损伤胸导管。最好的预防方法是术中仔细观察是否有胸导管损伤。如发现有乳糜漏及时结扎胸导管。

（四）吻合口瘘

吻合口瘘为食管癌手术常见并发症，一旦发生患者住院时间较长，花费较大。

第二节　胸腔镜下交感神经切断术（切除术）

一、概述

原发性手汗症（primary palmar hyperhidrosis，PPH）是胸外科的常见病，好发于年轻人。它不仅严重影响患者的学习、生活、工作和社交，甚至还会引发患者难以克服的心理疾患。PPH 是原发性多汗症（primary hyperhidrosis，PH 或 essential hyperhidrosis，EH）的局部表现之一，是指体表外分泌腺过度分泌的功能性疾病，主要由人体交感神经系统过度亢奋所致。局部性多汗症（focal hyperhidrosis，FH）分为原发性与继发性两种。继发性 FH 常由局部炎症或损伤影响自主神经系统所致。原发性 FH 是交感神经系统功能紊乱引起的身体局部出汗过多。手汗症常伴有腋窝、足底等部位多汗，多汗严重者影响生活质量，甚至诱发心理疾病。

临床表现以手掌多汗为主。除少数单纯手掌多汗外，常伴发 3 种类型：①手掌 + 足底。②手掌 + 腋窝。③手掌 + 足底 + 腋窝，同时伴发面部多汗少见。手掌多汗发作原因不明，睡眠时不发作。每次发作多汗的时间长短不一，程度不一。每日发作次数不等，发作时常伴掌温过低，重者可见汗珠流淌。发作与季节无关，在天热、激动、紧张等情况下可诱发或加重，严重影响患者的生活、学习、工作和社交，产生躲避和焦虑的心态，甚至引发心理疾患。

近 20 年来，我国胸外科开展胸腔镜下胸交感神经切断术（endoscopic thoracic sympathicotomy，ETS）治疗手汗症效果良好。本节重点讲述胸腔镜下胸交感神经切断术。

二、手术适应证、禁忌证

（一）适应证

（1）15~50 岁是 ETS 的最佳手术年龄，14 岁以下儿童症状尚在变化中，应给予一个观察期。50 岁以上患者可能因为胸主动脉硬化、扩张，甚至扭曲覆盖左胸交感神经干，操作难度颇大，故应慎重考虑。

（2）单纯重度手汗症不伴其他部位（如腋下、足底）多汗者，手术效果最佳。

（3）有强烈手术愿望的中度手汗症患者。

（4）重度手汗伴多种组合，最常见的有 3 种：①手掌 + 足底。②手掌 + 足底 + 腋窝。

③手掌＋腋窝。还有 3 种也比较常见：①手掌＋头面。②手掌＋头面＋足底。③手掌＋头面＋腋窝。凡与手掌相关的上述 6 种组合可以选择手术。凡与手掌无关的不推荐手术，如单纯的腋汗或者足汗。

（二）禁忌证

■　1. 相对手术禁忌证

（1）过度肥胖者的胸顶结构常被超常的脂肪组织覆盖，术中很难辨认交感神经与周围血管的关系，勉强寻找和分离可能导致血管破裂出血。

（2）血压稳定的高血压患者。对室上性心动过速经内科治疗降至 100 次 /min 以下者。完全性右束支传导阻滞的心率＞ 70 次 /min 者。

（3）一般不建议同期施行两种以上手术，如 ETS 附加肺大疱或者肺结节切除术。如果因为肺大疱、肺结节或者其他病种入院手术，可以考虑附加 ETS 手术。

■　2. 绝对手术禁忌证

（1）智力障碍、精神病、凝血功能异常者；合并有心、肝、肺、脑、肾等重要器官功能障碍者；有近期结核病、恶性肿瘤、内分泌疾病如甲状腺功能亢进症或下丘脑中枢疾病史等的患者。

（2）自身免疫性血管炎、胸廓出口综合征、既往脓胸或肺结核导致胸膜致密粘连者。

（3）心电图心率＜ 55 次 /min，经阿托品试验阳性的严重心动过缓者。

（4）容易发生中度 CH 的高位患者，包括：①对主诉多过、神情困惑、情绪多变、多疑多虑、脾气急躁不能自控、心理不稳定的神经质者。②手掌多汗除了上述 6 种组合外，还伴有躯干部、腹股沟、大腿和小腿等全身多部位多汗者。③对 CH 不理解、不接受者。

三、术前准备

（一）术前一般准备

■　1. 术前评估

（1）术前完善三大常规、生化全套、凝血全套、心电图、胸部 CT 等检查。

（2）必须排除心、肺功能不良者，综合判断胸腔镜手术的利弊，合理选择术式。

■　2. 术前消毒

胸部皮肤消毒：准备同一般胸腔镜手术。

■　3. 术前配血

术前应该做好配血备用。

■　4. 术前排空膀胱

■　5. 术前沟通

与患者及其家属充分沟通，本着自愿选择的原则使其知情同意并签署手术同意书。

（二）麻醉与体位

（1）麻醉方式：气管插管或非插管全身麻醉。

（2）体位：半仰卧 30°~45°，双上臂外展与胸壁成 90° 并固定于手架上，暴露双侧腋窝（图 6-2-1）。

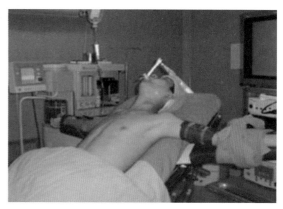

图 6-2-1　手术体位

四、手术操作步骤与技巧

（一）手术操作步骤

取腋下侧胸壁第 3 肋间操作孔，嘱暂停呼吸后，胸腔镜进胸，沿同一切口置入电凝钩。于胸顶第 3 或第 4 肋骨小头附近找到胸交感神经干予以电凝灼断，并于肋骨表面向外延长烧灼 2cm，防止 Kuntz 束及交通支存在导致复发。鼓肺排气后缝合切口或医用胶粘合切口，不必留置胸腔引流管（图 6-2-2、6-2-3）。

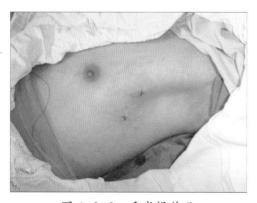

图 6-2-2　手术操作孔

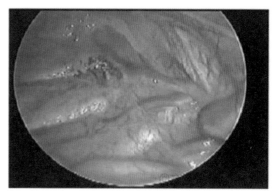

图 6-2-3　灼断的胸交感神经干

（二）术中注意事项

（1）由于患者高低和胖瘦不一，术者经验各不相同，造成术中对辨认 T2 的精准解剖位置不一致。胸腔镜进入胸腔后，先辨认上胸腔解剖结构，由于第 1 肋骨，尤其是后肋部分往往被黄色脂肪垫等软组织被覆，故胸顶处可以看到的即为第 2 肋骨，交感神经链位于肋骨小头外侧旁与脊柱平行，呈白色索条样，多数直径 2~3mm，用电凝钩轻触滑动可感知（如图6-2-4）。

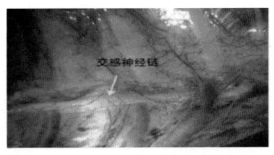

图 6-2-4　胸交感神经链

（2）术中可行掌温监测。交感神经切断后，同侧掌温一般会上升。故掌温变化可以作为神经切断与否的一个参考指标。

五、术后注意事项

（1）心电及血氧饱和度等监护至次日。

（2）术后复查胸部 CT：术后无需常规放置引流。术后第 1 天复查胸部 CT，如肺复张良好，无液气胸表现一般即可出院。

六、手术并发症防治

（一）术中出血

术中出血常见于奇静脉属支或肋间血管的损伤，但也有来自 Trocar 进胸处的出血。在切断右侧 R4 时，要注意附近纵横交错的血管，操作时一旦出血，切不可慌乱盲目烧灼电凝，应立即用内镜钳钳夹电凝止血，或夹取小纱布球压迫止血。

（二）心脏骤停

心脏骤停非常罕见，有文献报道术中出现心脏骤停或术后出现严重心动过缓需起搏器维持的病例。实施 ETS 时应先做右侧，因为左侧是心脏支配的优势侧，术中应密切监测心率变化。

（三）乳糜胸

乳糜胸较为罕见，可能出现于胸交感神经切断时损伤副胸导管。最好的预防方法是术中仔细观察是否有胸导管损伤。

（四）霍纳综合征

霍纳综合征表现为眼睑下垂、眼球内陷、瞳孔缩小、伤侧面部无汗，为上胸段交感神经手术最严重的并发症之一，发生率低于 1%。预防措施是：①星状神经节一般有黄色脂肪垫覆盖，可作为术中识别标志，注意勿损伤。②电灼切断胸交感神经时动作要求快速，避免热传导经神经链波及星状神经节。如果是因为热传导所致的霍纳综合征，随着时间的推移大多数可以自愈。

【参考文献】

[1]涂远荣，刘彦国.中国手汗症微创治疗临床指南（2021年版）[J].中国胸心血管外科临床杂志，2021，28（10）：1133-1139.

[2]涂远荣，杨劼，刘彦国.中国手汗症微创治疗专家共识[J].中华胸心血管外科杂志，2011（08）：449-451.

[3]刘彦国，石献忠，于恩华，等.上胸段交感神经链切断手术的应用解剖研究[J].中华胸心血管外科杂志，2005（02）：75-77.

第三节　胸腔镜下肺癌根治术

一、概述

肺癌是目前最常见的恶性肿瘤，约占全部恶性肿瘤的19%，绝大多数的肺癌起源于支气管黏膜上皮，故称支气管肺癌。近50年来许多国家都报道肺癌的发病率明显增高，在男性癌瘤病人中，肺癌发病率为首位，女性发病率也迅速增长，占女性常见恶性肿瘤的第2~3位。

目前肺癌的治疗手段主要包括外科手术治疗、放射治疗、化学治疗、分子靶向治疗等。采取多学科综合治疗模式、合理选择治疗方式能够最大限度地控制肿瘤、改善生活质量、延长患者的生存期的原则，随着肺癌的外科治疗不断改进、完善、创新、规范、标准，其已成为肺癌治疗的最佳方法，目前以最大限度地切除肺癌和最大限度地保留肺功能为肺癌外科治疗的基本原则。

随着20世纪90年代胸腔镜手术的崛起，在肺癌的治疗上，胸腔镜手术不仅能够达到和开胸手术相同的治疗效果，而且减小了手术创伤，缩短了恢复时间及扩大了晚期肺癌的手术适应证。本节主要阐述肺癌的胸腔镜下治疗。

二、手术适应证、禁忌证

（一）适应证

（1）临床分期为Ⅰ、Ⅱ期的非小细胞肺癌。

（2）病变局限于一侧胸腔能够完全切除的Ⅲa期及经过严格选择的个别Ⅲb期非小细胞肺癌。

（3）临床高度怀疑肺癌或不能排除肺癌的可能性，经各种方法检查均不能确定，估计病变能完全切除。

（4）临床分期为Ⅰ、Ⅱa期的周围型小细胞肺癌。

（5）Ⅱb期和Ⅲa期小细胞肺癌，经术前新辅助化疗后病期降低者。

（6）原无手术指征的局部晚期非小细胞肺癌，经术前新辅助化疗和/或放化疗治疗后，病变明显缩小、全身情况改善者。

（二）禁忌证

■　1. 绝对禁忌证

（1）已有远处转移的Ⅳ期肺癌。

（2）伴有对侧胸腔（肺门、纵隔淋巴结）淋巴结转移的Ⅲb期肺癌。

（3）无法手术的胸腔内器官广泛受侵的局部晚期肺癌。

（4）不能耐受手术治疗的严重心肺功能不全者。

（5）伴有严重肝、肾功能不全者，出血性疾病者。

（6）全身情况不良的恶病质患者。

■　2. 相对禁忌证

（1）隆突增宽固定者。

（2）一侧喉返神经或膈神经麻痹者。

（3）肺功能轻、中度损害，并伴有其他器官功能损害者。

（4）胸腔积液者。

三、手术切除方式

肺癌的手术切除术式包括：肺楔形切除、肺段切除、肺叶切除、全肺切除、支气管袖状成形肺叶切除、支气管动脉袖状成形肺叶切除、气管隆突重建以及扩大切除术。肺癌胸腔镜手术术式以肺楔形切除、肺段及肺亚段切除、肺叶切除、全肺切除为主要术式。

四、术前准备

（一）术前一般准备

■　1. 术前评估

（1）术前完善三大常规、肝肾功、凝血功能、血气分析、传染病筛查（乙型肝炎、丙型肝炎、梅毒、艾滋病等）、糖化血红蛋白。

（2）肺功能评估：术前戒烟2周以上，①肺叶切除肺功能要求：术前 $FEV_1 > 1.5L$（或 $FEV_1 > 80\%$ 预测值）。②全肺切除肺功能要求：术前 $FEV_1 > 2.0L$（或 $FEV_1 > 80\%$ 预测值）。③对于不符合上述指标要求的需评估 FEV_1/FVC 值、DLCO、静息状态下血气分析、肺灌注扫描等。

（3）心功能评估：心电图、心脏彩超、监测血压；存在心脏疾病高危因素患者需评估肌钙蛋白、BNP、24小时动态心电图、动态血压、运动平板试验、冠状动脉CTA或冠状动脉造影等。

（4）评估肿瘤是否转移：胸部CT增强、肝脏CT增强或MRI增强、肾上腺彩超或CT、颈部及锁骨上淋巴结彩超、颅脑MRI、骨ECT扫描，必要时PECT扫描。

2. 术前备皮

患侧腋窝、胸部备皮。

3. 术前配血

术前应该做好配血备用。

4. 术前插尿管、排空膀胱

5. 术前沟通

与患者及其家属充分沟通，本着自愿选择的原则使其知情同意并签署手术同意书。

（二）手术器械

切口保护器、电刀、电钩、腔镜分离钳、剪刀、持针器、推结器、血管阻断钳（90°、135°）、卵圆钳（有齿、无齿）、吸引器、淋巴结钳、腔镜切割缝合器、超声刀等（见图6-3-1、图6-3-2）。

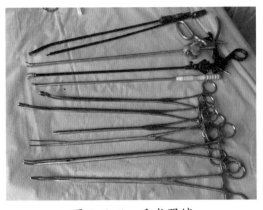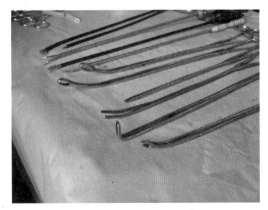

图 6-3-1　手术器械　　　　　　　　　图 6-3-2　手术器械

（三）麻醉与体位

（1）麻醉方式：全身麻醉，双腔气管插管，术中健侧单肺通气。

（2）体位：取健侧卧位、折刀位（图6-3-3）。

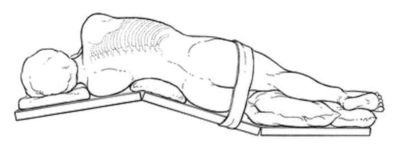

图 6-3-3　手术体位

（四）切口

（1）三孔：胸腔镜镜孔选在腋中线，上叶切除在第 6 肋间，中下叶切除在第 7 肋间，约 1.5cm；主操作孔以腋前线为中心约 3cm，上中叶切除在第 3 肋间，下叶切除在第 4 肋间；副操作孔在腋后线偏后第 7 或第 8 肋间，此孔用于牵引肺、切割缝合器等进入，可容 2 个器械同时进出，长约 2cm（图 6-3-4）。

（2）单孔：手术切口一般选择在腋中线和腋后线之间的第 4 或 5 肋间（上叶第 4 肋间、中下叶第 5 肋间），一般靠近腋前线的位置，一般手术切口长度为 3~5cm（常根据肿瘤的大小决定）。镜头的位置：大部分时间镜头放在切口的后缘，有时也可以放在切口前缘或中间（图 6-3-5）。

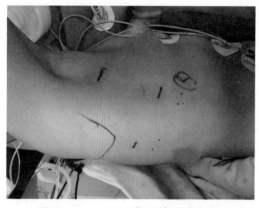

图 6-3-4　三孔腹腔镜手术切口

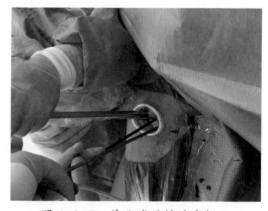

图 6-3-5　单孔腹腔镜手术切口

（3）辅助单操作孔：胸腔镜镜孔选在腋中线，上叶切除在第 6 肋间，中下叶切除在第 7 肋间，约 1.5cm；主操作孔选择位置方式与单孔切口一致。

五、手术操作步骤与技巧

（一）手术操作步骤

本节以"胸腔镜下右肺上叶癌根治术"为例。

（1）术前 CT：右肺上叶尖后段见结节状密度增高影，形态不规则，大小约 2.8cm×1.3cm，见长毛刺样改变，纵隔窗见实性成分，增强扫描明显强化（图 6-3-6、图 6-3-7）。

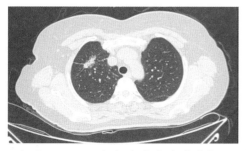

图 6-3-6　右上肺肿瘤（肺窗）

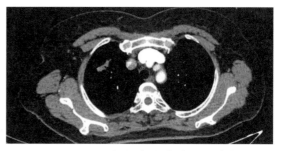

图 6-3-7　右上肺肿瘤（纵隔窗）

（2）穿刺病理：贴壁生长方式为主肿瘤，倾向腺癌（图 6-3-8）。

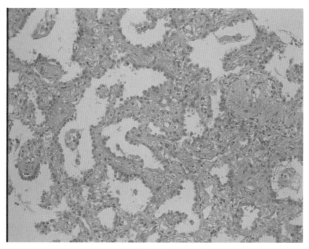

图 6-3-8　穿刺病理图像

（3）打开叶间裂（图 6-3-9），打开前纵隔胸膜，游离右上肺静脉，保护膈神经（图 6-3-10）。

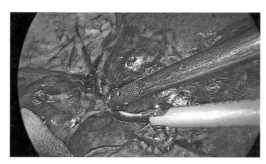

图 6-3-9　打开后斜裂

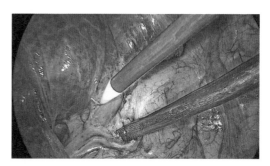

图 6-3-10　打开前纵隔胸膜

（4）打开中心静脉与右中下肺动脉干间隙（图6-3-11），建立隧道，腔镜切割缝合器离断打开水平裂（图6-3-12）。

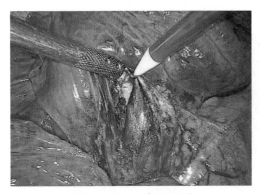
图 6-3-11　建立隧道

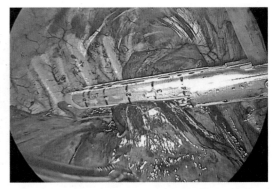
图 6-3-12　打开水平裂

（5）将右肺上叶向下牵引，于奇静脉弓下打开上纵隔胸膜，清扫 10 组淋巴结（图 6-3-13）。将右肺上叶向后方牵引，游离 A1+2 共干动脉分支与 V1a 静脉分支间隙（图 6-3-14）。

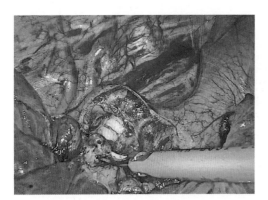
图 6-3-13　清扫 10 组淋巴结

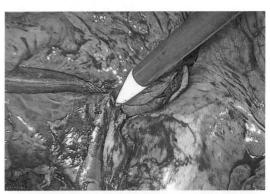
图 6-3-14　游离右上肺动静脉间隙

（6）将右肺上叶向上牵引，游离中心静脉与气管间隙，清扫 11 组淋巴结，裸化右上肺静脉（图 6-3-15），套线右上肺静脉（图 6-3-16），腔镜切口缝合器离断右肺上叶静脉（图 6-3-17）。

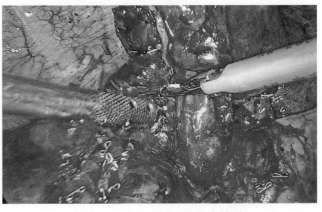
图 6-3-15　裸化右上肺静脉

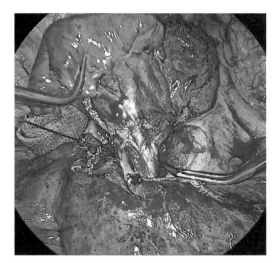

图 6-3-16　套线牵引右上肺静脉

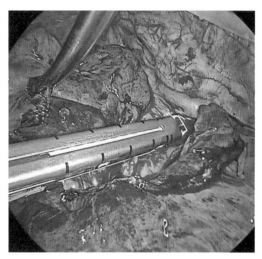

图 6-3-17　离断右肺上叶静脉

（7）将右肺上叶向上牵引，清扫 10 组淋巴结，打开右上肺动脉与气管间隙（图6-3-18），裸化右上肺动脉（图 6-3-19），腔镜切口缝合器离断右肺上叶静脉（图6-3-20）。

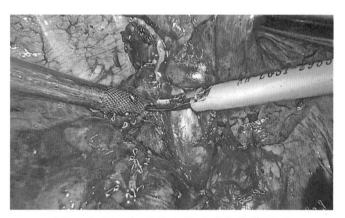

图 6-3-18　打开右上肺动脉与气管间隙

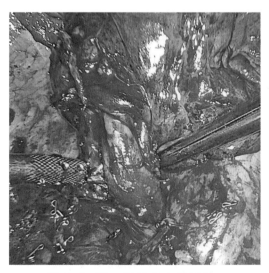

图 6-3-19　裸化右上肺动脉

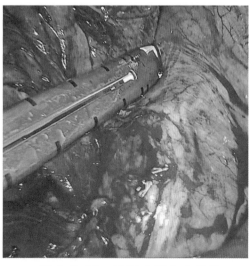

图 6-3-20　离断右肺上叶动脉

（8）将右肺上叶向上牵引，清扫右肺上叶支气管旁淋巴结（图 6-3-21），置入装有黑色钉仓的腔镜下直线型切割吻合器钳闭上叶气管，嘱麻醉师膨肺，确定上叶无通气而中、下叶正常通气后，切断气管，残端剩余 0.5cm 为宜（图 6-3-22）。

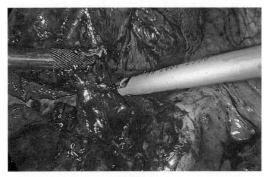 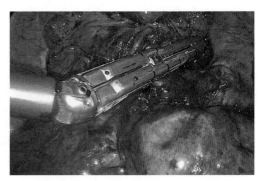

图 6-3-21　清扫右肺上叶支气管淋巴结　　　　图 6-3-22　离断右上肺支气管

（9）游离下肺韧带，清扫 8 组、9 组淋巴结（图 6-3-23）。

（10）清扫 7 组淋巴结（图 6-3-24）。

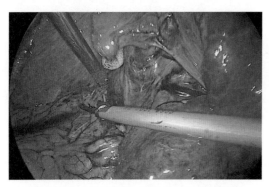 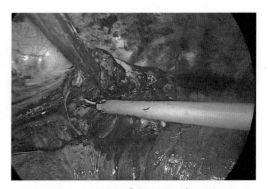

图 6-3-23　清扫 8 组、9 组淋巴结　　　　　图 6-3-24　清扫 7 组淋巴结

（11）于奇静脉弓下缘显露并清扫第 4 组淋巴结：隧道法，沿迷走神经前方、奇静脉上缘与上腔静脉后缘，向上至胸膜顶，清扫第 2R 组淋巴结（图 6-3-25）。

（12）支气管残端包埋（图 6-3-26）。

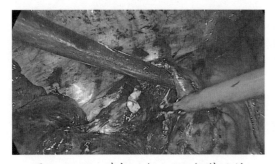 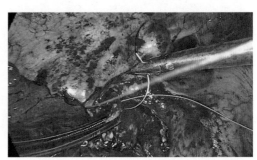

图 6-3-25　清扫 4 组、2R 组淋巴结　　　　图 6-3-26　支气管残端包埋

（二）术中注意事项

（1）肺动脉的解剖分离是肺叶切除的关键步骤，动脉解剖变异存在，游离时需仔细辨认，根据动脉的粗细选择合适的切断方式。

（2）肺静脉的处理方法：肺静脉短粗且静脉壁较薄，分离和处理时一定要耐心仔细，过腔镜切割缝合器时避免损伤。

（3）支气管通常在肺动脉、肺静脉处理后进行游离，在切断支气管钳将支气管尽可能游离清楚，超声刀热能损伤，避免损伤邻近支气管，残端可用 4-0 可吸收线包埋。

（4）肺癌根治术中淋巴结清扫尤为重要，右肺纵隔淋巴结清扫范围为 2、4、7、8、9、10 组、11 组，肺内淋巴结 12~14 组。左肺纵隔淋巴结清扫范围为 4L、5、6、7、8、9、10 组、11 组，肺内淋巴结 12~14 组。

六、术后注意事项

（1）监测生命征情况。

（2）呼吸运动与排痰情况。

（3）胸腔闭式引流瓶内排气排液情况。

（4）肺复张及胸腔漏气、渗血情况。

七、手术并发症防治

（一）出血

术中做到彻底止血，术后密切观察胸腔引流瓶量、色情况及血红蛋白、心率、血压情况；若发现活动性出血，需紧急二次手术探查止血。

（二）心律失常、心肌梗死、心力衰竭

术前需做好心脏疾病相关风险评估，术后适当镇痛、镇静；维持水、电解质平衡。

（三）肺部感染、肺不张、呼吸衰竭

术前需严格戒烟，围术期做好肺康复训练，术后及时复查胸部 CT、血常规、CRP 等指标，适当加强抗感染治疗。

（四）漏气、脓胸、支气管胸膜瘘

术中做好支气管残端漏气探查及残端加固包埋缝合、做好肺断面漏气探查、胸腔冲洗等。术后若出现相关并发症，需积极抗感染、促进引流等处理。

（五）下肢静脉血栓、肺栓塞

做好围术期 VTE 风险评估及预防治疗。

【参考文献】

［1］中华人民共和国国家卫生健康委员会.原发性肺癌诊疗规范（2018年版）［J］.肿瘤综合治疗电子杂志，2019，5（03）：100-120.

［2］鲁世千，陶卫平.胸外科学进展［M］.北京：军事医学科学出版社，2007.

［3］郑如恒.胸外科手术步骤点评［M］.北京：科学技术文献出版社，2010.

［4］胡盛寿.外科学.胸心外科分册［M］.北京：人民卫生出版社，2015.

［5］张临友.胸腔镜手术技术精要［M］.北京：人民卫生出版社，2017.

第七章	**妇科腔镜手术**

第一节　腹腔镜下异位妊娠手术（输卵管切除术）

一、概述

异位妊娠是指受精卵在子宫体腔以外的地方着床，俗称宫外孕。异位妊娠可以发生在腹腔的任何部位，其中以输卵管妊娠最为常见，发生率约为 95%。比较少见的还有卵巢妊娠、腹腔妊娠、阔韧带妊娠、宫角妊娠、宫颈妊娠等。近年来，据临床不完全统计，异位妊娠的发生率越来越高，是妇产科常见的急腹症，也是早期妊娠孕妇死亡的主要原因。因为腹腔镜手术日趋成熟，异位妊娠得到更早的诊断和处理，患者的存活率和生育保留能力明显得到提高。本节重点讲述输卵管妊娠及腹腔镜输卵管切除术。

输卵管妊娠以壶腹部妊娠最为常见，约占 78%，其次是伞端、峡部、间质部妊娠等。在极少数情况下，可见输卵管双侧或同侧多胎妊娠，宫内宫外同时妊娠，多见于辅助生殖技术和促排卵受孕者。

输卵管妊娠的临床表现与受精卵着床部位、是否流产或破裂以及出血量多少、时间长短等有关。其典型症状为停经、腹痛与阴道流血，即异位妊娠三联征。

二、手术适应证、禁忌证

（一）适应证

（1）临床怀疑宫外孕者均可通过腹腔镜探查明确诊断或排除异位妊娠，有条件者更应该在腹腔镜探查的同时做好手术准备，以便在诊断的同时即可得到适时和恰当的治疗。

1）血 HCG 大于 2000U/ml，超声检查未发现宫腔内孕囊。

2）血 HCG 小于 2000U/ml，诊刮未见绒毛，而诊刮术后血 HCG 不下降或者继续升高。

3）排除宫内妊娠后，若超声检查发现宫旁混合回声包块，或腹腔内有积液，则怀疑宫外孕，应尽早进行腹腔镜探查。

（2）经临床检查、血或尿 HCG 测定，尤其是腹腔穿刺或后穹隆穿刺等检查基本明确宫外孕诊断和存在腹腔内出血的患者，更应立即行腹腔镜检查和手术治疗。

（3）有腹腔内出血但血流动力学稳定。

（二）禁忌证

（1）盆、腹腔严重粘连无法完成人工气腹或不能置入穿刺套管。

（2）腹腔内大量积血，病人处于严重休克状态不能耐受麻醉和手术。

（3）手术医生经验不足，且为间质部妊娠或妊娠包块较大、腹腔积血较多、盆腔粘连严重、患者血流动力学欠稳定而麻醉和监护相对不力时应慎重选择腹腔镜手术治疗。

（4）全身并发症不能耐受腹腔镜手术。

三、术前准备

（一）术前一般准备

▧　1. 术前评估

（1）术前完善三大常规、心电图、肝肾功、凝血功能、经阴道超声等检查。

（2）若为急诊手术，必须检查血常规、凝血功能。

（3）必须排除心、肺功能不良者，综合判断开腹或腹腔镜手术的利弊，合理选择术式。

▧　2. 术前消毒

（1）腹部皮肤消毒：准备同一般腹腔镜手术，特别注意肚脐清洁，可用碘伏浸泡擦洗脐孔。

（2）阴道准备、肠道准备：急诊手术可以不进行。

▧　3. 术前配血

术前应该做好配血备用。如果已确认宫外孕破裂并有腹腔内出血，必须做好输血准备。

▧　4. 术前插尿管、排空膀胱。

常规术前插尿管、排空膀胱。

▧　5. 术前沟通

与患者及其家属充分沟通，本着自愿选择的原则使其知情同意并签署手术同意书。

（二）麻醉与体位

（1）麻醉方式：气管插管全身麻醉。

（2）体位：平卧位（臀高头低 15°~20°）。

四、手术操作步骤与技巧

（一）手术操作步骤

（1）脐孔正中 10mm Trocar 穿刺，置入套管，冲入 CO_2，腹腔压力为 13mmHg，气腹成功后置入腹腔镜，在下腹两侧麦氏点及反麦氏点上方分别置入 10mm（左侧）、5mm（右侧）穿刺套管。

（2）腹腔镜下详细探查腹盆腔的情况，输卵管妊娠主要表现为患侧输卵管增粗、表面充血并有紫蓝色包块，如果破裂可以发现腹腔不等量的积血及破裂口（图 7-1-1~图 7-1-3）。如果发现粘连应先分离，充分暴露病变输卵管，并观察对侧输卵管情况（图 7-1-4）。腹腔镜下发现腹腔出血，应先吸净盆腔内积血，再查找输卵管病变部位。镜下确诊为输卵管妊娠后，根据妊娠部位、有无破裂以及患者是否需要再生育等综合判断，决定选择手术方式。

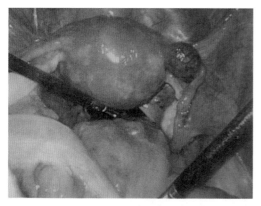

图 7-1-1　右输卵管峡部妊娠

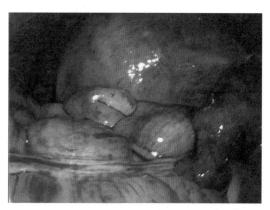

图 7-1-2　右输卵管壶腹部妊娠

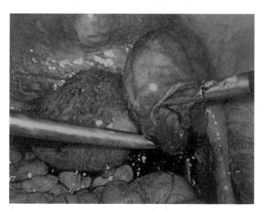

图 7-1-3　右输卵管伞端妊娠

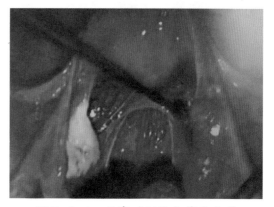

图 7-1-4　观察对侧输卵管和卵巢

（3）腹腔镜输卵管切除术中可行顺行切除或逆行切除。顺行切除即自伞端开始电凝切断输卵管系膜直至输卵管宫角部，切除患侧输卵管。

具体步骤如下（图 7-1-5~ 图 7-1-8）：

（1）分离盆腔粘连：腹腔镜下必须详细探查盆腔、腹腔，明确妊娠包块的大小、有无粘连，暴露病变的部位，分离粘连时避免损伤肠管。

（2）提拉一侧输卵管壶腹部及伞端，用双极或超声刀贴近输卵管电凝输卵管壶腹部与卵巢间输卵管系膜，凝断或用剪刀剪断。向宫角方向逐步电凝切断输卵管系膜，达宫角部。电凝切断宫角部输卵管。

（3）逆行切除输卵管自宫角部开始，先钳夹切断输卵管峡部近宫角部管壁，再逐步电凝切断输卵管系膜至输卵管伞端，切除病变的输卵管。

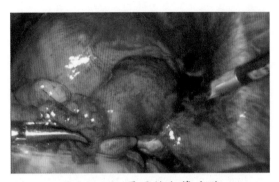

图 7-1-5　暴露输卵管系膜

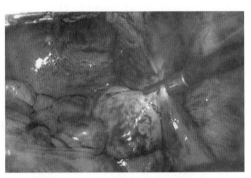

图 7-1-6　凝切输卵管系膜

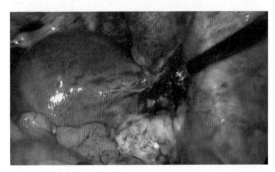

图 7-1-7　凝切至输卵管峡部

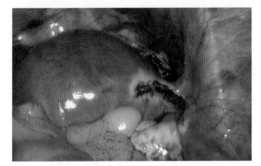

图 7-1-8　保留正常卵巢组织

（二）术中注意事项

（1）当对患者拟行辅助生育技术治疗不孕时，切除积水的输卵管时应紧贴输卵管操作，尽量保留输卵管系膜，以减少对卵巢血供的潜在影响。

（2）如果残端出血、渗血，应该使用双极钳夹电凝彻底止血，注意不能伤及卵巢组织。

（3）间质部妊娠处理：输卵管间质部是输卵管进入子宫腔的最后一段，位于子宫肌壁内的一部分管腔周围肌层较厚，血管丰富，此处妊娠时，组织充血，血管更丰富。为了减少术中出血，往往于切除病灶前于子宫体注射垂体后叶素 6U，促进子宫肌层收缩。用药约 30 秒至 1 分钟，子宫体出现强烈收缩，表面组织缺血、苍白，此时切除病灶可以明显减少出血。手术时紧靠宫体电凝、切开间质部浆肌层，钳夹、提起间质部浆肌层组织，分次电凝、离断子宫肌层组织、圆韧带外侧组织及妊娠病灶底部组织，把妊娠病灶完整从子宫肌层分离。

五、术后注意事项

（1）观察阴道流血情况：术后阴道流血应逐渐减少直至停止，若术后阴道流血不止，应考虑持续性异位妊娠可能，注意监测血 HCG 及彩超检查，及时确诊。

（2）观察腹腔引流情况：术后无需常规放置引流管，若术中止血困难，或手术创面较大时应放置引流管，方便观察有无腹腔内继续出血的可能。术后监测生命征，若有怀疑腹腔内出血，可二次腹腔镜探查。

（3）定期监测血 HCG：术后血 HCG 会慢慢下降，一般术后 1 周可以降至正常。如果术后血 HCG 不降反升，应警惕持续性异位妊娠或合并宫内妊娠可能，及时完善相关检查，尽早确诊。

六、手术并发症防治

（1）主要是肠管、输尿管及大网膜损伤（同总论）。

（2）若损伤卵巢血供也可造成卵巢早衰，术中切除输卵管时应紧贴输卵管，尽量保留系膜组织，避免损伤卵巢血供。

（3）持续性异位妊娠的问题，其特点是术后仍有残余滋养细胞存活，血 HCG 仍保持一定水平不下降。异位妊娠手术过程中应完全去除妊娠囊，取出妊娠组织时切勿让其散落在盆腹腔内导致妊娠组织得到血供继续生长。术中也可将妊娠黄体剥除，可使滋养细胞尽快凋亡，血 HCG 迅速下降，从而预防持续性异位妊娠。

（4）输卵管间质部妊娠手术治疗风险较大，间质部破裂时短时间内会大量出血，导致低血容量性休克。由于间质部血管丰富，手术时难以止血，所以手术应该做子宫角部分切除及患侧输卵管切除。操作时术中每一个步骤都应该彻底止血，使整个术野都处于无血操作。

【参考文献】

[1] 夏恩兰．妇科内镜学［M］．北京：人民卫生出版社，2001：116.
[2] 曹泽毅．中华妇产科学［M］．第 3 版．北京：人民卫生出版社，2014：1457.
[3] 王德智，罗焕頫，石一复．中国妇产科专家经验文集［M］．沈阳：沈阳出版社，1994：91.
[4] 李光仪．实用妇科腹腔镜手术学［M］．北京：人民卫生出版社，2019：247-272.
[5] 刘新民．妇产科手术学［M］．第 3 版．北京：人民卫生出版社，2005：418.

［6］何援利，杨进．输卵管间质部妊娠的腹腔镜探讨［J］．中国微创外科杂志，2002，2：160-161.

第二节　腹腔镜卵巢囊肿剥除术

一、概述

卵巢囊肿大多发生于生育期的女性，大多数为良性。其生长速度缓慢，早期可无症状，往往在妇科检查或超声检查时偶然发现。由于卵巢的良性肿瘤均有恶变可能，所以一旦发现卵巢肿瘤都应提高警惕。

该疾病未限制发病年龄，任何年龄阶段女性都有可能患病。但是根据临床数据显示，多以育龄阶段女性为多发群体。临床上疾病发展较为缓慢，可随着囊肿的增大而出现月经紊乱、腹胀腹痛等表现。卵巢囊肿在形态上存在差异性，可分为良性与恶性。在分型上可分为单一型、混合型；囊性、实质性；一侧性与双侧性。其中，囊性为常见形态，极大可能产生恶性病变。

卵巢肿瘤有着十分复杂的组织学类型，部分卵巢良性肿瘤随着病变细胞不断发展，从而变为卵巢恶性肿瘤甚至引发卵巢癌。若患者下腹部位出现骤然性绞痛，应考虑为卵巢良性肿瘤出现蒂扭转的现象。一旦出现此类现象，需立即采用手术治疗方式，将卵巢囊肿剥除。

二、手术适应证、禁忌证

（一）适应证

（1）卵巢非赘生性囊肿，观察3个月直径仍＞5cm者。

（2）卵巢良性肿瘤或囊肿，浆液性囊腺瘤、黏液性囊腺瘤、成熟性畸胎瘤、子宫内膜异位囊肿等。

（3）年龄＜49岁，直径＜15cm，对于单房囊性肿物考虑良性囊肿者，若≥15cm亦可评估后尝试腹腔镜手术。

（二）禁忌证

（1）囊肿病理类型可疑或确诊为卵巢恶性肿瘤者。

（2）囊肿过大、卵巢周围粘连严重。

三、术前准备

（一）术前一般准备

■ 1. 术前评估

（1）详询病史、体格检查、术前完善三大常规、生化全套、凝血功能、肿瘤标志物、心电图、胸片、超声检查。肿瘤标志物和彩超可以提示囊肿的性质，是判断肿瘤的类型及鉴别良恶性的可靠方法，必要时行磁共振检查帮助鉴别。

（2）若为卵巢囊肿蒂扭转，需急诊手术，必须完善血常规、凝血功能及心电图等检查。

（3）合理选择术式，判断有无腹腔镜手术的禁忌。

■ 2. 术前消毒

（1）腹部皮肤消毒：准备同一般腹腔镜手术，特别注意肚脐清洁，可用碘伏浸泡擦洗脐孔。

（2）术前晚 10 时后禁食。阴道准备、肠道准备。急诊手术可以不进行。

（3）术前配血：术前应该做好配血备用。

（4）术前插尿管、排空膀胱。

（5）术前沟通：与患者及其家属充分沟通，本着自愿选择的原则使其知情同意并签署手术同意书。

（二）麻醉与体位

（1）麻醉方式：气管插管全身麻醉。

（2）体位：平卧位（臀高头低 15°~20°）。

四、手术操作步骤与技巧

（一）手术操作步骤

（1）常规消毒铺巾、留置导尿、一般不必放置举宫器、建立气腹、置入内镜及套管。一般需做 3 个穿刺孔。脐孔用 10mm 套管置镜，左、右下腹可用 5mm 或 10mm 套管。

（2）探查盆腹腔，了解囊肿大小、活动度、表面有无赘生物，初步确定为良性囊肿，方可进行手术。

（3）游离卵巢：探查盆腹腔，如有粘连，予钝锐性分离，恢复大致正常解剖，游离卵巢。

（4）切开包膜：用两把分离钳在卵巢门对侧沿卵巢纵轴方向打开卵巢皮质，撕开囊肿包膜。

（5）剥除囊肿：将切口处两侧包膜反向撕拉，用分离钳将囊肿从卵巢中钝性剥离出来，注意不要弄破囊壁。若囊肿较大或囊壁较薄，或为子宫内膜异位囊肿，估计剥离困难易发生破裂，可先用穿刺吸引器吸净囊液，再用有齿钳抓住卵巢切口边缘及囊壁，将囊壁扭转缠绕在器械上，从卵巢撕离。

（6）修复卵巢：修剪残留卵巢组织，检查剥离面，有活动性出血，可予双极电凝止血或缝合止血，剩余卵巢皮质较多，可内缝几针，恢复卵巢外观，大多卵巢剩余皮质会自然卷曲，可不予处理。

（7）取出标本：从10mm穿刺孔置入标本袋，将剥除的囊肿或囊壁放于袋内，将袋口经套管拉出腹壁穿刺孔再打开，吸出囊内液。如果是畸胎瘤，囊内含有大量毛发、骨头等组织，先吸出囊内脂肪，再慢慢钳出毛发、骨头等组织，取出囊壁。切记不要弄破标本袋，以免瘤液或组织散落盆腹腔。

（8）冲洗盆腔：冲洗盆腹腔，吸净冲洗液，再次检查创面是否有再出血。如剥除囊肿过程中发生破裂，用大量生理盐水冲洗盆腔，务必保证冲洗干净。

（9）排空腹腔内气体，直视下取出套管，缝合小切口。

（二）术中注意事项

（1）抽取腹腔冲洗液。

（2）做全面的腹腔探查。

（3）做全面的盆腔探查。

（4）如果有任何卵巢赘生物，行剖腹手术。

（5）如果怀疑为恶性肿瘤，术中进行病理会诊。

（6）卵巢囊肿剥除术的一个关键问题是止血。通常的止血方法最好是用双极电凝。

因为双极电凝对卵巢皮质损伤小，可防止术后卵巢功能早衰。对卵巢囊肿剥除的止血方法是边剥离边止血，这种止血方法看得清，止血彻底。卵巢囊肿完整剥除，止血也结束。

五、术后注意事项

（1）术后及早拔除尿管，鼓励下床活动。

（2）盆腔炎症可予抗生素围术期用药预防感染。

（3）腹腔镜手术切口虽然细小，但是也需要多注意创口的清洁工作。10天内尽量避免沾湿创口部位，保持干燥。患者出院后，应每天观察伤口位置是否存在红肿、发热以及疼痛现象，若有类似现象发生则可首先考虑为伤口感染发炎，应立即入院进行及时处理。

六、手术并发症防治

（一）囊肿破裂

某些类型的囊肿破裂会引起化学性腹膜炎和盆腔粘连，恶性肿瘤破裂有引起肿瘤细胞播散的可能。所以要尽量避免囊肿破裂，一旦破裂须大量生理盐水彻底冲洗干净。

（二）标本污染

囊肿顺利取出亦是腹腔镜卵巢囊肿手术的关键。卵巢囊肿手术尽可能完整取出标本，防止腹腔内污染，如若腹壁切口处取物不当，也可造成污染。较小标本可通过Trocar 直接取出。大者可以放置在标本袋中取出。

（三）盆腔粘连

多见于卵巢巧克力囊肿，此类患者镜下见卵巢囊肿与子宫侧壁、阔韧带后叶、输卵管、直肠间致密粘连。遵循止血和切割分离的原则，采用钝锐结合，谨防损伤周围脏器。术后用防粘连剂预防再粘连。

（四）卵巢早衰

目前多采用双极电凝止血，电凝过程中对卵巢的热损伤是不容忽视的，尤其双侧卵巢囊肿剥除术后过度电凝，则面临卵巢早衰。另外，对卵巢门处血管凝固应适可而止，防止卵巢血运受到影响后导致卵巢早衰的发生。在剥除囊肿至基底部时，先用双极电凝凝固基底部血管，再用剪刀锐性切除，可有效止血和减少对卵巢的损伤，或采用缝合止血。

【参考文献】

［1］夏恩兰. 妇科内镜学［M］. 北京：人民卫生出版社，2001：116.

［2］曹泽毅. 中华妇产科学［M］. 第 3 版. 北京：人民卫生出版社，2014：1457.

［3］王德智，罗焕颖，石一复. 中国妇产科专家经验文集［M］. 沈阳：沈阳出版社，1994：91.

［4］李光仪，陈露诗. 妇科腹腔镜操作手册［M］. 北京：人民军医出版社，2009：93.

第三节　腹腔镜附件切除术

一、概述

　　附件是双侧输卵管及卵巢的统称。卵巢，是产生卵子并排卵和分泌性激素的性腺，呈卵圆形，表面凹凸不平。长约 4cm，宽 2cm，厚 1cm。质地坚韧，重约 7 克。腹腔镜下，切面呈浅白色，邻近解剖结构呈浅粉红色。输卵管，为一对肌性管道，是卵子传送的通道和受精的场所。它连通宫腔和腹腔，其内壁的皱襞错综复杂。每侧输卵管都位于输卵管系膜内，由宫角向两侧伸展，从宫角沿卵巢系膜缘行走，并在卵巢系膜游离缘处下垂。输卵管长约 11cm，如果小于 3cm 则很难自然怀孕。附件对女性的月经调节、生育功能有着至关重要的作用。

二、手术适应证、禁忌证

（一）适应证

　　（1）绝经后发现附件包块者。

　　（2）卵巢肿瘤血 CA125 异常和 / 或 B 超扫描囊肿内有乳头疑恶变者。

　　（3）卵巢的良恶性或交界性病变，须切除一侧或双侧附件。

　　（4）输卵管或卵巢的炎性包块，或附件脓肿形成保守治疗无效。

　　（5）急腹症，卵巢囊肿扭转或破裂不能保留患侧卵巢。

　　（6）全身疾病，乳腺、结肠恶性肿瘤需去势手术。

（二）禁忌证

　　（1）良性卵巢肿瘤有生育要求者。

　　（2）合并其他内科疾病，不能耐受麻醉者。

　　（3）生命体征不稳定，不能耐受手术者。

　　（4）其他手术禁忌证不能耐受气腹者。

　　（5）粘连严重者。

三、术前准备

（一）术前一般准备

1. 术前评估

　　（1）术前完善三大常规、心电图、肝肾功能、凝血功能、经阴道超声等检查。

　　（2）若为急诊手术，必须检查血常规、凝血功能检查。

（3）必须排除心、肺功能不良者，综合判断开腹或腹腔镜手术的利弊，合理选择术式。

2. 术前消毒

（1）腹部皮肤消毒：准备同一般腹腔镜手术，特别注意肚脐清洁，可用碘伏浸泡擦洗脐孔。

（2）阴道准备、肠道准备：急诊手术可以不进行。

3. 术前配血

术前应该做好配血备用。

4. 术前插尿管、排空膀胱。

术前插尿管，排空膀胱。

5. 术前沟通

与患者及其家属充分沟通，特别是如果术中冰冻为恶性，有中转开腹可能，签署手术同意书。

（二）麻醉与体位

（1）麻醉方式：气管插管全身麻醉。

（2）体位：平卧位（臀高头低 15°~20°）。

四、手术操作步骤与技巧

（一）手术操作步骤

（1）常规消毒铺巾、留置导尿、建立气腹、置入内镜及套管。一般需做 3 个穿刺孔。脐孔用 10mm 套管置镜，左、右下腹可用 5mm 或 10mm 套管。

（2）探查盆腹腔：了解附件大小、活动度，同时观察输尿管在盆腔的走行，以防损伤。

（3）游离附件：提起附件，查看其与周围组织的关系，如有粘连，予钝锐性分离，恢复大致正常解剖。

（4）切断骨盆漏斗韧带：

1）用弯分离钳于近卵巢门处钳夹并牵拉骨盆漏斗韧带，充分暴露骨盆漏斗韧带，以便于离断。

2）如果是良性肿瘤，应该靠近卵巢门离断骨盆漏斗韧带。使用电外科离断，最好用弯分离钳钳夹电凝部位的下方组织，防止热传导。使用双极电凝后，剪刀切断或超声刀、Ligasure 离断骨盆漏斗韧带。

（5）切断输卵管峡部：

1）牵拉输卵管，暴露输卵管峡部。

2）用单极电剪或直接用超声刀切断输卵管系膜及峡部。

（6）切断卵巢固有韧带：钳夹卵巢，暴露卵巢固有韧带，在卵巢与子宫之间使用双极电凝后，剪刀切断或超声刀、Ligasure 离断。

（7）检查创面：用冲吸管冲洗创面，检查宫角、侧盆壁，附件离断创面有无出血。只要有活动性出血，都要电凝止血。

（二）术中注意事项

（1）腹腔镜下附件切除术比较简单，一般很少出现手术并发症。

（2）切断骨盆漏斗韧带时，特别是高位离断时应止血彻底，可用钛夹钳夹或远端双极电凝后切断。必须注意认清输尿管再离断骨盆漏斗韧带，必要时游离输尿管，以免损伤。

（3）对于可疑卵巢肿瘤，按恶性原则留取腹水，探查盆腹腔，标本送快速冰冻。

（4）巨大囊肿可先由穿刺吸引器抽吸囊液缩小体积后装袋取出标本。

（5）扭转的附件可以将卵巢和输卵管一并套入套圈内，收紧结扎套圈，连续结扎附件蒂部两次，在结扎线外方 1cm 剪除附件或凝切附件。

（6）炎性附件、炎性包块，切除后用大量生理盐水冲洗盆腔，放置引流管引流。

五、术后注意事项

（一）手术室内处理

（1）腹壁穿刺口处理：手术结束后将手术台恢复至水平位，尽量放尽腹腔内 CO_2 后除去套管。先缝合固定有引流管的穿刺口，再皮内缝合脐孔的穿刺口。下腹壁穿刺口 < 10mm 可以用创口护贴减张覆盖。

（2）麻醉后苏醒：全麻患者应该完全苏醒，除去气管插管，呼吸和血氧饱和度正常后送至病房。有条件应该在麻醉苏醒室（监护室）监护 1 小时左右送至病房。

（3）盆腔炎症可取头高半卧位，保持引流通畅。

（二）病房中护理

（1）休息与活动：适度活动及安排出院。

（2）饮食：麻醉清醒后可以根据患者要求给予易消化的饮食。

（3）导尿管：附件手术后不需要留置导尿管。

（4）护理：术后每小时监测呼吸、心率（脉搏）、血压 1 次，共监测 4~6 次。

（5）抗生素应用：可预防性应用抗生素。

（6）引流管管理：一般不放置引流管者，如放置引流管 24 小时内引流量少于 100ml 可去除。

六、手术并发症防治

（一）泌尿系统损伤

部分患者附件肿物巨大，输尿管贴近附件，或盆腔粘连严重，输尿管走行处难以分离，术中操作极易对其造成损伤，影响患者术后恢复。因此术前需充分明确生理解剖结构，术中缓慢钝性分离，避免器械损伤。

（二）盆腔粘连

同上节。

（三）出血

（1）术中出血：因骨盆漏斗韧带包含卵巢动脉和静脉，因此在切除时应充分电凝，观察断端出血情况，必要时予双极电凝再止血凝扎一次。原则上应首先电凝或结扎供血区的血管，减少出血，再处理渗血区。

（2）术后出血：由于血管蒂的残端结扎不严或滑脱、手术创面渗血、电凝焦痂脱落等原因造成。若病人有腹腔内出血征象，应根据其病情的轻重缓急决定是否手术探查。为避免此并发症发生，手术结束时，必须冲洗整个手术野，检查残端及创面有无渗血，及时凝固。

【参考文献】

[1] 李光仪，陈露诗.妇科腹腔镜操作手册 [M].北京：人民军医出版社，2009：122.;93.;123.

[2] 刘新民.妇产科手术学 [M].3 版.北京：人民卫生出版社；2003：1072.

第四节　腹腔镜下子宫肌瘤剔除术

一、概述

子宫肌瘤（uterinemyoma，fibroid）是女性生殖器最常见的良性肿瘤，由平滑肌及结缔组织组成，故又称子宫平滑肌瘤，可以单发，亦可以多发。常见于 30~50 岁女性，20 岁以下少见。据统计，有 1/5~1/4 的育龄女性有子宫肌瘤，而子宫肌瘤的临床症状与肌瘤的数目、大小、部位等密切相关，有的患者无任何症状（35%~50%），故临床不时可见巨大肌瘤的患者，首次发现单个肌瘤的直径可达 10~20cm（笔者医院最大的肌瘤直径约 18cm），使得手术的难度增加。子宫肌瘤的典型临床表现有经量增多及经期延长，白带增多，下腹部包块，压迫膀胱时可能出现尿潴留、排尿困难等，压迫输尿管时可能出现输尿管扩张或肾盂积水等，压迫直肠时可能出现便秘等。该病临床报道发病率远低于肌瘤真实发病率。

　　子宫肌瘤按生长部位可以分为宫体肌瘤（约 90%）和宫颈肌瘤（约 10%）；按肌瘤与肌壁的关系可以分为子宫肌壁间肌瘤（60%~70%）、浆膜下肌瘤（约 20%）和黏膜下肌瘤（10%~15%）。目前子宫肌瘤发病原因不明，因其常见于育龄期女性，绝经后激素水平降低，肌瘤会逐渐萎缩，甚至消失，考虑与女性激素有一定的相关性。子宫肌瘤可以发生变性、坏死、恶变等，常见的变性有玻璃样变（透明变性）、囊性变、红色性变、钙化、肉瘤样变。其中肉瘤样变属于恶性病变，发生率 0.4%~1.25%。故肌瘤短期内迅速增大，建议尽早手术治疗（图 7-4-1~ 图 7-4-5）。

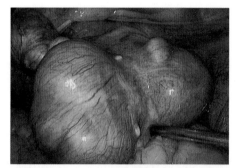

图 7-4-1　子宫多发肌瘤（包括浆膜下，肌壁间）

　　子宫肌瘤的具体治疗需根据患者的年龄，生育要求，临床症状及肌瘤的类型、大小、数

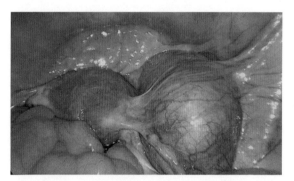

图 7-4-2　真性子宫阔韧带肌瘤

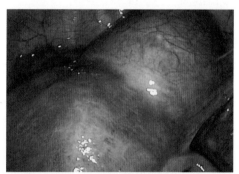

图 7-4-3　假性子宫阔韧带肌瘤

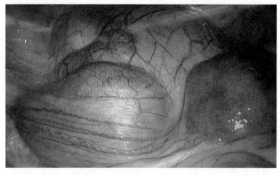

图 7-4-4　巨大宫颈肌瘤

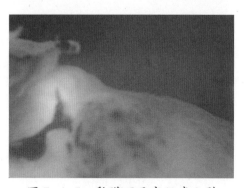

图 7-4-5　黏膜下子宫肌瘤 2 型

目选择具体的个体化的手术方式。因为腹腔镜手术日趋成熟，相对于腹式手术有绝对的优势，患者目前亦更趋向于选择微创的腹腔镜手术。本节重点介绍子宫肌瘤的腹腔镜手术方式。

二、手术适应证、禁忌证

（一）适应证

（1）瘤体引起临床症状，可能引起不孕、流产等，或者出现明显的压迫症状者。

（2）单发子宫肌瘤 > 5cm；或多发子宫肌瘤，较大者直径达 5cm。有生育要求，生殖器功能正常，子宫体积 > 孕 10 周子宫大小。

（3）子宫肌瘤生长迅速，血流丰富，特别是短期内迅速增大，或者发生变性等。

（4）无法从阴道切除的宫颈肌瘤；子宫阔韧带肌瘤较大或巨大者；无法从宫腔镜切除的黏膜下肌瘤。

（5）宫颈肌瘤如果达到直径 3cm，建议尽早手术，否则手术难度增大，对周边脏器的损伤风险增大，对宫颈的损伤风险增大。

（二）禁忌证

（1）盆、腹腔严重粘连无法完成人工气腹或不能置入穿刺套管。

（2）基础疾病、全身合并症不能耐受全身麻醉和手术。

（3）黏膜下肌瘤，凸向宫腔 > 50%，或者脱出至阴道内。

（4）手术医生经验不足，腔镜缝合技术不合格，超出术者能力范围。

（5）局部或全身急性炎症期。

三、术前准备

（一）术前一般准备

1. 术前评估

（1）术前完善三大常规、心肺功能、生化全套、血型、凝血功能、经阴道超声等检查；如果肌瘤较大或者短期增长迅速，加行盆腔 CT 或 MRI 检查。

（2）做好术前沟通，签署手术同意书，使患者和家属明确手术的目的，本着自愿选择的原则积极配合手术，根据具体情况选择好手术方式。

（3）必须排除心、肺功能不良者，如果炎症急性期需要治疗后再安排手术，手术时间应避开月经期。

（4）如果肌瘤巨大，为减少手术风险，术前可考虑使用促性腺激素释放激素激动剂，使瘤体缩小，减少手术难度。一般建议使用 3 个月复查，如果效果欠佳建议及时手术。

2. 术前消毒

（1）腹部皮肤消毒：准备同一般腹部手术，特别注意肚脐清洁，可用碘伏浸泡擦洗脐孔。

（2）阴道准备、肠道准备

1）阴道准备：术前白带检查不达标，予阴道冲洗上药治疗后复查。如果白带检查达标，常规冲洗阴道。

2）肠道准备：常规口服泻药，灌肠。若肌瘤巨大，必要时清洁灌肠。

3. 术前备血

术前应该做好备血准备。

4. 术前插尿管，排空膀胱。

术前插导尿管，排空膀胱。

（二）麻醉与体位

（1）麻醉方式：气管插管全身麻醉。

（2）体位：常规选择平卧位，黏膜下肌瘤或宫颈肌瘤根据具体情况必要时选择膀胱截石位（臀高头低 15°~20°），臀缘应突出床缘 2~3cm。

四、手术操作步骤与技巧

（一）肌壁间子宫肌瘤手术操作步骤

（1）脐孔正中 10mm Trocar 穿刺，若肚脐较深，脐轮较小，或者肌瘤较大，必要时可选择脐上缘，置入套管，冲入 CO_2，腹腔压力为 12~15mmHg，气腹成功后置入腹腔镜，在下腹两侧麦氏点及反麦氏点上方分别置入 10mm（左侧）、5mm（右侧）穿刺套管，可根据肌瘤大小，适当上下调节。如果术者习惯同侧操作，需要助手于对侧配合的，可以选择 4 个操作孔，可于左下腹根据操作习惯增加一 5mm 的穿刺孔。选择单孔腹腔镜手术的，一般选择肚脐切口，手术具体步骤与常规腹腔镜相同，标本取出可以直接于肚脐切口处剪刀剪碎取出。

（2）腹腔镜下详细探查腹盆腔的情况，如果发现粘连应先予分离，恢复盆腔脏器的解剖位置，特别是子宫下段肌瘤。如果有剖宫产病史，膀胱与宫体粘连，一定要将膀胱充分分离，否则有损伤膀胱的风险，子宫后壁肌瘤如果与肠管致密粘连，需要预防肠管损伤。

（3）先行予子宫体注射垂体后叶素 6U，以减少术中出血。明确肌瘤位置，选择切口位置、方向、长短等，一般情况选择瘤体最凸出部位，沿子宫肌层走行方向切开，和瘤体等长，单极电钩切开子宫肌层及瘤体包膜，暴露瘤体，抓钳抓取瘤体向外提拉，分离钳配合，完整剥除瘤体，基底部的血管及结缔组织，必要时双极电凝后切断。

（4）若为子宫多发肌瘤，则应根据具体情况，如瘤体大小、位置、深浅，尽量减少切口数量，选择切口连续，利于缝合。挖出瘤体后，单层或多层，间断或连续缝合子宫切口，尽量全层缝合，不留死腔，特别是瘤体深达内膜的，注意保护内膜层。先行沿内膜外侧肌层对缝，将内膜层封闭于宫腔，可以一定程度预防子宫内膜异位症及子宫腺肌病的发生。

（5）闭合瘤腔后，扩大左侧切口，旋切器将瘤体呈条索状旋切取出。冲洗盆腔，必要时留置盆腔引流管，便于术后观察盆腔出血情况。

（6）可吸收线皮内缝合肚脐及腹部切口，术毕，预防切口渗血，建议认真检查各切口，必要时电凝止血。

（二）浆膜下子宫肌瘤手术操作步骤

（1）Trocar 穿刺同前。

（2）手术基本步骤同肌壁间肌瘤，如果是有蒂部的浆膜下肌瘤，蒂部 < 4cm 的可以先行使用套扎线套扎蒂部，沿套扎线上 1~2cm，环形切开子宫肌层和瘤体包膜，完整剥除瘤体，再次套扎蒂部止血。如果滑脱，可以缝合蒂部创面止血。如果蒂部较宽，必要时可以楔形切除部分瘤体包膜，注意剩余皮缘的对合情况，可根据手术医师的临床经验选择。如果蒂部小于 2cm，可以直接双极电凝蒂部，完整摘除瘤体（图 7-4-6）。

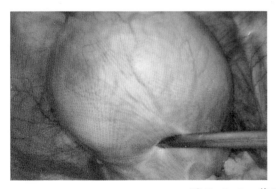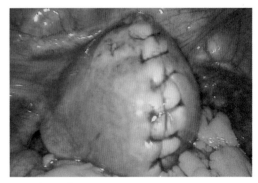

图 7-4-6　浆膜下子宫肌瘤

（3）闭合瘤腔后，扩大左侧切口，旋切器将瘤体呈条索状旋切取出。冲洗盆腔，必要时留置盆腔引流管。

（4）可吸收线皮内缝合肚脐及腹部切口，术毕，预防切口渗血，建议认真检查各切口，必要时电凝止血。

（三）黏膜下肌瘤手术操作步骤

可以经宫腔镜摘除的黏膜下子宫肌瘤不属于本节探讨内容。

（1）Trocar 穿刺同前。

（2）腹腔镜下详细探查同前。

（3）结合彩超检查，根据肌瘤位置选择子宫前后切口。黏膜下子宫肌瘤剔除等同于剖宫取瘤，对子宫内膜有一定的影响，所以缝合时建议分层缝合，先行沿内膜外侧肌层对缝，将内膜层封闭于宫腔，再对缝肌层，可以预防子宫内膜异位症及子宫腺肌病的发生，术后检查阴道出血量，一般建议使用缩宫素促进子宫收缩止血，术后绝对避孕1~2 年。

（4）后续步骤同前。

（5）注意如果黏膜下肌瘤直径 > 3cm，而且凸向宫腔的瘤体体积小于肌瘤的 1/3，建议选择腹腔镜手术摘除，宫腔镜电切手术时间不宜过长，如果长时间手术，有水中毒的风险。

（四）阔韧带子宫肌瘤手术操作步骤

（1）Trocar 穿刺同前。

（2）腹腔镜下详细探查腹盆腔的情况，如果发现粘连应先予分离，恢复盆腔脏器的解剖位置，是否注射垂体后叶素具体情况具体分析，如果是真性子宫阔韧带肌瘤，注射后止血作用不明显，可以不使用。明确肌瘤位置，选择切口位置、方向、长短等，一般情况如果子宫阔韧带瘤体较大，选择瘤体最凸出的部位。如果瘤体前后凸出大小相近，建议选择子宫阔韧带前叶切口，因为后叶切口更靠近输尿管，选择前叶切口可以减少损伤输尿管的可能。切口视具体情况可选择纵行或横行，因子宫阔韧带伸缩较大，一般建议切口居中，可略小于瘤体。

（3）常规选择单极电钩切开子宫阔韧带前、后叶腹膜及瘤体包膜，暴露瘤体，抓钳抓取瘤体向外提拉，分离钳、双极配合，完整剥除瘤体，基底部的血管及结缔组织，必要时双极电凝后切断，根据具体情况，如瘤腔深浅、位置，决定是否需要缝合。若为真性子宫阔韧带肌瘤，无肌层可缝合压迫，故止血步骤非常重要，基底部或蒂部建议双极凝切，彻底止血，完整剥除瘤体，否则血管回缩后止血困难，且无法缝合。如果瘤腔较小，无出血，可不予缝合；如果瘤腔较大，较深，或有少许渗血，间断或连续缝合子宫阔韧带腹膜切口，尽量全层缝合，不留死腔，必要时局部可使用止血棉压迫止血。若为假性子宫阔韧带肌瘤，基底部一般连于宫体，可根据具体位置及基底部大小给予适当的缝合止血，亦可以选择套扎靠近宫体的蒂部，预防出血是主要目的（图 7-4-7~ 图7-4-8）。

（4）特别注意子宫阔韧带瘤体靠近子宫动静脉处，分离剥除瘤体时要小心谨慎，如果瘤腔较深较大，有渗血、渗液的可能，建议留置盆腔引流管。

（5）后续步骤同前。

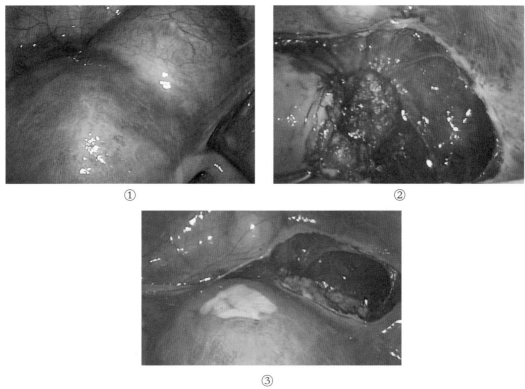

① ②

③

图 7-4-7 假性子宫阔韧带肌瘤套扎蒂部

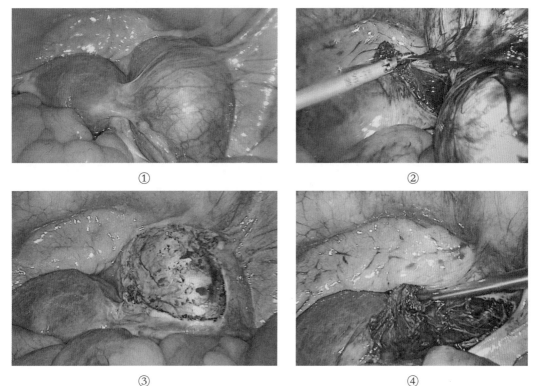

① ②

③ ④

图 7-4-8 真性子宫阔韧带肌瘤瘤体蒂部彻底止血，仔细检查瘤腔

（五）宫颈肌瘤手术操作步骤

如果属于宫颈阴道部肌瘤，可经阴道切除，在此详述腔镜下宫颈阴道上部肌瘤的手术步骤。

（1）Trocar穿刺同前。

（2）腹腔镜下详细探查腹盆腔的情况，如果发现粘连应先予分离，恢复盆腔脏器的解剖位置，宫颈肌瘤靠近膀胱、子宫动脉、肠管，术中解剖必须清晰。明确肌瘤位置，如果肌瘤位于前侧，一般情况先打开膀胱子宫反折腹膜，下推膀胱，完整暴露瘤体；如果肌瘤位于后侧，需要分离出子宫直肠间隙；如果瘤体位于侧边，需要特别注意子宫血管的走行。

（3）暴露瘤体后，常规选择单极电钩切开子宫肌层及瘤体包膜，暴露瘤体，抓钳抓取瘤体向外提拉，分离钳、双极配合，完整剥除瘤体，间断或连续缝合子宫切口，尽量全层缝合，不留死腔；如果瘤体深达宫颈管，需要助手于阴道置入扩宫棒引导缝合的深度。否则术后可能引起宫颈管狭窄、粘连、梗阻等。

（4）后续步骤同前（图7-4-9）。

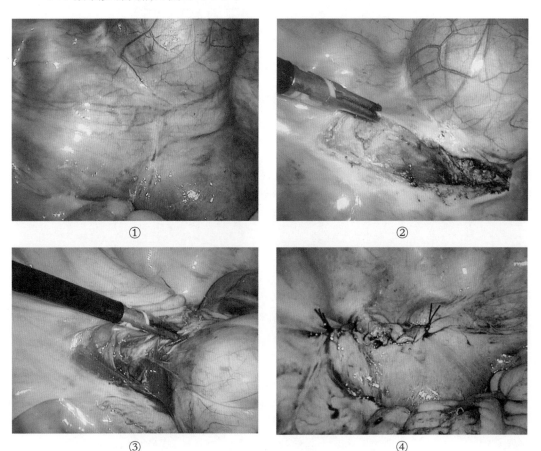

①

②

③

④

图7-4-9 宫颈肌瘤手术

（六）子宫肌瘤合并妊娠

子宫肌瘤合并妊娠，一般不建议孕期手术治疗，可于生产时一并处理。另外建议患者一定做好产前检查。

（七）术中注意事项

（1）手术前可予子宫体注射垂体后叶素6U，促进子宫肌层收缩，对垂体后叶素不敏感的患者，如果术中出血较多，可以静脉注射缩宫素，促进子宫收缩，减少术中出血。

（2）切口的选择是手术成功的关键，常规瘤体选择最突出的部位，一般与瘤体等长或略小于瘤体大小；靠近输卵管口的需要选择避开输卵管，而且需要留出缝合的距离，特别是仍有生育要求的患者；多发肌瘤切口尽量选择同一切口，相邻的肌瘤不建议选择多个切口，以免增加缝合难度及术后创面。

（3）深达子宫内膜的肌瘤剔除术，缝合建议分层，先行将内膜组织缝合封闭在宫腔内，然后尽量全层缝合肌层，避免出现死腔，相对肌层务必对合压紧，如果出现血肿需要加压缝合；术中检查阴道出血情况。

（4）子宫阔韧带肌瘤或者宫颈肌瘤，术中要预防输尿管的损伤，解剖位置必须清晰，术毕要检查输尿管的蠕动。如果有分离粘连，膀胱分离面较大，需行亚甲蓝液膨膀胱，以检查是否有损伤；肠管分离面较大，要行肠管冲气试验，以排除损伤可能。子宫阔韧带瘤腔必要时可以给予止血棉局部填塞。

（5）缝线可以选择可吸收线，亦可以选择倒刺线，注意倒刺线不可以接触通电器械，如果针眼有渗血不可以使用双极电凝，一经接触缝线易断裂。缝合是手术成功的最关键步骤，需要术者勤练，特别是镜下的缝合，肌层尽量对合有利于恢复，有时候瘤体较深，切开肌层较厚的，可以一针深、一针浅，深针对合肌层，浅针对合皮缘。

（6）术中发现瘤体无明显边界（有行消融术的患者），或者考虑腺肌瘤时，应尽量剪刀剪除病灶。

（7）术中如果发现瘤体烂脆，怀疑肉瘤样变，需送术中冰冻病理检查，旋切瘤体时必须装袋旋切，充分冲洗盆腔。

五、术后注意事项

（1）观察阴道流血情况：瘤体深达宫腔的，术后阴道流血应逐渐减少直至停止，若术后阴道流血不止，应考虑子宫收缩乏力，及时给予缩宫素对症治疗。

（2）观察腹腔引流情况：多发肌瘤，或者瘤体巨大的术后建议放置盆腔引流管，方便观察有无腹腔内继续出血的可能。术后监测生命征，若有怀疑腹腔内出血，血红蛋白进行性下降，需二次腹腔镜探查。

（3）术后患者血红蛋白下降，出现发热等症状时，及时完善相关检查，如有血肿、感染等，尽早处理。

六、手术并发症防治

（一）盆腔粘连

盆腔粘连严重的患者，需要谨慎肠管、输尿管、膀胱及大网膜损伤（同总论）。

（二）血肿

由于瘤体位置较深，或者凸向盆腔侧壁，甚至是阔韧带肌瘤，缝合不当，临床常见并发血肿，所以术中切口的选择、肌层的对合、缝合的技巧、医生的经验在术中都占有重要的一环。对于瘤腔较大，有渗血的可能，术后应予以缩宫素维持，促进子宫持续性收缩，以起到压迫止血的效果。

（三）感染、瘤腔积血合并感染

需积极抗感染治疗，早发现，早治疗。术中缝合是减少感染风险的重要环节。

（四）术后妊娠子宫破裂

除去浆膜下肌瘤，子宫肌层有缝合的患者一般建议术后常规绝对避孕 1~2 年。

（五）种植复发

建议旋切瘤体时，装袋旋切，可以预防种植及减少复发。

（六）子宫肉瘤

如果术后病理确诊子宫肉瘤时，需要二次手术。

【参考文献】

［1］夏恩兰.妇科内镜学［M］.北京：人民卫生出版社，2001.

［2］曹泽毅.中华妇产科学［M］.第 3 版.北京：人民卫生出版社，2014.

［3］郎景和.妇科手术笔记［M］.北京：中国科学技术出版社，2004.

［4］李光仪.实用妇科腹腔镜手术学［M］.北京：人民卫生出版社，2019.

［5］刘新民.妇产科手术学［M］.第 3 版.北京：人民卫生出版社，2005.

［6］刘开江.妇科肿瘤腹腔镜手术［M］.北京：人民卫生出版社，2018.

第五节　腹腔镜下子宫切除术

一、概述

微创手术凭借相对于传统手术的优势，已成为多数患者的首选。经过 30 余年的经验积累，腹腔镜子宫切除术已是比较成熟的手术。具体手术方式的选择要根据患者的具体情况和需求确定。本节叙述腹腔镜子宫切除的相关常见手术。

腹腔镜下子宫切除术最常用的包括腹腔镜下次全子宫切除术（LSH）、腹腔镜下全子宫切除术（TLH）、腹腔镜下辅助阴式子宫切除术（LAVH）、经典宫颈上筋膜内或 Semm 子宫切除术（CISH）。本节详述临床最常用的腹腔镜次全子宫切除术和腹腔镜全子宫切除术。

二、手术适应证、禁忌证

（一）腹腔镜次全子宫切除术适应证

（1）子宫多发肌瘤，没有生育要求，＞ 45 岁，宫颈筛查无异常的患者。

（2）子宫腺肌病，宫颈筛查无异常，患者要求保留宫颈。

（3）子宫出血：异常子宫出血经药物治疗无效，围绝经期或绝经后子宫内膜异常增生性出血等。宫颈筛查无异常的患者。

（二）腹腔镜次全子宫切除术禁忌证

（1）盆、腹腔严重粘连，无法完成人工气腹或不能置入穿刺套管。

（2）基础疾病、全身并发症不能耐受全身麻醉和手术。

（3）子宫巨大，盆腔无操作空间。

（4）手术医生经验不足，超出术者能力范围。

（5）局部或全身急性炎症期。

（三）腹腔镜全子宫切除术适应证

（1）子宫腺肌病，没有生育要求；绝经后多发子宫肌瘤，患者要求全子宫切除。

（2）子宫内膜病变，复杂性增生，不典型增生，异常子宫出血经药物治疗无效，围绝经期或绝经后子宫内膜异常增生性出血等。

（3）子宫内膜癌 I 期，宫颈上皮内病变，CIN-III，子宫颈癌 IA 期。

（4）附件病变：一般需要切除双侧附件的患者，子宫通常一并切除；或附件恶性肿瘤多建议切除子宫。

（5）其他：子宫脱垂、产后大出血、植入性胎盘、羊水栓塞、子宫破裂等。

（四）腹腔镜全子宫切除术禁忌证

同次全子宫切除术。

三、术前准备

（一）术前一般准备

■ **1. 术前评估**

（1）术前完善三大常规、心肺功能、生化全套、血型、凝血功能、经阴道超声等检查；切除子宫必须进行宫颈癌前检查，包括宫颈 TCT，宫颈 HPV 检查，子宫内膜病变的患者需行分段诊刮术，必要时行盆腔 CT 或 MRI 检查。

（2）做好术前沟通，签署同意书，使患者和家属明确手术的目的，本着自愿选择的原则积极配合手术。

（3）必须排除心、肺功能不良者，如果炎症急性期需要治疗后再安排手术，手术时间避开月经期，如果子宫不规则出血，出血量不多亦可以手术，术前予以阴道擦洗。

■ **2. 术前消毒**

（1）腹部皮肤消毒：准备同一般腹部手术，特别注意肚脐清洁，可用碘伏浸泡擦洗脐孔，一般情况选择肚脐做第一穿刺孔，此处腹壁最薄，血管相对较少，是理想位置。如果子宫较大，上界达肚脐，需要取脐上切口，肥胖患者注意分层可能，必要时扩大切口，尽量避免腹壁分层，否则气体冲入腹壁，会导致皮下气肿的发生。

（2）阴道准备：术前常规检查白带，不达标者需进行阴道冲洗并阴道内给药，治疗后复查正常方可手术。手术前常规消毒阴道。

（3）肠道准备：术前晚常规服用泻药，必要时清洁灌肠，可以缓解术中鼓肠现象，亦可以促进术后肠功能恢复。

■ **3. 术前备血**

术前应该做好备血准备。

■ **4. 术前插尿管，排空膀胱。**

术前插尿管，排空膀胱。

（二）麻醉与体位

（1）麻醉方式：气管插管全身麻醉。

（2）体位：常规选择膀胱截石位（臀高头低 15°~20°）。

（3）上举宫器：腹腔镜下的切除子宫的手术，术中需要变动子宫体位配合手术，一般情况都需要上举宫器，举宫器种类较多，术者可以选择自己偏爱的，目前笔者医院选择简易式举宫器，举宫器头可以调节方向，和举宫杯对比，相对灵活，不会固定宫颈位置，但对环形切除宫颈时指导作用不大，使用时需配合宫颈钳，否则有穿破子宫的风险（图7-5-1）。

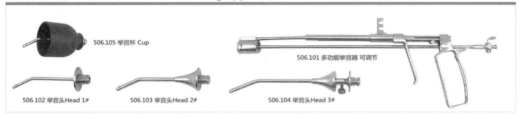

图 7-5-1　多功能举宫器

四、手术操作步骤与技巧

（一）腹腔镜次全子宫切除术手术操作步骤

（1）脐孔正中10mm Trocar穿刺，若肚脐较深，脐轮较小，必要时可选择脐上缘，置入套管，冲入 CO_2，腹腔压力为12~15mmHg，气腹成功后置入腹腔镜，在下腹两侧麦氏点及反麦氏点上方分别置入10mm（左侧）、5mm（右侧）穿刺套管，可根据子宫大小，适当上下调节。如果术者习惯同侧操作，需要助手于对侧配合的可以选择4个操作孔，可于左侧增加1个5mm的穿刺孔。选择单孔腹腔镜手术的，一般选择肚脐切口，手术具体步骤与常规腹腔镜相同，标本取出可以直接于肚脐切口处剪刀剪碎取出。

（2）腹腔镜下详细探查腹盆腔的情况，如果发现粘连应先予分离，恢复盆腔脏器的解剖位置，特别是子宫下段。如果有剖宫产病史，膀胱与宫体粘连，一定要将膀胱充分分离，否则有损伤膀胱的风险。如果分离过程膀胱浆膜层出现破损，需要缝合，术后导尿管留置1周。子宫后壁如果与肠管致密粘连，需要预防肠管损伤。如果分离过程肠管浆膜层出现破损，需要缝合。

（3）次全子宫基本步骤：切断子宫圆韧带、卵巢固有韧带，保留卵巢，离断宫旁组织，暴露宫颈峡部。根据具体情况，选择是否离断子宫动脉，如果宫颈峡部较粗，或者局部有粘连等，建议离断子宫动脉，减少术后出血风险，如果子宫峡部较窄，无需离断子宫动脉，套扎线必须扎紧。

（4）套扎线套扎子宫峡部，可以电钩切断宫体，亦可以剪刀剪除宫体、旧式的套扎后旋切，风险较大，对旋切的术者要求较高，故选择离断子宫后旋切。电凝子宫颈残端，缝合宫颈残端，再次套扎加固，有条件尽量腹膜化宫颈残端，以预防腹腔组织脱垂。笔者科室曾遇一例患者，次切术后部分网膜脱垂至阴道。郎景和院士的《妇科手术笔记》中曾记载有全子宫术后输卵管脱垂的情况。

（5）旋切子宫体，取出标本，旋切时需小心谨慎，旋切头锋利，必须处于视野中心，防止损伤周边组织脏器，特别是肠管。

（6）腹腔镜下冲洗盆腔，清除血块及子宫碎屑，检查无活动性出血后，特别检查各穿刺口是否有渗血，必要时电凝止血，然后排空腹腔二氧化碳，拔出 Trocar，尽量全层缝合穿刺孔，结束手术，如果术中创面较大，需要留置盆腔引流管（图 7-5-2）。

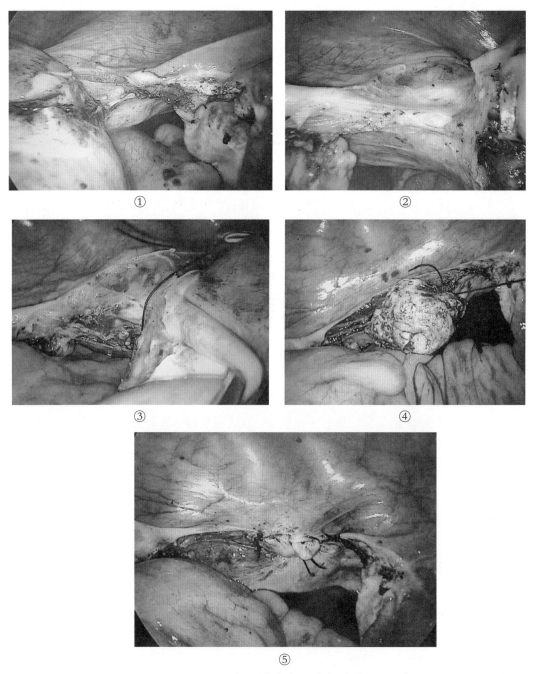

图 7-5-2　腹腔镜次全子宫切除术

（二）腹腔镜全子宫切除术手术操作步骤

（1）脐孔正中 10mm Trocar 穿刺，若肚脐较深，脐轮较小，必要时可选择脐上缘，置入套管，冲入 CO_2，腹腔压力为 12~15mmHg，气腹成功后置入腹腔镜，在下腹两侧麦氏点及反麦氏点上方分别置入 10mm（左侧）、5mm（右侧）穿刺套管，可根据子宫大小，适当上下调节。如果术者习惯同侧操作，需要助手于对侧配合的可以选择 4 个操作孔，可于左侧增加 1 个 5mm 的穿刺孔。选择单孔腹腔镜手术的，一般选择肚脐切口，手术具体步骤与常规腹腔镜相同。

（2）腹腔镜下详细探查腹盆腔的情况，如果发现粘连应先予分离，恢复盆腔脏器的解剖位置，特别是子宫下段。如果有剖宫产病史，膀胱与宫体粘连，一定要将膀胱充分分离，否则有损伤膀胱的风险。子宫后壁如果与肠管致密粘连，需要预防肠管损伤、全子宫切除术是妇科良性手术中最大的手术，宫颈位置的处理风险较大。

（3）若保留双侧附件，则切断子宫圆韧带、卵巢固有韧带、输卵管近子宫端，保留卵巢及输卵管，

（4）若切除双侧附件，则凝切双侧骨盆漏斗韧带、输卵管系膜，完全离断双侧附件。

（5）离断宫旁组织，剪开膀胱腹膜反折，分离膀胱宫颈间隙，提起反折，钝性下推膀胱至宫颈外口下约 2cm，再分离两侧宫旁组织及阴道旁间隙，远离输尿管避免损伤，此处血管丰富，容易出血，且下方就是输尿管走行，在止血时需要非常小心，尽量推离输尿管。

（6）处理子宫血管是全子宫切除术最关键的步骤，相较于次全子宫切除术，宫颈部分的手术，基本集中了所有子宫切除术可能的损伤并发症，如膀胱、直肠、输尿管损伤等。子宫动脉沿盆底侧壁向下方行走，进入子宫阔韧带，跨过输尿管前方，主干沿子宫侧缘上行至子宫底。子宫静脉变异较多，术者手术时需谨慎。处理一侧子宫血管，将子宫举向对侧，充分暴露手术视野，仔细查看同侧输尿管的蠕动走行方向，在尽量推离后，于其上方 10~20mm 处双极电凝子宫血管，超声刀或剪刀离断子宫血管及周围组织。子宫血管与宫颈之间有一疏松间隙，离断血管后钝性下推子宫血管丛，可以将输尿管从宫颈上彻底推开，暴露同侧子宫主韧带及子宫骶骨韧带，双极配合超声刀凝切子宫主韧带及子宫骶骨韧带。同法处理对侧宫旁，处理完整后，举宫器上举子宫，暴露阴道前壁，宫颈钳定位宫颈前唇，超声刀或剪刀或电刀在前穹隆顶切开阴道前壁，沿阴道穹隆部环形离断阴道，游离子宫。

（7）取出子宫。离断子宫后，退出举宫器，同时将子宫体送入阴道，停止腹腔冲气，窥阴器打开阴道，直视下钳夹宫颈，从阴道取出子宫，取出后剖视子宫，检查内膜、肌壁，必要时术中送冰冻病理检查，排除子宫恶性病变。如果子宫巨大，患者阴道又狭窄，无法从阴道取出，可以选择从腹腔切口装袋旋切取出子宫。

（8）缝合阴道残端。取出子宫后，冲洗盆腔，检查有无出血，冲洗完毕后，缝合阴道残端，助手使用大纱堵塞阴道口，保持气腹压力，不建议深入阴道，深入阴道后对残端有一定限制作用，增加腔镜下缝合难度。缝合时阴道残端对合非常重要，保证阴道内残端光滑，可以减少术后残端息肉、肉芽的形成。横向缝合、纵向缝合都可以，为防止缝合疏松，可以选择连续锁扣式缝合。最后将腹膜对缝，残端腹膜化，减少术后粘连的发生（图7-5-3）。

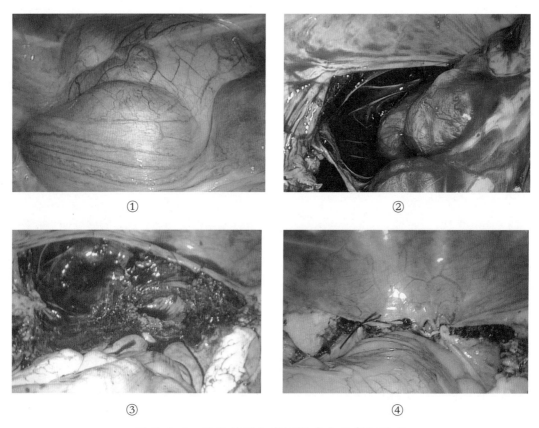

①　　　　　　　　　　　②

③　　　　　　　　　　　④

图 7-5-3　腹腔镜巨大宫颈肌瘤全子宫切除术

（三）术中注意事项

（1）目前腔镜器械发展已经很先进，一般建议使用双极凝切组织，如果需要使用单极电凝、切割时，需要注意使用小技巧，钳与组织接触面不要过大，否则止血效果会受影响，手脚配合必须同步。使用双极电凝时同样需要注意使用技巧，电切深度或剪刀剪断深度必须小于电凝深度。

（2）子宫切除术附件的处理：随着患者对生存质量要求的逐渐提高，良性病变一般情况保留附件。对于绝经后的患者，如果患者坚决要求同时切除双侧附件，签字后可以同时切除。鉴于子宫切除后，保留输卵管临床意义不大，且有术后并发炎症、积液等风险，一般对于大于 45 岁，需要切除子宫的患者，建议同时切除双侧输卵管，保留卵巢。切除输卵管需要注意尽量避免损伤卵巢血管，特别是当患者输卵管与骨盆漏斗韧带距离较近时，钳夹时尽量远离骨盆漏斗韧带，电凝时建议多次、短时间电凝，减少热传导损伤。

（3）举宫者需要有经验的医生，特别是全子宫切除术，可以配合术者使术野暴露清晰。宫颈钳一般建议选择钳夹 12 点位置上下夹，临床有医生夹宫颈时左右夹，影响术者离断子宫时位置的选择，起不到很好的引导作用。

（4）次全子宫切除术注意套扎要套紧，术者需要检查套扎线是否合格，否则有术后出血的风险。断宫体时注意将宫颈残端剪切呈蘑菇头状，如果剪切斜了或者宫颈管部剪切过于凹陷，套扎线都有滑脱的可能性，万一套扎线滑脱，及时缝合断端止血。

（5）术中发现有膀胱及直肠粘连，分离粘连时务必小心谨慎，如若有损伤及时发现、及时补救。术中分离创面较大，建议放置盆腔引流管，以便于术后观察。

（6）相对于全子宫切除术，次全子宫切除术操作简单，并发症少，对盆底组织损伤小，没有牵涉子宫颈，对患者后续生活的影响较小，故随着生活质量的提高，宫颈癌前普查正常，可以建议患者选择次全子宫切除术。

（7）全子宫切除术中宫颈部分的手术，集中了几乎所有子宫切除术可能的损伤并发症，所以首先必须有合适的工具，一般建议配备超声刀，传热范围较小，处理子宫颈部分时对周边的组织损伤概率较小，特别是输尿管热损伤。

（8）残端缝合必须注意对合，必须检查有否渗血，预防损伤输尿管。

（9）旋切子宫体时注意旋切器头部必须在盆腔中央，避免因锋利的旋切器头损伤盆腔脏器，比如盆壁、肠管等组织，必要时建议装袋旋切，可以减少损伤可能，减少种植可能。

五、术后注意事项

（1）观察生命征，如果有盆腔引流管，注意观察引流袋的情况，定期检测血常规。如果引流管干净，血红蛋白有下降，应仔细检查患者是否有皮下瘀斑，笔者临床曾遇患者术后皮下渗血至血红蛋白下降至重度贫血，一经发现及时输血对症治疗，腹部加压包扎止血。

（2）术后患者出现血红蛋白下降、发热等症状时，应及时完善相关检查，如有血肿、感染等，尽早处理。

（3）全子宫术后完全愈合需要 3 月余。术后 1 月余，阴道端可吸收线融合，部分患者可能出现阴道少量出血或排液，属于正常现象。告知患者如果 1 月余出现阴道出血，量多，及时复诊。如无异常情况，常规 3 个月后复诊。

六、手术并发症防治

（1）盆腔粘连严重的患者，需要谨慎膀胱、肠管、输尿管、膀胱及大网膜损伤（同总论）。

（2）次全子宫切除术后子宫颈残端出血、血肿，所以术中套扎必须扎紧，常规建议电凝离断双侧子宫动脉，子宫颈残端必须电凝处理，有条件建议将残端腹膜化。

（3）感染：术中探查见粘连广泛，分离后创面较大，术后渗出相对较多，此种患者建议术后使用抗生素治疗，需积极预防感染治疗。

（4）全子宫切除术时，如果子宫较大，特别是下段有较大肌瘤或者宫颈肌瘤，手术时必须注意避免损伤膀胱或者输尿管；既往有腹式手术的患者，膀胱粘连分离过程有损伤膀胱的可能，术中发现，及时修补，预后佳。所以术中必须小心谨慎，创面较大可以术中予稀释的亚甲蓝液膨膀胱，检查是否有亚甲蓝液渗出盆腔。如果是电损伤，比较隐匿，术中较难发现，特别是输尿管的热损伤无法预测，后遗症又相对严重。若术后出现阴道流液增多，需做相关膀胱镜等检查，明确损伤部位，根据具体情况给予对症处理。如果术前相关检查显示输尿管出现压迫，必要时术前留置双J管。

（5）全子宫切除术中如果发现子宫后壁与肠管广泛致密粘连，分离过程有损伤肠管的可能，手术时应谨慎仔细，及时发现，及时修补，必要时做肛门冲气检查肠管完整性。

【参考文献】

［1］夏恩兰．妇科内镜学［M］．北京：人民卫生出版社，2001.

［2］曹泽毅．中华妇产科学［M］．第3版．北京：人民卫生出版社，2014.

［3］郎景和．妇科手术笔记［M］．北京：中国科学技术出版社，2004.

［4］李光仪．实用妇科腹腔镜手术学［M］．北京：人民卫生出版社，2019.

［5］刘新民．妇产科手术学［M］．第3版．北京：人民卫生出版社，2005.

［6］刘开江．妇科肿瘤腹腔镜手术［M］．北京：人民卫生出版社，2018.

第六节　宫腔镜探查术

一、概述

宫腔镜手术也是一种经阴道的微创手术，经常与腹腔镜联合对疾病进行诊断与治疗。宫腔镜手术与腹腔镜手术一样，手术是利用带有摄像头的设备，是一种纤维光源的内镜，从阴道、子宫颈进入子宫，应用膨宫介质扩张宫腔，直视观察子宫颈管、子宫颈内口、子宫腔及输卵管开口，并投射到屏幕上，用于诊断及治疗。主要用于诊断及治疗子宫内膜病变、子宫肌肉病变、宫腔内类似肿瘤的病变、先天发育畸形、妊娠物残留、异物残留、宫腔粘连等。

二、手术适应证、禁忌证

（一）适应证

1. 宫腔镜检查适应证

（1）异常子宫出血：子宫内膜息肉、子宫内膜增生（包括良性、恶性）、子宫肌瘤。

（2）可疑宫腔粘连及畸形。

（3）可疑妊娠物残留。

（4）影像学检查提示宫腔占位病变。

（5）原因不明不孕或反复流产。

（6）宫内节育器异常。

（7）宫腔内异物。

（8）宫腔镜术后相关评估。

2. 宫腔镜手术适应证

（1）子宫内膜息肉。

（2）子宫黏膜下肌瘤及部分影响宫腔形态的肌壁间肌瘤。

（3）宫腔粘连。

（4）子宫内膜切除。

（5）纵隔子宫。

（6）宫腔内异物取出。

（7）宫腔镜下引导输卵管通液、注药及绝育术。

（二）禁忌证

（1）急、亚性生殖道感染。

（2）重要器官发病急性期及其他不能耐受手术者。

（3）发热，体温 > 37.5℃。

（4）子宫颈瘢痕，不能充分扩张者（酌情考虑其风险，为相对禁忌证）。

（5）近期尤其是 3 个月内有子宫穿孔或子宫手术史者（酌情考虑其必要性及风险，为相对禁忌证）。

（6）浸润性宫颈癌、生殖道结核未经系统治疗者（为相对禁忌证）。

三、术前准备

（一）术前一般准备

■ **1. 术前评估**

（1）术前完善三大常规、心电图、肝肾功能、凝血功能、经阴道超声等检查。

（2）若为急诊手术，必须检查血常规、凝血功能。

（3）必须排除心、肺功能不良者。

■ **2. 术前消毒**

与经阴式手术消毒范围相同。

■ **3. 术前配血**

术前应该做好配血备用，必须做好输血准备。

■ **4. 插尿管，排空膀胱**

根据手术需要，考虑是否需插导尿管，排空膀胱。

■ **5. 术前沟通**

与患者及其家属充分沟通，本着自愿选择的原则使其知情同意并签署手术同意书。

（二）麻醉与体位

（1）麻醉方式：气管插管全身麻醉，也可硬膜外麻醉或静脉麻醉。

（2）体位：膀胱截石位。

四、手术操作步骤与技巧

（一）手术操作步骤

（1）患者取膀胱截石位，常规消毒、铺巾后置入阴道窥器，使用宫颈钳夹持子宫颈，探针了解宫腔深度和方向，扩张子宫颈至大于镜体外鞘直径半号。接通液体膨宫泵，调整压力，膨宫液膨开子宫颈，宫腔镜在直视下缓慢插入宫腔，调整出水口液体流量，使宫腔内压达到所需压力。

（2）观察宫腔：先观察宫腔全貌，宫底、宫腔前后壁、输卵管开口，在退出过程中观察子宫内口和子宫颈管。

（3）宫内操作：快速、简单的手术操作可在确诊后立即施行，如易切除的内膜息肉、内镜活检、节育环嵌顿等。复杂的宫腔镜手术则需要在手术室麻醉下进行。

（二）术中注意事项

（1）膨宫液的选择：使用单极电切或电凝时，膨宫液须选用非导电的 5% 葡萄糖液，双极电切或电凝则选用生理盐水，后者可减少过量液体灌注导致的过度水化综合征。

（2）术中可能遇到的问题：

1）宫腔膨宫不良：检查入水、出水进口阀门是否通畅，内外镜鞘间有无血块堵塞；若是子宫收缩导致的膨宫不良可静脉滴注阿托品。

2）宫腔内碎屑、血液清除过慢：可增加吸引压或清洗镜鞘。

3）切割不充分。

4）子宫内膜和宫腔观察不清。

5）灌流液吸收过快。

五、手术并发症防治

（一）出血

子宫出血的高危因素包括子宫穿孔、动静脉瘘、子宫颈妊娠、剖宫产瘢痕部位妊娠、凝血功能障碍等。行子宫黏膜下肌瘤电切时，如切割病灶过深，达到黏膜下 5~6mm 的子宫肌壁血管层易导致出血。出血的处理应根据出血量、出血部位、范围和手术种类确定，如使用缩宫素、米索前列醇等宫缩剂，留置球囊压迫宫腔。

（二）子宫穿孔

一旦发生子宫穿孔，应立即查找穿孔部位，确定邻近器官有无损伤。较小管径的检查镜，穿孔范围小，无活动性出血及脏器损伤时，可以促宫缩及使用抗生素保守观察。如管径较大的镜体损伤穿孔，如电切镜，穿孔范围大，可能损伤腹腔盆腔脏器，须腹腔镜探查修补子宫。

（三）过度水化综合征

过度水化综合征与膨宫液压力大，宫腔创面大及肌肉层血窦开放有关。由灌流介质大量吸收引起体液超负荷和 / 或稀释性低钠血症所致。如诊治不及时，将迅速出现急性肺水肿、脑水肿、心肺功能衰竭甚至死亡。相应的处理措施包括吸氧、纠正电解质紊乱和水中毒（利尿、限制入液量、治疗低钠血症）、处理急性左心功能衰竭、防治肺和脑水肿。

（四）其他

其他如气体栓塞、感染、宫腔或 / 和子宫颈管粘连等。若有发生，做相应处理。

第七节　宫腔镜下子宫内膜息肉切除术

一、概述

子宫内膜息肉是子宫内膜过度生长所致，数量可单个或多个，直径从数毫米到数厘米，可分无蒂和有蒂（图7-7-1~图7-7-2）。息肉是由子宫内膜腺体、间质和血管组成。多发性、弥漫型者常有月经过多、经期延长或异常子宫出血症状，在异常子宫出血原因中有21%~39%为子宫内膜息肉。本节重点讲述子宫内膜息肉及宫腔镜下子宫内膜息肉切除术。

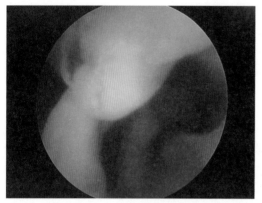 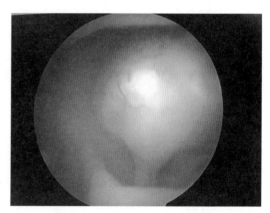

图 7-7-1　无蒂子宫内膜息肉　　　　　图 7-7-2　有蒂子宫内膜息肉

子宫内膜息肉的病因尚未明确，通常有以下几种高危因素：

（1）内分泌因素：子宫内膜息肉的形成与雌激素水平过高密切相关。围绝经期和绝经后补充激素治疗、长期服用激素类保健品，都会使女性体内雌激素水平过高。

（2）炎症因素：长期妇科炎症刺激、宫腔内异物（如宫内节育器）刺激、分娩、流产、产褥期感染、手术操作或机械刺激，都可能引起子宫内膜息肉的发生。

（3）其他：年龄增长、绝经、肥胖、高血压、糖尿病、应用他莫昔芬治疗乳腺癌等，也是子宫内膜息肉发病的高危因素。

子宫内膜息肉的临床表现多为经间期出血、月经量过多、经期延长、不孕及妊娠失败等，在绝经期则表现为不规则阴道出血。此外，少部分患者表现为盆腔痛，若巨大息肉突入宫颈管内，易继发感染、坏死，形成恶臭、血性的阴道分泌物。子宫内膜息肉确诊需在宫腔镜下摘除后病理诊断。

子宫内膜息肉的治疗方法：

（1）保守治疗：约25%子宫内膜息肉可自行消退。对于直径 < 1cm、无症状的息肉，建议保守治疗。

（2）宫腔镜下息肉切除术：可在宫腔镜直视下实施定位及息肉清除，并结合术后病理排除恶性肿瘤，宫腔镜检查是息肉诊断的金标准。宫腔镜下见息肉形态似水滴、表面光滑、无增生粗大异形的血管、无腺体开口，多为良性病变。

二、手术适应证、禁忌证

（一）适应证

（1）绝经前有症状，合并不孕症及辅助生殖技术治疗前，有恶变高危因素、息肉直径＞1.5cm，复发性、药物治疗效果不佳及绝经后的子宫内膜息肉。

（2）影像学检查提示子宫内膜息肉，尤其是绝经后女性，目前认为无论息肉大小，均应通过手术检查明确诊断。

（二）禁忌证

（1）生殖道或全身感染的急性期；严重内科疾病如心、肝、肾衰竭的急性期；严重的凝血功能障碍及血液病。

（2）存在其他不能耐受麻醉及手术的情况。

三、术前准备

（一）术前一般准备

1. 术前评估

（1）通过妇科病史询问、查体、超声检查，初步判定症状的轻重；子宫内膜息肉的大小、数目和定位；阴道出血情况。

（2）术前完善三大常规、心电图、肝肾功能、凝血功能等检查；若存在贫血，应先予以支持治疗。如有其他并发症，必要时请相关科室会诊。

（3）若为急诊手术，必须检查血常规、凝血功能。

（4）必须排除心、肺功能不良者。

2. 术前消毒

与经阴式手术消毒范围相同。

3. 术前配血

术前应该做好配血备用。必须做好输血准备。

4. 插尿管、排空膀胱

根据手术需要，考虑是否需插导尿管、排空膀胱。

5. 子宫颈预处理

（1）手术前晚插入子宫颈扩张棒或海藻杆。

（2）将卡孕栓或米索前列醇放置于阴道后穹隆处软化宫颈组织，使宫颈充分扩张，以便手术。

6. 术前沟通

与患者及其家属充分沟通，本着自愿选择的原则使其知情同意并签署手术同意书。

（二）麻醉与体位

（1）麻醉方式：气管插管全身麻醉，也可硬膜外麻醉或静脉麻醉。

（2）体位：膀胱截石位。

四、手术操作步骤与技巧

（一）手术操作步骤

（1）患者取膀胱截石位，常规消毒、铺巾后置入阴道窥器，使用宫颈钳夹持子宫颈，探针了解宫腔深度和方向，扩张子宫颈至大于镜体外鞘直径半号。接通液体膨宫泵，调整压力，膨宫液膨开子宫颈，宫腔镜在直视下缓慢插入宫腔，调整出水口液体流量，使宫腔内压达到所需压力。

（2）观察宫腔：先观察宫腔形态、宫底、宫腔前后壁、输卵管开口，再观察子宫内膜息肉的大小、数目以及位置，在退出过程中观察子宫内口和子宫颈管。

（3）息肉切除：选择电切钩、电切环进行息肉的切除。吸出切除的息肉之后进行局部止血，然后再用宫腔镜进行探查，观察是否已经完整切除。最后在宫腔内放置止血球囊。

（二）术中注意事项

1. 膨宫液的选择

使用单极电切或电凝时，膨宫液须选用非导电的 5% 葡萄糖液，双极电切或电凝则选用生理盐水，后者可减少过量液体灌注导致的过度水化综合征。

2. 术中可能遇到的问题

（1）宫腔膨宫不良：检查入水、出水进口阀门是否通畅，内外镜鞘间有无血块堵塞；若是子宫收缩导致的膨宫不良可静脉滴注阿托品。

（2）宫腔内碎屑、血液清除过慢：可增加吸引压或清洗镜鞘。

（3）息肉切除不充分。

（4）子宫内膜和宫腔观察不清。

（5）灌流液吸收过快。

五、手术并发症防治

（一）出血

子宫出血的高危因素包括子宫穿孔、动静脉瘘、子宫颈妊娠、剖宫产瘢痕部位妊娠、凝血功能障碍等。行子宫黏膜下肌瘤电切时，如切割病灶过深，达到黏膜下 5~6mm 的子宫肌壁血管层易导致出血。出血的处理应根据出血量、出血部位、范围和手术种类确定，如使用缩宫素、米索前列醇等宫缩剂，留置球囊压迫宫腔。

（二）子宫穿孔

一旦发生子宫穿孔，应立即查找穿孔部位，确定邻近器官有无损伤。较小管径的检查镜，穿孔范围小无活动性出血及脏器损伤时，可以促宫缩及使用抗生素保守观察。如管径较大的镜体损伤穿孔，如电切镜，穿孔范围大，可能损伤腹腔盆腔脏器，须腹腔镜探查修补子宫。

（三）过度水化综合征

过度水化综合征与膨宫液压力大，宫腔创面大及肌肉层血窦开放有关。由灌流介质大量吸收引起体液超负荷和 / 或稀释性低钠血症所致。如诊治不及时，将迅速出现急性肺水肿、脑水肿、心肺功能衰竭甚至死亡。相应的处理措施包括吸氧、纠正电解质紊乱和水中毒（利尿、限制入液量、治疗低钠血症）、处理急性左心功能衰竭、防治肺和脑水肿。

（四）其他

如气体栓塞、感染、宫腔或 / 和子宫颈管粘连等。若有发生，做相应处理。

六、预防复发

（一）手术

能够去除子宫内膜的手术可以有效地预防复发。

（1）子宫内膜去除术：利用高频电或激光等破坏子宫内膜全层，包括宫腔镜下子宫内膜电切术及高频电滚球子宫内膜去除术。

（2）子宫全切术：适用于病理诊断怀疑息肉恶变且无生育要求的患者。

（二）COC 治疗

35 岁以下吸烟女性及 40 岁以上女性使用 COC 时需要注意血栓风险。有生育要求的育龄期女性尽快助孕完成生育后随诊。

（三）放置 LNG-IUS（左炔诺孕酮宫内缓释系统）

对服用他莫昔芬的患者宫腔内放置 LNG-IUS 可减少子宫内膜息肉的发生和复发。

【参考文献】

[1]周冠伦，张宁，李菲.子宫内膜息肉发病机制及临床诊疗策略的相关研究进展[J].中国妇幼保健，2019，34（07）：1681-1683.

[2]杨欣.异常子宫出血疑难病例诊治精粹[M].北京：北京大学医学出版社，2019.09.

[3]田文艳，张慧英，仝佳丽，等.子宫内膜息肉诊治中国专家共识（2022年版）[J].中国实用妇科与产科杂志，2022，38（08）：809-813.DOI：10.19538/j.fk2022080112.

第八节　宫腔镜下宫腔粘连分离术

一、概述

宫腔粘连（intra uterine adhesions，IUA）是指子宫内膜基底层发生损伤导致子宫内膜纤维化，引起的宫腔内肌壁或宫颈的部分或完全粘连，临床表现为月经紊乱、痛经、腹部不适，病程长者可并发不孕、胚胎移植失败等。月经异常是最常见症状，包括月经减少、月经后期或闭经，妊娠病例还可能出现自然流产、反复流产、早产、异位妊娠等。近年来，据临床不完全统计宫腔粘连发生率约为1.5%，子宫粘连的发生机制十分复杂，与炎症、细胞因子网络失衡、子宫内膜损伤等因素有关，目前临床认为主要病因是妊娠子宫的创伤，宫腔粘连发生率可达30%，其余可能因为感染和宫腔内操作导致。根据粘连组织成分不同可分为膜样粘连、肌性粘连和纤维组织性粘连。根据部位不同可分为中央性粘连和周边型粘连。

宫腔镜下宫腔粘连分离术（trans cervical resection of adhesion，TCRA）指在宫腔镜直视下用操作电极又针对性地分离或切除宫腔粘连，是治疗宫腔粘连的标准术式，能准确地分离粘连，恢复宫腔的正常形态，减轻对子宫正常内膜的损伤，恢复正常的月经周期。本节重点讲述宫腔镜下宫腔粘连分离术。

宫腔粘连的分度标准：①轻度宫腔粘连：宫腔内粘连范围累及宫腔＜1/3，宫腔镜下可见患者的宫腔管口，粘连带较为纤细。②中度宫腔粘连：宫腔内粘连范围累及宫腔1/3~2/3，宫腔镜下可见患者的单侧宫腔管口或双侧均不可见，宫腔壁未出现粘连。③重度宫腔粘连：宫腔内粘连范围累及宫腔＞2/3，患者的宫腔管口不可见且宫底处完全闭锁，粘连带肥厚、宫腔壁出现粘连。

二、手术适应证、禁忌证

（一）适应证

月经异常、痛经、妊娠失败、不孕症等，经宫腔镜检查诊断为与宫腔粘连且满足以下条件：①子宫内膜病理检查排除恶性病变。②子宫≤妊娠9周大小，宫腔长度≤12cm。

（二）禁忌证

（1）宫颈瘢痕，宫颈口不能扩张。

（2）子宫曲度过大，宫腔镜无法进入子宫底。

（3）有严重心、肝、肾等功能障碍，不能耐受手术。

三、术前准备

（一）术前一般准备

■ 1. 术前评估

（1）术前完善三大常规、心电图、肝肾功能、凝血功能等常规检查；

（2）完善经阴道超声了解子宫的大小、形态、回声、宫腔线的方向、内膜厚度及有无包块等。通过宫腔镜检查确定宫腔形态、内膜状态、粘连程度分级，有无占位性病变等；宫腔镜直视下进行内膜活检，排除内膜恶性病变。

（3）必须排除心、肺功能不良者，一般选择月经周期前半期进行手术，根据患者情况选择是否需要腹腔镜术中监护。

■ 2. 术前宫颈预处理

无宫腔闭锁者于手术前一日晚于宫颈内口放置宫颈扩张棒，若置入困难或宫腔闭锁者，可于阴道后穹隆放置米索前列醇400μg。

■ 3. 手术消毒

（1）会阴部皮肤消毒：准备同一般宫腔镜手术。

（2）阴道准备、肠道准备。

■ 4. 术前配血

术前应该做好配血备用。

■ 5. 饮食、排尿准备

手术日晨禁食，术前不排尿，保证膀胱充盈，便于手术中超声监护。

■ 6. 术前沟通

与患者及其家属充分沟通，本着自愿选择的原则使其知情同意并签署手术同意书。

（二）麻醉与体位

（1）麻醉方式：手术时间短者可用静脉复合麻醉；有静脉麻醉禁忌或手术较复杂可使用硬膜外麻醉；手术非常困难伴有脏器损伤时可行腹腔镜监护，行全身麻醉。

（2）体位：膀胱截石位。

四、手术操作步骤与技巧

（一）手术操作步骤

手术原则是切除致密粘连，减少对残留内膜的损伤，暴露两侧宫角和输卵管开口，恢复宫腔正常形态。具体手术步骤如下。

（1）充盈膀胱，在 B 超监护下放置探针，并用 Hegar 扩张器逐号扩张宫颈及宫腔。

（2）在 B 超引导下沿宫颈外口和宫颈管将宫腔镜置入宫腔。检查宫腔形态，观察双侧子宫角和输卵管开口，显露粘连组织，明确粘连部位和程度。置入宫腔镜时若宫颈管内有致密的粘连瘢痕组织，导致子宫扩张困难，电切镜无法进入宫腔，可用宫腔电切镜针状电极划开或环形电极切除，扩大宫颈管容积。

（3）用宫腔镜针状电极划开或环形电极电切切除宫腔内中央型膜样或纤维性粘连组织可。对于宫腔前、后壁和侧壁的周边型粘连瘢痕组织，可用针状电极纵向划开，必要时用环形电极进行电切切除。

（4）针状电极横向划开或用环形电极横行切割宫底部的粘连，完全打开宫底。同时向宫角处切割移行，用针状电极分离宫角处粘连，必要时辅以环形电极切割粘连，露出宫角和输卵管开口，恢复双侧宫角正常形态。

（5）对于子宫壁瘢痕挛缩致宫腔缩窄者，可用针状电极沿子宫长轴纵向放射状划开瘢痕组织 4~5 条，扩大宫腔容积。

（6）若宫腔封闭，镜体前方为盲端者，可在腹部超声监护下，沿宫颈和子宫中线用针状电极或环形电极通电向前轻推，尝试打开粘连组织，切割出孔隙，显露宫腔。然后按照上述步骤切除粘连组织，恢复正常宫腔形态。

（7）手术即将结束时将镜子退至子宫颈内口处，观察子宫腔的形态和对称性。

（8）有腹腔镜监护者，宫腔镜分离粘连显露双侧输卵管开口后，可在宫腔内注入亚甲蓝溶液，或者行宫腔镜输卵管插管通液，行输卵管通畅试验，在腹腔镜下观察输卵管的通畅度，若输卵管伞端有蓝色液体流出，则提示输卵管通畅。

见图 7-8-1~ 图 7-8-2。

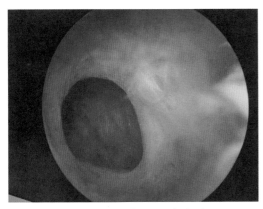
图 7-8-1 宫腔粘连术前

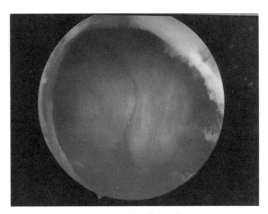
图 7-8-2 宫腔粘连术后

（二）术中注意事项

（1）注意保护正常子宫内膜：子宫肌壁腔镜电能手术可导致邻近正常组织的损伤和瘢痕的形成。纤维肌性粘连与子宫肌层之间的分界不易区分，手术时需要注意切割深度和范围，避免发生子宫壁和肌层的损伤和穿孔。

（2）中、重度粘连的患者宫腔严重变形，子宫壁挛缩宫腔可出现不同程度的闭锁，手术难度相对较大，进行手术时难以辨别子宫颈和子宫腔内解剖位置，无法确定切割方向，术中出现假道形成和子宫穿孔的风险增高，需在经腹二维超声监护或腹腔镜监护下进行手术，以提高手术成功率和安全性。经腹二维超声监护可以显示粘连上方封闭的子宫腔位置，引导探针和宫腔电切镜切割方向，逐步分离粘连，显露闭锁宫腔或封闭腔隙，恢复子宫腔形态。术中超声或腹腔镜还可观察子宫底部，前、后和侧壁的肌壁厚度，预防子宫穿孔和假道形成。腹腔镜监护可以探查盆腔情况，检查输卵管通畅度，观察子宫浆膜层的变化，及时发现并修补子宫壁的损伤。二者都可以提高手术成功率并减少并发症的发生。

（3）既往有多次宫腔操作史者，子宫可有陈旧假道或穿孔，探针或宫腔镜极易进入假道，误导手术方向，加重损伤程度，继发子宫穿孔。手术时可用腹腔镜或超声监护，观察子宫浆膜层的完整性和子宫肌壁厚度，确定宫腔镜位置。

五、术后注意事项

宫腔粘连患者子宫内膜纤维化，创面愈合困难，粘连复发率高，所以宫腔粘连的治疗应尽量使子宫内膜修复，采取措施防止再次粘连，恢复患者子宫的正常功能。目前临床常用方法有以下几种。

（1）激素治疗：常用方法为雌激素、孕激素联合用药治疗 2~3 个周期，用量为雌激素 4~9mg/d，连续 4 周，后两周联合使用孕激素。

（2）宫腔内可置入屏障物机械性分离子宫腔，预防裸露的创面接触导致再次粘连，宫内屏障物包括：①机械性屏障物：如宫内节育器、Foley 球囊导管、Cook 球囊和人类羊膜等。②生物可吸收屏障物：如透明质酸钠凝胶、Seprafilm 生物膜等。常同时联合女性激素如雌激素、孕激素等治疗，加速裸露创面的上皮化。宫内放置节育器、Foley 球囊、人类羊膜或透明质酸钠凝胶的患者应预防性地使用抗生素 3~7 天。

（3）术后 1~2 月是粘连再次形成的关键期，应行二次宫腔镜检查，若有粘连可再次进行机械性分离，复发的中重度粘连需要再次进行手术。

六、手术并发症防治

（一）宫内并发症

宫内并发症主要是子宫壁的损伤，包括假道形成和子宫穿孔。假道形成是子宫壁不完全损伤，损伤未穿透子宫壁全层，子宫穿孔为子宫壁透壁损伤。损伤可能发生于探针探测宫腔、扩张棒扩张宫颈内口及各种宫腔内操作时。

（二）术后出血

发生率为 16.7%~21.3%，TCRA 术后妊娠患者也可能出现流产、早产、胎盘粘连等并发症，预防需要术后近进宫腔镜二探和及时分离。

【参考文献】

［1］夏恩兰 . 妇科内镜学［M］. 北京：人民卫生出版社，2001：116.

［2］李淑红，翟妍，张震宇，等 . 宫腔镜下宫腔粘连分离术为主导的综合疗法治疗重度宫腔粘连 30 例临床分析［J］. 中国微创外科杂志，2019，19（12）：1074-1078.

［3］曹泽毅 . 中华妇产科学［M］. 第 3 版 . 北京：人民卫生出版社，2014：1457.

［4］李光仪 . 实用妇科腹腔镜手术学［M］. 北京：人民卫生出版社，2019：247-272.

［5］刘新民 . 妇产科手术学［M］. 第 3 版 . 北京：人民卫生出版社，2005：418.

［6］管媚媚，陈勃，刘畅浩，等 . 宫腔镜下宫腔粘连分离术后预防再粘连方法比较［J］. 实用妇产科杂志，2016，32（07）：551-553.

［7］潘秀婷，李容芳，李煜文 . 宫腔镜下宫腔粘连分离术后综合治疗的临床应用效果观察［J］. 中国性科学，2019，28（04）：73-77.

第九节　宫腔镜下子宫纵隔切除术

纵隔子宫是双侧副中肾管的融合、腔化或吸收受阻造成的子宫解剖学异常，因子宫的融合并未受阻，子宫的外观是一个整体，宫底浆膜面无明显分离。子宫纵隔可有不同的长度和宽度，可仅分开宫腔的一部分或延伸至宫体全长。仅将宫腔部分隔开者称为不完全纵隔子宫；从宫底至宫颈口将宫腔完全分隔为两部分者为完全纵隔子宫。20%~25% 的子宫纵隔患者合并有阴道纵隔。目前微创外科手术疗法日趋成熟，子宫纵隔可以得到更好的处理，本节重点讲述宫腔镜下子宫纵隔切除术（transcervical resection of septum，TCRS）。

TCRS 是目前治疗子宫纵隔的最优手段，是应用连续灌流宫腔电切镜，环形电极切除或针状电极分离宫腔内隔板，恢复宫腔形态的手术。术中无明显出血，术后并发症少，且手术简单，能极大改善生殖预后，有效提高患者的妊娠率，该手术成为子宫纵隔治疗的金标准。

子宫纵隔使子宫的对称形态发生改变，且会影响正常的生育功能，一般妇科检查无明显异常，可从超声检查中发现，部分患者仔细检查也可发现阴道纵隔。子宫纵隔的诊断要点主要为以下两点：①宫底内轮廓凸向宫腔的深度大于宫底肌层厚度的 1/2。②宫底外形凹陷深度小于肌层厚度的 1/2。子宫纵隔的临床主要表现为复发性流产、早产、胎位异常、胎儿生长受限等。

（一）适应证

不是所有的子宫纵隔都需要进行手术治疗。明确诊断后，应根据患者的临床症状、生育要求及既往孕产史等因素决定个体化的治疗方案。术前超声、宫腔镜检查或宫腹腔镜联合检查可疑或诊断为子宫纵隔，并伴有以下症状可进行手术。

（1）有自然流产史两次以上，或者原因不明的不孕。

（2）需进行辅助生殖技术的原发不孕症。

（3）有宫腔积血、周期性腹痛或急腹症症状。

（4）纵隔深度大于 8mm 者。

（二）禁忌证

由于妊娠期子宫血供丰富、术中容易水中毒、宫腔变大、妊娠可能导致宫腔形态左右不对称、术后容易导致宫腔粘连等原因，不建议在妊娠物清除术中同时行 TCRS。

三、术前准备

（一）术前一般准备

■ 1. 术前评估

在进行手术之前，应该进行妊娠失败其他因素的评估，包括夫妇双方的染色体检查，黄体中期血清孕激素水平，黄体晚期子宫内膜活检评价成熟度，检测血 TSH 评价亚临床甲状腺功能减退，查部分凝血酶原时间（PTT）、抗心磷脂抗体（ACA）和抗核抗体（ANA），检测自体和异体免疫情况，作子宫内膜活检排除慢性子宫内膜炎。完善三大常规、心电图等检查。有多次早期流产史而无其他原因的患者应进行人组织相容性抗原（HLA）的检测。排除肾脏畸形者，副中肾管与中肾管在胚胎时期的密切关系，泌尿系畸形常与子宫畸形同时存在，应做静脉肾盂造影进行评估。

■ 2. 术前准备

手术应在月经干净后近期进行，以免窄小宫腔被覆较厚内膜，视野不清，操作困难。子宫颈预处理及麻醉可于手术前晚置宫颈扩张棒于宫颈内口以上，完全纵隔患者扩张棒置入任何一个宫腔均可，以软化子宫颈方便手术进行。

（二）麻醉与体位

（1）麻醉方式：腹腔镜监护者全身麻醉，超声监护者硬膜外麻醉。

（2）体位：膀胱截石位。

四、手术操作步骤与技巧

（一）手术操作步骤

（1）手术最好同时进行腹腔镜的监护或腹部超声监护。

（2）宫腔镜下详细观察阴道通畅度、宫颈数目及形态、宫腔纵隔和宫腔大小与形态，包括区分纵隔和不完全纵隔等。

（3）用连续灌流宫腔电切镜，自纵隔末端一侧开始，环形电极向另一侧切割隔板，然后自另一侧往回切。重复切割操作，达宫底部。或用针状电极自隔板末端小心前推，分离隔板，再交替自一侧向对侧横向划开隔板，直至宫底部。切割或分离时应注意电极的方向及穿透深度，左右对等进行，注意观察宫腔的对称性，避免一侧切割过深，导致子宫变形。也可用环形电极自一侧宫底向纵隔末端纵向切割，切除长条形组织，然后再自对侧切割，依次重复操作，直至切除隔板。

（4）宫底部创面需用电极小心修整，注意勿切割过深伤及子宫底，否则易发生子宫穿孔。有腹腔镜监护时可利用透光试验及反向透光试验观察子宫底厚度。宫腔前后壁创面有多余组织时，可用环形电极切除。

（5）手术结束时两侧宫腔打开，形成一个对称的宫腔。术终宫腔内可放置 IUD，2个月后取出。

（6）子宫完全纵隔的宫腔镜手术：子宫完全纵隔者宫腔内隔板多在宫颈内口水平有缺失，导致两侧宫腔相通，此种情况可于相通处开始切割宫腔内纵隔。若双侧宫腔无相通，可于宫颈内口水平切开纵隔，切通宫腔。如无法判断切割方向，术时可在一侧宫腔内放置指示物，如 Hegar 扩张器、Foley 球囊导管等，由对侧宫腔向指示物提示方向切割隔板。当隔板切通、打宫腔通时可见对侧指示物。取出指示物，继续按照子宫不全纵隔手术方法切割纵隔，直至宫底部。

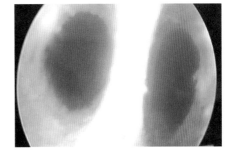

图 7-9-1　子宫不全纵隔术前

子宫不全纵隔手术过程见图 7-9-1~ 图 7-9-3。

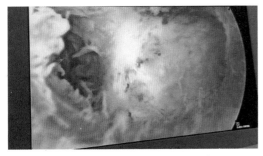

图 7-9-2　子宫不全纵隔术中

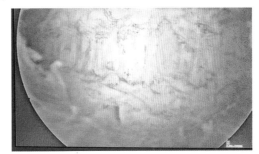

图 7-9-3　子宫不全纵隔术后

（二）术中注意事项

（1）由于子宫纵隔和子宫底部并无界限，子宫角较深，子宫底的浆膜面可能凹陷，TCRS 术可能造成宫底穿孔，因此术中最好有腹腔镜或 B 超监护。手术开始时腹腔镜可观察子宫外形，手术中可观察子宫壁的透光度，掌握切割深度，适时提醒终止手术。

（2）宽大纵隔影响宫腔电切镜操作，切除困难时可改用剪刀行机械性分离切除或激光光纤切开。完全性子宫纵隔只需切除宫体部分的纵隔，子宫颈内隔板可以保留。

五、术后注意事项

（1）术后可使用雌激素和放置 IUD。雌激素可加速切除纵隔后裸露区的上皮化，故术后可人工周期治疗 2 个月。未用雌激素人工周期者术后 4 周、8 周做宫腔镜二探检查；应用人工周期者每周期撤退性出血干净 3~7 天行宫腔镜检查，观察宫腔形态和宫腔创面恢复情况。术后宫腔置 IUD 者于术后 8 周行宫腔镜检查时取出 IUD 并尝试妊娠。

（2）有时可见子宫纵隔术后子宫底部有残留隔板，只要残隔长度＜1cm则无临床意义，可不处理。若残隔较长，或宫腔内形成粘连，可行二次宫腔镜手术切除。

六、手术并发症防治

（1）术后近期并发症最多见的是子宫穿孔，由于宫腔镜手术时患者短时间大量快速吸收灌流液导致体液超负荷及稀释性低钠血症。

（2）术后宫腔镜二探发现宫腔粘连或子宫纵隔未完全切除（≥1cm）者，需进行二次手术。

（3）需注意妊娠晚期子宫破裂的可能，复杂的TCRS术后不宜用前列腺素E2引产。

【参考文献】

［1］夏恩兰.妇科内镜学［M］.北京：人民卫生出版社，2001：116.

［2］曹泽毅.中华妇产科学［M］.第3版.北京：人民卫生出版社，2014：1457

［3］赵子辰，邓姗，陈娜，等.宫腔镜下子宫纵隔切除术后生育结局分析［J］.中国实用妇科与产科杂志，2022，38（03）：327-330. DOI: 10.19538/j. fk2022030116.

［4］杨益民，黄欢，冯力民，等.纵隔子宫诊断与治疗相关临床问题解析［J］.国际妇产科学杂志，2017，44（03）：248-251.

［5］刘新民.妇产科手术学［M］.第3版.北京：人民卫生出版社，2005：418.

第八章	临床技能中心腔镜培训

第一节　培训目的

目前医疗环境下，保证患者安全是手术技能培训的核心和前提。近年来，随着患者安全意识的不断提升，高年资医师在手术中的参与程度呈逐年上升的趋势，而高年资医师在手术中的参与过多，导致住院医师培训机会较少，即使经过住院医师培训，低年资医师也没有足够的信心独立完成手术。在腔镜手术过程中，由于住院医师尚不能够独立完成，高年资医师通常会下意识地在术中进行帮助，以降低住院医师犯错误或术中中转开放的概率。这种下意识的行为影响了手术培训的效果，导致住院医师关键手术步骤得不到足够的训练。此外有研究显示，在手术遇到意外情况或出现非常规情况时，经验不足的住院医师会不自主地放慢速度，而在这种时候，大部分高年资医师会停止教学，且剥夺住院医师继续操作的机会，从而影响住院医师的培训效果。

基于上述的因素，除术中教学外，腔镜培训可以通过移动的腔镜模拟器为住院医师提供更多的练习机会，显著提高操作的速度、精准度，从而缩短同类手术的学习周期。在目前的医疗环境和医疗政策的影响下，住院医师难以通过真实手术获得充足的腔镜技能培训机会，因此腔镜培训的需求逐年增加，为了尽早获得和完善手术技能，越来越多的腔镜技能培训方法、课程以及各类腔镜培训设备加入外科培训领域中来，并对提升外科医生的手术技能起到了非常积极的作用。

随着科技的发展，虚拟现实系统逐渐被用于腔镜培训，这些模拟器可以生成模拟腹腔镜手术界面的训练课程，从简单的任务（如：对镜头的掌握、缝合打结、切割、分离以及钳夹，或是手术的某个步骤）到整个手术。虚拟现实模拟课程不仅能提供真实性极强的手术场景之外，还能提供具有不同复杂性的手术程序。根据受训者的技能水平不同，设置不同训练需求，使受训者的操作难度可以逐级递进，循序渐进地进行。此外，受训者的表现可以由系统直接记录下来，根据客观标准衡量生成评分报告，让受训者了解到自己需要提升的地方，从而加以改进。

腔镜技术在外科临床实习教学中的应用，极大地提高了学生临床实习的兴趣和积极性，不仅有利于教学效果的提高，而且适应当前医疗技术发展趋势和医疗环境，值得推广应用。随着医疗技术的不断发展，以腔镜为主的微创技术已成为外科疾病的主要治疗方式。而微创技术的发展对传统的外科临床教学模式也提出了挑战。众所周知，外科学作为临床教学主干课程，具有教学内容繁多、概念抽象、实践性强等特点，对临床教学具有较高的要求。传统的外科临床教学模式中，对相关解剖学、病理学知识的讲解，教师主要借助于挂图、模型等教学方式实施，而学生往往反映教师讲解不够透彻，内容抽象难懂，不利于学生全面掌握。此外，对于医学生较为感兴趣的手术观摩，更是受限于时间、空间以及无菌原则等方面的要求，很难达到满意的临床实践效果。虽然腔镜技术在外科临床实践中已经积累了较多的经验，但对于进入临床实习的医学生而言，具体的腔镜技术并未涉及。因此加强腔镜技能培训可以使学生更好地掌握外科临床知识及腔镜技术在外科中的应用，提高学生对外科临床知识的学习兴趣和实际动手能力，并且在无风险的训练环境下，学员可以反复操作练习，掌握外科基础技能，正确识别重要的解剖结构及病灶，熟悉手术器械的使用及并发症的处理；根据术式要求，可以实现团队合作训练，练习各种体位摆放及手术入路，并且可以同时练习主刀、助手、扶镜手等角色，可以将训练中掌握的手术技能无缝转移至临床工作中，缩短学习曲线。

第二节　腔镜培训管理制度

临床技能培训中心是开展医学技术技能教学、培训和考核的场所，学员应严格遵守中心各项规章制度，服从中心管理人员和授课教师的管理和指导。

一、中心实训室管理制度

（1）临床技能实训室以及多媒体教室由临床技能培训中心统一管理，使用者应向中心提出申请，由中心统筹安排。

（2）腔镜训练平台除有培训班、考核等外，其他工作日期间实行预约开放制，根据培训人数，采取分科室、分专业时段分配练习时间，各教研室或科室可提前一周向中心管理人员提出预约申请，由中心统筹安排培训时间，如时间有变动，应提前向管理人员说明。各类学员需严格遵守培训时间安排，准时参加培训，如有特殊情况需提前向中心管理人员说明。

（3）中心各实训室由专人负责管理，外来人员进入各实训室必须经负责人同意，未经同意不得入内。

（4）实训教师与学员进入实训室应穿着工作服，佩戴胸牌，长头发者上课时应该将其束起。

（5）实训过程中指导教师不得离开实训室，需认真指导学生实训操作，正确介绍模型、仪器设备的使用方法及注意事项，以免造成损坏。

（6）中心管理人员要做好培训前的准备工作，整理好实训场地及实训所需物品，定期检查仪器设备的运行状况，并向指导教师与参加实训的学员介绍仪器设备的使用方法及注意事项，以保证实训顺利进行。

（7）中心管理人员应严守岗位，尽职尽责，对实训过程进行巡视，及时补充实训所需用物，若发现违反操作规程、损坏物品等不良行为应及时制止。

二、中心仪器设备管理制度

（一）仪器设备使用制度

（1）指导教师和参与实训的学员应遵循"以人为本""以病人为中心"的理念开展医学模拟教学，将教学模型设备看作真实病人进行操作，体现关爱病人、尊重患者的人文精神。

（2）严格遵守中心仪器设备管理制度，未经中心工作人员同意，任何人不得自行使用或移动与该教学无关的仪器设备及教学模型。

（3）开展新的仪器设备教学前，实训教师必须先进行培训，方准独立使用。各类仪器设备使用后应做好《设备使用管理登记本》的记录。

（4）严格遵守各类仪器设备或教学模型的操作流程，实训过程中若发现仪器设备出现故障，应立即报告，严禁擅自处理、拆卸、调整仪器。宫腹腔镜模拟训练仪器及其相应器械均为高值、高精度设备，参与培训的学员操作中必须按正确程序进行操作，切勿暴力操作。

（5）实训后应按操作规范关闭相应仪器设备，并及时清洁用过的器械物品，将教学模型分类归位。腔镜训练遵循按不同对象分级练习原则，从基础模拟训练器、虚拟专科模拟设备逐次开展。初学者必须参加相应培训班，在指导教师辅导下掌握操作规范后方可申请自主练习。

（6）在发生本制度没有明确而涉及教学模型的所有行为时，解释、执行权在临床技能中心。

（二）虚拟专科模拟设备使用注意事项

（1）请尽量使用墙上的插座，勿擅自更换电源线。

（2）在所有接头连接无误后再进行开机，不要自行打开设备机箱，如有需求请寻求技术人员的帮助。

（3）请保持电线始终牢固捆扎，及时打理各器械连接线，避免缠绕及损坏。

（4）请使用设备提供的器械托架来安全放置手术器械。

（5）请在挪动设备前检查轮子，确保没有损坏或卷入异物。

（6）请勿擅自拆下模拟器的任何部件，设备为教学专用，请勿做其他用途。

（7）请勿把任何物品，如键盘、手机或盒子等放在设备或腹部模型空隙内。

（8）请勿将水放置在设备平台上。

（9）请勿卷起、摊平腹部模型皮肤；请勿用塑料包裹腹部模型皮肤。

（10）请勿接入或使用任何非设备提供的零件和器械。

（11）请勿擅自将自带 U 盘插入设备。

（12）请勿堵住主机风扇开口或挡住其前方的空间。

（13）严禁在模型及设备上涂写、标记号，避免墨水等染色物品污损模型设备。

（14）如需清洁设备，在清洁前请先切断电源。

（15）请勿使用粗糙的清洁工具，尽量使用酒精棉片和擦尘布（微纤维）来清洁。

（三）教学仪器维修和保养制度

（1）中心管理人员需维持中心各类仪器设备的正常运行，合理进行各种药品及低值易耗物品的领用，保证各项培训工作顺利进行。

（2）教学过程中，损坏、丢失仪器设备或教学模型者，均应填写"仪器设备损坏丢失报告单"，并注明原因，视情节轻重和损失程度进行赔偿和处理。

三、中心环境与安全

（1）严格遵守中心安全管理制度，禁止在实训室内大声喧哗、嬉戏打闹，不得进行与实训无关的其他活动；严禁携带危险物品进入中心。实训过程中按规定使用和放置易燃易爆、剧毒药品等危险品，杜绝因违章操作、忽视安全而造成的火灾、被盗、中毒、爆炸、触电及人身重大损伤事故的发生。

（2）加强实训教学的安全知识教育。教师在课前认真做好该课的相关安全告知，实训过程中发生实训事故应立即启用紧急处理预案，并及时逐层上报，不得隐瞒不报或拖延上报。

（3）严格遵守医用垃圾管理制度，禁止私自将使用过的医疗垃圾带出中心，如有发现，追究当事者责任。

（4）实训及实验结束时，应通知及配合中心工作人员进行各类仪器设备的清点与检查，关好门窗、水、电源等有安全隐患的设备设施，确保各项实训教学安全。

第三节　腔镜技术培训流程

为了提高内镜与微创诊疗医师专业技术水平，面向全球培养规范化内镜与微创诊疗医师，实现全球微创诊疗规范化，以保证医疗质量与安全，设置系统规范的培训课程，匹配临床经验丰富的讲师团，通过理论结合实践的方式开展腔镜技术规范化培训。

培训对象：住院医师规范化培训生、低年资住院医、进修生、研究生。

培训目的：熟悉腹腔镜及宫腔镜技术相关基础知识，掌握腹腔镜及宫腔镜技术基本操作技能。

培训模式：根据不同阶段水平的学员定制化培训班，进行递进式分期分批次培训，可分为腔镜基础班—模拟训练箱操作技巧培训、腹腔镜中级班、腹腔镜进阶班、宫腔镜中级班、宫腔镜进阶班。

*注：考核合格的学员方可进入下一阶段的培训。

一、腔镜基础班 - 模拟训练箱操作技巧培训

通过训练帮助腔镜手术的初学者适应从直视下的立体视觉过渡到监控器的平面视觉，进行定向和协调的适应，熟悉各种手术器械的使用方法及操作技巧。腹腔镜手术深部的操作与直视手术操作不仅有深浅巨细的差异，更有视觉、定向和动作协调上的差异，初学者必须通过训练才能适应这种变化。直视手术的便利条件之一是术者双眼形成的立体视觉在观察物体和手术野时，因视角不同，能区别远近和相互间的位置，从而进行准确的手法操作。

通过腹腔镜、摄像和监视系统所获得的影像，相当于单眼视觉所见，缺乏立体感，因而判断远近距离时容易产生误差。至于窥镜形成的鱼眼效应（腹腔镜在稍微偏转时，同一物体在显示屏幕上即呈现不同的几何图形）那么更须术者逐渐适应。因此在训练中，要学会把握影像中各物体的大小，结合原实体的大小去估计它们与腹腔镜接物镜镜面间的距离，进行器械操作。术者和助手要有意识地强化平面视觉感，以手术部位脏器和器械经光镜透视后的形状和大小、影像光线的强弱判断器械与脏器的准确位置进行操作。

正常的定向和协调能力是手术操作成功的必要条件，术者根据视觉和定向所获取的信息确定目标方位和距离进行操作；这在日常生活和直视手术中已经形成完整的反射。在窥镜下操作，由于窥镜的方向与操作的方向保持一致，术者的定向方向和运动协调上也易于适应；但在腹腔镜手术时，以往经历形成的定向与协调往往导致错误动作，在模拟训练箱中屡次练习，互相配合，能使定向和协调能力更好地适应新情况，缩短手术时间，减少创伤；因此模拟训练箱操作技巧培训是腔镜手术初学者必须掌握的重要培训之一。

具体培训流程如下：

1. 基础理论授课

由腔镜手术经验丰富的外科医师作为授课导师，培训内容包括但不限于：腹腔镜基

础能量器械使用方法及操作技巧，腹腔镜操作基础技能讲解。

■ **2. 腹腔镜模拟训练箱操作技能练习**

操作技能练习可选用抓持、传递、剪切、缝合、打结进行。

模块一：传豆子。

目的：训练视觉转换、手眼协调、双手配合、腔镜下定位的能力。

要求：1分钟及以内将10粒豆子从一侧容器传递到另一侧容器中。

模块二：钉转移。

目的：训练视觉转换、手眼协调、双手配合、腔镜下定位，力量把控的能力。

要求：将6个三角模块从一侧钉柱空中传递到另一侧钉柱上，再经过传递至原位，必须对角线传递。

模块三：穿隧道。

目的：训练视觉转换、手眼协调、双手配合、镜下纵深感的能力。

要求：绒丝从高到低依次穿过三排隧道。

模块四：剪圈圈。

目的：视觉转化、手眼配合、双手精准配合、镜下剪切。

要求：牵引橡胶模块到最合适的角度，准确切割直到把圆圈完全剪切下来。

模块五：缝合打结。

目的：训练视觉转换、手眼协调、双手配合、精准定位、腔镜下缝合打结的能力。

要求：完成1个外科结 + 1个单结，线结牢靠并在伤口一侧，线尾保留0.5~1cm。

■ **3. 模拟训练箱操作考核**

考核要点：

传豆子：豆子中间传递无掉落，传递10颗豆子。

钉转移：所有三角模块中间无掉落且转移到指定位置。

穿隧道：铁丝共穿过三排隧道。

剪圆圈：外圈无破裂，整圆、光滑。

缝合打结：持针钳夹持针体后1/3，打1个外科结 + 1个单结，线结牢靠，线尾0.5~1cm。

■ **4. 颁发证书**

经上述培训考核后，对学员进行综合评价，为考核合格学员颁发证书。

二、腹腔镜中级班

■ **1. 培训对象**

针对有一定腹腔镜手术基础的高年资住院医师或主治医师，希望提高腹腔镜手术技巧，扩展术式操作能力的医生。参加培训学员必须先完成模拟训练箱操作技巧基础培训，了解基础的腹腔镜解剖学知识，并有一定的腹腔镜操作基础，熟练掌握腹腔镜下基本的剪切、施夹、分离、缝合等技能，可以完成简单的腹腔镜手术。

2. 基础理论培训

由腔镜手术经验丰富的医师作为授课导师，培训内容包括但不限于：腹腔镜适用手术及腹腔解剖结构介绍，腹腔镜手术准备阶段介绍（体位，团队站位，以及穿刺位置选择及放置），腹腔镜常用手术器械介绍。

3. 指导老师操作演示

指导老师进行腹腔镜模拟器操作演示说明输卵管通畅试验操作流程。

4. 腹腔镜模拟器操作技能练习

输卵管通畅试验：根据术式要求调整正确的"病人"体位、选择正确的手术入路及器械，进行腹腔探查；探查骨盆关键解剖标志、建立关键安全视野、进行输卵管通畅试验，完成并发症处理。

5. 腹腔镜模拟操作技能考核

输卵管通畅试验。

6. 颁发证书

经上述培训考核后，对学员进行综合评价，为考核合格学员颁发证书。

三、腹腔镜进阶班

1. 培训对象

针对已完成模拟训练箱操作技巧基础培训，并通过腹腔镜中级班的学员进行进一步提升的腹腔镜操作技能培训。

2. 基础理论培训

由腔镜手术经验丰富的医师作为授课导师，培训内容包括但不限于：腹腔镜适用手术及腹腔脏器解剖介绍，双侧输尿管的识别技巧讲解，异位妊娠—输卵管切除术操作技巧说明。

3. 指导老师操作演示

指导老师进行腹腔镜模拟器操作演示说明—双侧输尿管的识别或异位妊娠—输卵管切除术。

4. 腹腔镜模拟器操作练习

（1）双侧输尿管的识别：根据术式要求调整正确的"病人"体位，选择正确的手术入路，正确地持腹腔镜探查骨盆关键解剖标志，在左侧骨盆上缘处触诊子宫，跟随输尿管进行识别。

（2）异位妊娠—输卵管切除术：进行正确的体位调整及入路选择，调整子宫位置，选择正确的器械吸净腹腔积血，抬起并打开输卵管，吸取滋养层细胞，冲洗和凝血，检查是否成功移除病灶。

■ 5. 腹腔镜模拟操作技能考核

双侧输尿管的识别或异位妊娠—输卵管切除术。

■ 6. 颁发证书

经上述培训考核后，对学员进行综合评价，为考核合格学员颁发证书。

四、宫腔镜中级班

■ 1. 培训对象

针对不熟悉宫腔镜使用与操作的医学生或妇产科住院医生。

■ 2. 培训目的

（1）熟悉宫腔镜下女性生殖系统的解剖结构。

（2）熟悉常用宫腔镜手术设备与器械。

（3）进行安全有效的宫腔镜诊断。

（4）使用电切镜进行安全有效的宫腔息肉与肌瘤的切除。

■ 3. 基础理论培训

由宫腔镜手术经验丰富的妇科医师作为授课导师，培训内容包括但不限于：宫腔镜适应证及禁忌证，宫腔镜手术常用器械操作技巧，宫腔镜息肉手术技巧讲解，宫腔镜肌瘤手术技巧讲解等。

■ 4. 指导老师操作演示

指导老师进行宫腔镜模拟器操作演示—子宫息肉切除、子宫肌瘤切除。

■ 5. 宫腔镜模拟器操作练习

进行膨宫、形成清晰视野，并进行安全导航；识别左、右两侧输卵管开口；正确地把持摄像头，通过电切镜进行子宫息肉及肌瘤切除，再次检查宫腔及所有可视病灶。

■ 6. 宫腔镜模拟操作技能考

子宫息肉切除、子宫肌瘤切除。

■ 7. 颁发证书

经上述培训考核后，对学员进行综合评价，为考核合格学员颁发证书。

五、宫腔镜进阶班

1. 培训对象

熟悉宫腔镜使用与操作的医学生或妇产科住院医生。

2. 培训目的

（1）熟悉宫腔镜下女性生殖系统的解剖结构。

（2）熟悉常用宫腔镜手术设备与器械。

（3）进行安全有效的宫腔镜诊断。

（4）使用滚球电极安全有效地去除子宫内膜表面。

3. 基础理论培训

由宫腔镜手术经验丰富的妇科医师作为授课导师，培训内容包括但不限于：滚球电极子宫内膜去除术术式讲解，宫腔镜手术并发症诊断与处理。

4. 指导老师操作演示

指导老师进行宫腔镜模拟器操作演示—滚球电极子宫内膜去除术。

5. 宫腔镜模拟器操作练习

进行膨宫，建立清晰视野，通过识别左、右两侧输卵管开口，确认宫腔镜正确置入。在维持清晰视野的同时，熟练把持摄像头经过整个子宫内膜表面，彻底检查整个宫腔，按照系统化的方式使用滚球切除全部子宫内膜表面，并且不切除宫颈内膜；再次检查所有可视病灶。

6. 宫腔镜模拟操作技能考

滚球电极子宫内膜去除术。

7. 颁发证书

经上述培训考核后，对学员进行综合评价，为考核合格学员颁发证书。

第四节　考试标准

一、基础技能

见表 8-4-1~ 表 8-4-6。

表 8-4-1　传豆子技能考核评分表

项目	技术要求	分值	考试评分
素质要求	仪表大方，举止端庄，轻盈矫健；服装鞋帽整洁，头发、着装符合要求	2	
操作前准备	正确开机，检查仪器性能	1	
	准备操作器械：1 把分离钳，1 把抓钳	2	
操作步骤	（1）双手操作，非优势手夹起一粒豆子经过空中传递给优势手，将黄豆放置到另一侧容器中	4	
	（2）无豆子掉落（有 1 粒豆子传递过程中掉落扣 2 分；有 2 粒豆子掉落则扣 4 分；有 3 粒及以上豆子掉落不得分）	6	
	（3）豆子一次只能夹一粒，一次夹两粒豆子扣 2 分	2	
	（4）豆子未经传递，直接放入另一容器内扣 2 分	4	
	（5）良好深度感觉（出现 1 次抓空现象扣 1 分）	4	
	（6）操作轻柔（出现 1 次粗暴操作扣 1 分）	5	
操作时间	（1）时间（秒）<40	65	
	（2）时间（秒）≤ 50	60	
	（3）时间（秒）≤ 60	55	
	（4）时间（秒）>60	不得分	
综合评价	操作熟练、程序清楚、动作轻、稳、准、时间适宜	5	
总分		100	

考核者签名：　　　　　　　　　　　　　　　　　考核时间：　　年　　月　　日

■■■ 表 8-4-2　钉转移技能考核评分表

项目	技术要求	分值	考试评分
素质要求	仪表大方，举止端庄，轻盈矫健；服装鞋帽整洁，头发、着装符合要求	2	
操作前准备	正确开机，检查仪器性能	1	
	准备操作器械：1 把分离钳，1 把抓钳	2	
操作步骤	（1）双手操作，非优势手从一侧钉柱上抓起一个三角模块经过空中传递给对侧优势手放置在对侧距离最远的钉柱上（必须对角线传递）	4	
	（2）无三角模块掉落（有 1 个三角模块传递过程中掉落扣 2 分；有 2 个三角模块掉落扣 4 分；有 3 个三角模块掉落不得分）	6	
	（3）良好深度感觉（出现 1 次抓空现象扣 1 分）	4	
	（4）操作轻柔（出现 1 次粗暴操作扣 1 分）	4	
	（5）操作器械不可夹三角模块的中间圆孔处（出现一次此项不得分）	2	
	（6）三角模块未经传递直接放到对侧钉柱上	5	
操作时间	（1）时间（秒）<120	65	
	（2）时间（秒）≤ 165	60	
	（3）时间（秒）≤ 210	55	
	（4）时间（秒）>210	不得分	
综合评价	操作熟练、程序清楚、动作轻、稳、准、时间适宜	5	
总分		100	

考核者签名：　　　　　　　　　　　　　　　　　　　　考核时间：　　年　　月　　日

表 8-4-3　穿隧道技能考核评分表

项目	技术要求	分值	考试评分
素质要求	仪表大方，举止端庄，轻盈矫健；服装鞋帽整洁，头发、着装符合要求	2	
操作前准备	正确开机，检查仪器性能	1	
	准备操作器械：1 把分离钳，1 把抓钳	2	
操作步骤	（1）穿隧道从高到低传递	2	
	（2）抓钳抓持绒丝 1cm 处穿过圆环，并在两圆环之间完成传递	3	
	（3）无空环穿过（有 1 个空环穿过扣 2 分；有 2 个空环穿过扣 4 分；有 3 个空环及以上空环不得分）	6	
	（4）良好深度感觉（出现 1 次抓空现象扣 1 分）	4	
	（5）分离钳、抓钳不得穿过圆环抓持绒丝	5	
	（6）抓钳抓起绒丝不可直接穿过多个圆环	5	
操作时间	（1）时间（秒）<120	65	
	（2）时间（秒）≤ 150	60	
	（3）时间（秒）≤ 180	55	
	（4）时间（秒）>180	不得分	
综合评价	操作熟练、程序清楚、动作轻、稳、准、时间适宜	5	
总分		100	

考核者签名：　　　　　　　　　　　　　　　考核时间：　　年　　月　　日

■■■ 表 8-4-4 剪圈圈技能考核评分表

项目	技术要求	分值	考试评分
素质要求	仪表大方，举止端庄，轻盈矫健；服装鞋帽整洁，头发、着装符合要求	2	
操作前准备	正确开机，检查仪器性能	1	
	准备操作器械：1把分离钳，1把分离剪	2	
操作步骤	（1）左手使用分离钳抓起近端模块边缘，右手剪刀从模块边缘开始剪切	3	
	（2）左手使用分离钳抓持左侧模块并给予一定张力，右手剪刀沿红色边界剪切，不得超过红色边界	4	
	（3）左手使用分离钳抓持右内侧模块并给予一定张力，充分暴露剪切部位，保证剪切线在红色边界范围内	6	
	（4）良好深度感觉（出现1次空剪现象扣1分）	4	
	（5）操作轻柔（出现1次粗暴操作扣1分）	4	
	（6）外圈无破裂，整圆，光滑	4	
操作时间	（1）时间（秒）<90	65	
	（2）时间（秒）≤180	60	
	（3）时间（秒）≤240	55	
	（4）时间（秒）>240	不得分	
综合评价	操作熟练，程序清楚，动作轻、稳、准，时间适宜	5	
总分		100	

考核者签名：　　　　　　　　　　　　　　　　考核时间：　年　月　日

表 8-4-5 缝合打结技能考核评分表

项目	技术要求	分值	考试评分
素质要求	仪表大方，举止端庄，轻盈矫健；服装鞋帽整洁，头发、着装符合要求	2	
操作前准备	正确开机，检查仪器性能	1	
	准备操作器械：1 把持针器，1 把分离钳，1 把腔镜剪刀，带针缝线	2	
操作步骤 1	（1）双手配合调整缝针的角度（针持和缝针内角成 100°~120°）	2	
	（2）距离切口下方 0.5cm 处进针	1	
	（3）垂直进针（1 分），旋转手腕对称出针（1 分）	2	
	（4）绕线打结必须在切口正上方	2	
	（5）缝针、器械均在可视范围内，超过 3 处不在可视范围不得分	4	
	（6）绕线打结熟练流畅（2 分），对模块无牵拉（2 分），在可视范围内间断抽线（2 分）	6	
操作步骤 2	（1）完成 1 个外科结 + 1 个单结	2	
	（2）切口闭合严密，两边对齐	2	
	（3）线结在切口一侧（2 分），松紧适宜（2 分）	2	
	（4）剪线时剪刀凹面背对切口保护组织（1 分）；线尾保留 0.5 ~ 1cm（1 分）	2	
操作时间	（1）时间（秒）<90	65	
	（2）时间（秒）≤ 130	60	
	（3）时间（秒）≤ 180	55	
	（4）时间（秒）>180	不得分	
综合评价	操作熟练、程序清楚、动作轻、稳、准、时间适宜	5	
总分		100	

考核者签名： 考核时间： 年 月 日

■ 表 8-4-6 腔镜基础技能综合能力考核评分表

	测试模块	考核要点		内容	分值	得分	总分
模块	传豆子（占比20%）	豆子中间传递无掉落，传递10颗豆子	操作时间	1. 时间（秒）<40	65		
				2. 时间（秒）≤ 50	60		
				3. 时间（秒）≤ 60	55		
				4. 时间（秒）>60	不得分		
			操作质量	考官评分	35		
	钉转移（占比20%）	所有三角模块中间无掉落且转移到指定位置	操作时间	1. 时间（秒）<120	65		
				2. 时间（秒）≤ 165	60		
				3. 时间（秒）≤ 210	55		
				4. 时间（秒）>210	不得分		
			操作质量	考官评分	35		
	穿隧道（占比20%）	铁丝共穿过三排隧道	操作时间	1. 时间（秒）<120	65		
				2. 时间（秒）≤ 150	60		
				3. 时间（秒）≤ 180	55		
				4. 时间（秒）>180	不得分		
			操作质量	考官评分	35		
	剪圆圈（占比20%）	外圈无破裂，整圆、光滑	操作时间	1. 时间（秒）<90	65		
				2. 时间（秒）≤ 180	60		
				3. 时间（秒）≤ 240	55		
				4. 时间（秒）>240	不得分		
			操作质量	考官评分	35		
	缝合打结（占比20%）	持针钳夹持针体后1/3，打1个外科结＋1个单结，线结牢靠，线尾0.5～1cm	操作时间	1. 时间（秒）<90	65		
				2. 时间（秒）≤ 130	60		
				3. 时间（秒）≤ 180	55		
				4. 时间（秒）>180	不得分		
			操作质量	考官评分	35		
总分							

考核者签名：   考核时间：   年 月 日

二、宫腔镜中阶

见表 8-4-7、表 8-4-8。

表 8-4-7   息肉切除术评分表

项目	技术要求	分值	客观评分	考试评分
素质要求	仪表大方，举止端庄，轻盈矫健；服装鞋帽整洁，头发、着装符合要求	2	/	
操作前准备	1. 术前病例分析	2		
	2. 正确开机，检查仪器性能。根据术者操作习惯及手术入路方式调整体位及设备	2		
	3. 选择操作器械：宫腔镜	4		
	4. 通过窥阴器缓慢置入宫腔镜，操作轻柔，无暴力操作	5		
操作步骤(上机操作考核成绩计340分，占总成绩80%)	切除病灶值 ≥ 95%	100		
	器械在未与组织接触的情况下激活时长 ≤ 3 秒	20		
	推动时工具处于活动状态次数为零	20		
	与宫颈接触次数 ≤ 1	20		
	与宫腔接触次数 ≤ 1	20		
	手术时长 ≤ 3 分钟	40		
	器械累计活动路径长度 ≤ 900mm	30		
	摄像头矫正 ≥ 95%	10		
	宫腔探查面积 ≥ 90%	30		
	左侧输卵管开口探查时长 ≥ 1 秒	5		
	右侧输卵管开口探查时长 ≥ 1 秒	5		
	操作视野模糊时长 ≤ 20 秒	20		
	膨宫不佳时长 ≤ 5 秒	10		
	膨宫介质 ≤ 500ml	10		
综合评价	操作熟练、程序清楚、动作轻、稳、准、时间适宜	5	/	
总分		100		

考核者签名：   考核时间：   年   月   日

■■ 表 8-4-8 子宫肌瘤切除术技能考核表

项目	技术要求	分值	客观评分	考试评分
素质要求	仪表大方，举止端庄，轻盈矫健，服装鞋帽整洁，头发、着装符合要求	2		
操作前准备	1. 术前病例分析	2	/	
	2. 正确开机，检查仪器性能。根据术者操作习惯及手术入路方式调整体位及设备	2		
	3. 选择操作器械：宫腔镜	4		
	4. 通过窥阴器缓慢置入宫腔镜，操作轻柔，无暴力操作。	5		
操作步骤（上机操作考核成绩计 340 分，占总成绩 80%）	切除病灶值 ≥ 98%	100		
	器械在未与组织接触的情况下激活时长 ≤ 3 秒	20		
	推动时工具处于活动状态次数为零	20		
	与宫颈接触次数 ≤ 1	20		
	与宫腔接触次数 ≤ 1	20		
	手术时长 ≤ 4 分钟	40		
	器械累计活动路径长度 ≤ 900mm	30		
	摄像头矫正 ≥ 95%	10		
	宫腔探查面积 ≥ 85%	30		
	左侧输卵管开口探查时长 ≥ 1 秒	5		
	右侧输卵管开口探查时长 ≥ 1 秒	5		
	操作视野模糊时长 ≤ 40 秒	20		
	膨宫不佳时长 ≤ 20 秒	10		
	膨宫介质 ≤ 500ml	10		
综合评价	操作熟练、程序清楚、动作轻、稳、准、时间适宜	5	/	
总分		100		

考核者签名：   考核时间：   年   月   日

三、宫腔镜高阶

见表 8-4-9。

表 8-4-9　滚球电极子宫内膜去除术技能考核表

项目	技术要求	分值	客观评分	考试评分
素质要求	仪表大方，举止端庄，轻盈矫健；服装鞋帽整洁，头发、着装符合要求	2		
操作前准备	1. 术前病例分析	2	/	
	2. 正确开机，检查仪器性能。根据术者操作习惯及手术入路方式调整体位及设备	2		
	3. 选择操作器械：宫腔镜	4		
	4. 通过窥阴器缓慢置入宫腔镜，操作轻柔，无暴力操作	5		
操作步骤（上机操作考核成绩计 320 分，占总成绩 80%）	电凝子宫表面面积值 ≥ 80%	60		
	电凝过宫颈表面面积值 ≤ 5%	20		
	电凝质量（深度）≥ 80%	20		
	器械在未与组织接触的情况下激活时长 ≤ 15 秒	20		
	与宫颈接触次数 ≤ 1	20		
	与宫腔接触次数 ≤ 1	20		
	手术时长 ≤ 6 分钟	40		
	器械累计活动路径长度 ≤ 4000mm	30		
	摄像头矫正 ≥ 95%	10		
	宫腔探查面积 ≥ 85%	30		
	左侧输卵管开口探查时长 ≥ 1 秒	5		
	右侧输卵管开口探查时长 ≥ 1 秒	5		
	操作视野模糊时长 ≤ 10 秒	20		
	膨宫不佳时长 ≤ 10 秒	10		
	膨宫液用量 ≤ 1200ml	10		
综合评价	操作熟练、程序清楚、动作轻、稳、准、时间适宜	5	/	
总分		100		

考核者签名：　　　　　　　　　　　　　　　　考核时间：　　年　　月　　日

四、腹腔镜中阶

见表 8-4-10。

表 8-4-10 腹腔镜下输卵管通畅试验技能考核表

项目	技术要求	分值	客观评分	考试评分
素质要求	仪表大方，举止端庄，轻盈矫健；服装鞋帽整洁，头发、着装符合要求	2		
操作前准备	1. 术前病例分析	2		
	2. 正确开机，检查仪器性能。根据术者操作习惯及手术入路方式调整体位及设备	2	/	
	3. 正确握持腹腔镜，并根据术式要求及时准确地切换无创抓钳、弯钳、剪刀、电钩、冲洗吸引器等相应器械	4		
	4. 镜头及所有器械必须通过穿刺口进入腹腔进行操作，操作轻柔，无暴力操作	5		
操作步骤	★准备任务（体位调整及入路选择）	√（×）		★标注项目为必须完成任务，任何一项未完成本次考核视为不合格
	★沿顺时针方向探查腹腔	√（×）		
	★探查骨盆关键解剖标志	√（×）		
	★进行输卵管通畅试验	√（×）		
	拿出所有器械，结束操作	√（×）		
	操作时长 ≤ 4 分钟 30 秒	50		（上机操作考核成绩计150分，占总成绩80%)
	临床警告（严重操作错误）	30		
	镜头接触到脏器	20		
	镜头与器械、器械与器械之间相互触碰	10		
	镜头累计活动路径长度 ≤ 280mm	20		
	所有器械累计活动路径长度 ≤ 130mm	20		
综合评价	操作熟练、程序清楚、动作轻、稳、准、时间适宜	5	/	
总分		100		

考核者签名：　　　　　　　　　　　　　　　　考核时间：　　年　月　日

五、腹腔镜高阶

见表 8-4-11、表 8-4-12。

表 8-4-11　腹腔镜下异位妊娠—输卵管切除术技能考核表

项目	技术要求	分值	客观评分	考试评分
素质要求	仪表大方，举止端庄，轻盈矫健；服装鞋帽整洁，头发、着装符合要求	2		
操作前准备	1. 术前病例分析	2	/	
	2. 正确开机，检查仪器性能。根据术者操作习惯及手术入路方式调整体位及设备	2		
	3. 正确握持腹腔镜，并根据术式要求及时准确地切换无创抓钳、弯钳、剪刀、电钩、冲洗吸引器等相应器械	4		
	4. 镜头及所有器械必须通过穿刺口进入腹腔进行操作，操作轻柔，无暴力操作	5		
操作步骤	★准备任务（体位调整及入路选择）	√(×)		★标注项目为必须完成任务，任何一项未完成本次考核视为不合格
	★调整子宫位置	√(×)		
	★吸净腹腔积血	√(×)		
	★抬起并钳夹输卵管	√(×)		
	★完整切除输卵管	√(×)		
	★冲洗和凝血	√(×)		
	★检查是否成功切除	√(×)		
	★拿出所有器械，结束操作	√(×)		
	操作时长≤5分钟30秒	50		（上机操作考核成绩计150分，占总成绩80%）
	临床警告（严重操作错误）	30		
	镜头接触到脏器	20		
	镜头与器械、器械与器械之间相互触碰	10		
	镜头累计活动路径长度≤70mm	20		
	所有器械累计活动路径长度≤750mm	20		
综合评价	操作熟练、程序清楚、动作轻、稳、准、时间适宜	5	/	
	总分	100		

考核者签名：　　　　　　　　　　　　　　　　考核时间：　　年　月　日

■■■ 表 8-4-12　腹腔镜下右侧输尿管识别技能考核表

项目	技术要求	分值	客观评分	考试评分
素质要求	仪表大方，举止端庄，轻盈矫健；服装鞋帽整洁，头发、着装符合要求	2	/	
操作前准备	1. 术前病例分析	2	/	
	2. 正确开机，检查仪器性能。根据术者操作习惯及手术入路方式调整体位及设备	2		
	3. 正确握持腹腔镜，并根据术式要求及时准确地切换无创抓钳、弯钳、剪刀、电钩、冲洗吸引器等相应器械	4		
	4. 镜头及所有器械必须通过穿刺口进入腹腔进行操作，操作轻柔，无暴力操作	5		
操作步骤	★准备任务（体位调整及入路选择）	√（×）		★标注项目为必须完成任务，任何一项未完成本次考核视为不合格
	★探查骨盆关键解剖标志	√（×）		
	★在右侧骨盆上缘处触诊子宫	√（×）		
	★跟随右输尿管循行路径完成指定位置探查	√（×）		
	★拿出所有器械，结束操作	√（×）		
	操作时长 ≤ 3 分钟	50		（上机操作考核成绩计 150 分，占总成绩 80%）
	临床警告（严重操作错误）	30		
	镜头接触到脏器	20		
	镜头与器械、器械与器械之间相互触碰	10		
	镜头累计活动路径长度 ≤ 130mm	20		
	所有器械累计活动路径长度 ≤ 120mm	20		
综合评价	操作熟练、程序清楚、动作轻、稳、准、时间适宜	5	/	
总分		100		

考核者签名：　　　　　　　　　　　　　　　　　　考核时间：　　年　　月　　日

第九章	医患沟通

近年来，医患关系紧张，医疗纠纷不断，医患关系是当前人们所关心的一个热点。医生和患者之间本来应是相互信任、相互配合的协作关系，但一些地方这种关系已经发展到可谓紧张的地步，这种关系产生的原因很多，其中医患沟通不足、不充分是重要因素。

医患沟通（doctor-patient communication）是现代医学实践的思维方式和行为准则，是医疗卫生服务重要的过程环节，是医学专业与人文言行融合的平台。它是提高诊疗技术与人文服务水平，取得患者和社会的信任与合作，促进医学事业与社会文明进步和发展的必要方式。腹腔镜下进行手术治疗是目前最常施行的手术之一。手术治疗的创伤性和高风险性以及其他的主客观因素，决定了以手术治疗为主的外科是医疗纠纷的高发区，外科也成为暴力伤医事件的重灾区。除了要有熟练的手术操作能力，强化手术治疗中的医患沟通，增强整个治疗过程的透明度，尊重患者的知情同意权，对促进医患之间的相互理解和信任、构建和谐的医患关系具有重要意义。

第一节　医患沟通概论

一、医患沟通的含义

医患沟通的含义在医疗卫生和保健工作中，医患双方围绕诊疗、服务、健康及心理和社会等相关因素，以患者为中心，以医方为主导，将医学与人文相结合，通过医患双方各有特征的全方位信息的多途径交流，使医患双方达成共识并建立信任合作关系，指引医护人员为患者提供优质的医疗服务，达到维护健康、促进医学发展的目的。

二、医患沟通基本原则

（一）以人的健康为本

以人的需求为价值取向，现代社会发展过程中，人与人、人与自然和谐发展的理论已成为全社会的共识。如今人们不仅需要优质的医疗技术服务，还需要心理和精神上的关怀与尊重。"以人为本"核心内容之一是人的身心健康，应对了现代医学模式的转变，同时对医疗服务提出了更深层次的要求。在医疗卫生服务中，既要尽可能满足患者治愈身体疾病的需求，又要对患方心理给予尊重、平等、关爱、同情等精神慰藉。医患沟通的重要目的就是给患方更多人文关怀，促进其身心健康与和谐，使患方满意。

（二）注重诚信行医

诚信是一个人或组织在社会中赖以生存和发展的基石，也是医患沟通的基础和前提。只有重诚信，才能建立良好的医患关系。作为医务人员首先要主动去赢得患者的信任，只有在医疗服务的各环节中，言行举止更诚实、更守信，才能获得患者的信任和配合，增强患者的依从性，从而使患者更加尊重医务人员。医患沟通中的诚信，不仅是话语的真实，更是医务人员恪守医德、遵章守法的行为和优良医疗能力的综合体现。

（三）维护患方权益

医患沟通作为医疗行为的重要组成部分，在维护患者权益方面发挥着其他具体医疗行为不可替代的作用。医患之间重要信息的传递能够直接保护患方的认知权、知情同意（选择）权、平等医疗权、个人隐私权等。因此，医务人员必须将维护患方合法权益作为重要的职业操守，并用医患沟通这个有效的临床路径加以实现。

（四）尊重医学科学

随着当代科学的进步，不断涌现的医药科学与高科技手段提供了更加直观与准确的医学信息，医务人员应把握好尊重医学科学与实施人文关怀的尺度，将人文关怀作为沟通的目标，将医学科学作为沟通的基础，客观真实地反映诊断、治疗、风险及预后，即理性传达医学科学信息，从而使患方全面、正确地认知医疗相关信息。

（五）有效地表达信息

医方有效地表达信息才能与患方达到有效的交流，医患才能产生共识进而分享利益。医疗中，医方占主导地位，因此，医方必须有效地表达各种信息，可归纳为4种语言：口头语言、肢体语言、书面语言及环境语言。医疗服务中的规律显示，由于肢体语言和口头语言信息直接体现了医者救死扶伤的态度和医学人文精神，患方的感知度最高，因此这两类语言对患方影响更大，效果更好。这提示我们医务人员要善于将4类信息艺术有效地展现给患方。

（六）密切的医患合作

诊疗过程是医患全程合作的过程，医患沟通更需要合作。①医方要主动沟通，才能保持畅通的信息渠道，这是医患沟通的前提。②医方要引导患方，医护人员要耐心倾听患者，充分告知患方相关的医疗信息，在让患方参与医疗决策的过程中，并给予医学专业的指导。③患方自愿是医方医疗行为的必备条件（特殊患者除外）。总之，良好的医患沟通需要医者全程主动引导患方，并给予患方各种力所能及的帮助，将医患沟通的效益最大化。

三、医患沟通的具体过程

■ **1. 问候**

医师主动使用礼貌言语，自我介绍，询问患者称谓，就诊目的、上次就诊情况等。

■ **2. 患者就位**

依据患者病情安排其放松就座或平躺，使患者注意力集中。

■ **3. 融洽关系**

医生对患者表现出尊敬、诚恳、同情、热心，要保持姿态良好、仪容端正、表情和蔼，努力给患者留下好印象。

■ **4. 询问病情**

鼓励、启发患者如实、仔细地叙述病史，耐心倾听，不要随意打断患者的陈述，避免暗示和提问过于复杂。了解患者相关问题、生活、工作、经济、家庭、爱好、不幸经历等，同时进行医患情感互动，医生应鼓励、支持、安慰患者，体谅其的不便和疾苦。

■ **5. 体检沟通**

医生需告知对患者体检的部位，并在体检过程中进行必要地问询。检查前需要洗手、暖手，检查动作要轻柔，尽量避免患者的疼痛和不适感。全过程保护患者的隐私。

■ **6. 检查项目沟通**

针对患者需要做的实验室及影像学检查项目，医生需要简要告知患者必要性和意义、费用等，侵袭性的检查一定要告知不良反应或风险，并进行必要的安慰。

■ **7. 诊断治疗沟通**

根据病史和相关信息、体格检查、实验室检查结果等，向患者说明病情诊断，拟行进一步治疗方案，并讲明治疗的费用、时间、适应性、副作用、预后等。

■ **8. 平等讨论**

鼓励患者充分表述，引导患者清楚表述重要问题，小心处理敏感话题，强调重要线索和关键问题。

■ **9. 患者教育**

为患者提供健康咨询，建议疾病的预防措施等。

■ **10. 建立联系**

如病情需要，可嘱患者复诊并坚持随访。

■ **11. 总结**

简明总结本次诊疗过程，征求患者意见，对患者的信任与合作表示感谢。

■ 12. 反馈

对所诊治的患者进行登记、随访，以便评估治疗效果。

第二节　外科医患沟通

一、外科的特征

外科是研究外科疾病的发生、发展规律及其临床表现、诊断、预防和治疗的科学，是以手术切除、修补为主要治疗手段的科室。手术治疗是外科疾病治疗方法中最重要的一种。随着科学技术的进步，手术治疗范围扩大、手术技术提高、手术普及加快，手术治疗出现了引人瞩目的变化。与其他疗法相比，手术疗法有其自身的特点。

（一）收效快与局限性并存

有些疾病手术可以令其"手到病除"，有些也只是探查或明确诊断，手术对某些疾病的治疗也是其中环节之一，还需要其他医疗措施辅助治疗。

（二）强调团队协作

手术需团队协作，因技术复杂、环节多，涉及临床、医技、后勤等多个部门，围手术期及手术的各环节应达到无缝连接。

（三）治疗具有侵袭性

手术治疗是以拯救患者的生命为目的，但该治疗手段对患者的组织、器官具有一定的侵袭性，易对人体造成损害，对某些患者可能是灾难性的损害。腔镜手术已大大减少了常规手术治疗的侵袭性。

（四）其他特征

外科对医生的技术水平要求高，医疗风险大，对医护人员无菌技术及医院感染管理要求严格，对医疗设备及器械依赖性大。

二、外科患者的特点

无论是何种手术，对患者都是一种心理和生理的强刺激，这种刺激如得不到缓解，将会对手术效果产生一定的影响，加重术后情绪障碍甚至引起并发症。

（一）手术前患者的心理特点

患者手术前常常出现焦虑、恐惧和睡眠障碍等心理反应。引起患者术前焦虑的原因有：对手术安全性缺乏了解，特别是对麻醉几乎是陌生的；对手术医生的技术水平与手术经验不了解、不放心；害怕疼痛，担心手术效果；对手术成功缺乏信心；担心治疗费用超出自己的支付能力；担心手术会影响自己将来学习、生活、工作的安排等。

这些影响因素的个体差异较大。一般年轻的患者反应较严重，女性患者相对明显，文化程度高的患者想法及顾虑较多，性格内向、不善言语表达、情绪不稳定以及既往有心理创伤的患者容易出现焦虑情绪。

（二）手术中患者的心理特点

全身麻醉的患者，会对麻醉前医护人员的言行举止用心倾听、揣摩，对麻醉醒来时的所见所闻特别在意。非全身麻醉的患者，会对手术中医护人员的言行举止用心倾听、揣摩，会对手术器械撞击声格外留心。

（三）手术后患者的心理特点

手术患者的焦虑恐惧、紧张反应不仅仅局限在手术前，也始终伴随至手术后。由于重大手术均有可能引起部分生理功能丧失和体型改变，患者容易出现焦虑、自卑、愤怒、人际关系障碍等心理问题；有些患者可能因术后一时不能生活自理、长期卧床、难以工作、孤独、对手术效果不满意等原因，继发严重的心理障碍。

外科医生应及时了解手术患者的心理，采取适宜的方式与患者沟通，减轻患者的心理应激反应，帮助患者顺利度过围手术期，以期取得最佳的治疗效果。

三、外科医患沟通的方法

手术治疗的创伤性和高风险性，决定了外科是医患沟通障碍的高发区，外科医疗活动的高风险性要求良好的医患沟通。在患者的诊疗过程中，患者实际知道的远远小于应知道的，存在严重的信息缺失、告知不全。部分外科医患沟通没达到目的，简单地说，就是有"沟"未"通"。

在外科医患沟通过程中，医生理应像老师一样循循善诱，践行"同理心"的沟通方式，用最通俗的语言把最复杂的医学道理讲清楚，促进医患间的理解与支持。这是医生的本职，而不是对患者的恩赐。外科医师应该从自身做起，减少医患矛盾。聪明的医生会先和患者交朋友，后给患者做手术，会对手术条件和患者对风险的承受能力做到心中有数，做好充分准备，创造一个良好的医疗环境。

（一）全面了解患方身心与社会信息

希波克拉底有句名言"了解什么样的人得了病，比了解一个人得了什么病更为重要"。病是在人身上发生的，要治病首先是要治疗患病的"人"。因此，先要了解和认识患者的心理特征、心理需要和社会信息，掌握患者心态，是实现有效沟通的重要条件。要认识到患者是带着自己独特的身心需求到外科接受治疗的，要给予患者更多的关怀与照顾，从而使他们身心处于最佳的状态，才有利于提高医患沟通的效率和术后生活质量，减少医疗纠纷。

1. 关注手术患者的心理特征与需要

（1）行为表现异常：手术患者行为表现与其年龄、社会角色不相称。在躯体不适时的哭泣，甚至喊叫，都是为了引起周围人的注意，以期获得关心与同情。平时自己能料理的日常生活也要依赖他人去做，希望得到家人、朋友、医护人员特别的照顾与关怀。

（2）情感脆弱：手术患者常为小事而发火，情绪易激动，莫名的愤怒，怨恨命运，自责、作践自己。

（3）自尊心增强：手术患者自认为应受到特殊照顾，特别注意医护人员的态度，稍有不妥即视为对其不尊重而生气，对治疗不合作，对医生不信任。

（4）恐惧、焦虑：手术对患者是一种强烈的心理刺激，因而恐惧和焦虑是手术患者常见的心理特征。不同年龄阶段的手术患者恐惧心理不同，儿童害怕手术后引起疼痛，青壮年更加关注手术的安全性，对术后康复等问题忐忑不安，老年人则担忧手术的死亡危险。不同疾病的手术患者恐惧心理也不一样，其中，恶性肿瘤中晚期患者常常因担心疾病发展、手术预后差而忧心忡忡。

（5）悲观、失助感：因丧失了劳动能力，或导致了形象变化，手术患者变得异常悲观，少言寡语，对外界事物不感兴趣。有的患者会出现"无能为力、无所适从、听之任之、被动挨打"的情绪反应，进而自暴自弃、放弃治疗，甚至出现轻生的念头。

（6）敏感、多疑：手术患者对声、光、温度等自然环境的变化特别敏感，稍有声响就紧张不安，对别人说话的声调、表情、神态、动作等也会挑剔，易反感。手术患者易盲目猜疑，对诊断是否正确，手术是否成功，医生的水平、责任心等产生怀疑，凡事追根问底，躯体不适的耐受力下降、主观体验增强，易害怕。这些变化都会影响手术的效果。

（7）期待：是指患者对未来美好想象的追求。手术患者盼望自己能够早日手术，一旦安排了手术日又惶恐不安，希望能得到医护人员的特别关照。手术患者期待安全治疗是至关重要的。

2. 了解与手术患者相关的社会信息

（1）心理社会因素：个性特征、情绪状态、应对能力、社会支持、生活事件数量等心理社会因素，对外科手术患者的心理应激程度、手术顺利程度及术后康复状况都有影响。

（2）家庭、社会信息：患者的家庭状况、经济能力、工作性质、文化程度、社会关系等，也是影响医患沟通有效性和治疗方案选择的因素。

（二）手术方案的告知与患方选择

"医生在诊疗活动中应当向患者说明病情和医疗措施。需要实施手术、特殊检查、特殊治疗的，医生应当及时向患者说明医疗风险、替代医疗方案等情况，并取得其书面同意。不宜向患者说明的，应当向患者的近亲属说明，并取得其书面同意。"这是以法律条文形式规定了临床决策的基本路径，其核心点有：一是充分履行医疗告知，尊重患者的选择权，是每个医务人员依法执业的底线；二是医疗方案的选择必须最大限度地让患者及家属参与，患方对临床决策有否决权和选择权。可见，让医生学会"说话"，已不再是道德要求，而是法律要求。

■ 1. 告知患者手术方案

对患者而言，接受手术难免恐惧、焦虑、失眠。如何缓解患者紧张的情绪，争取患者最大限度地配合，手术医生将手术方案告知患者是关键的环节，告知的过程中首先要以同理心不断鼓励患者，舒缓患者的情绪。

外科医生应该先和患者交朋友然后再做手术。医生应在有限的时间内把治疗方案、预期结果、可能发生的医疗意外及并发症清晰地告诉患者和家属，特别说明医疗意外和并发症的预防及力所能及的应对之策，让他们明白你是站在他们的立场上思考问题的，你愿意为他们着想。外科医生必须以诚恳的态度，用患者及家属能听懂的语言和他们沟通，尽量用较短的时间争取他们的配合。

■ 2. 尊重患者的选择权

当我们需要作出手术决策时，常常需要对是否手术、什么时候手术、采取什么术式作出选择，在选择的过程中，一定要让患者参与其中。此过程的沟通要点包括如下几方面。

（1）确保让患者或家属知道正在发生或将要发生的事及原因。

（2）给患者或家属选择的权力。

（3）让患者或家属参与决定。

（4）以建议而非命令或指令的方式与患者或家属沟通。

■ 3. 演好医生的"角色"，把握好沟通的方法

（1）设身处地：医生与患者之间的沟通是一个交换信息、达成一致、共同解决问题的过程。然而，二者在认知上存在一定差距，医生的理性认知与患者及家属的感性认知间存在矛盾，医生要设身处地站在患者的立场上，体验并理解患者的认知和感受，用心灵去感知、思维和体验，做到感同身受。

（2）认真倾听：患者的诉说是内心痛苦的释放，可以消除忧愁与悲伤，医护人员应耐心倾听。积极主动地倾听，不打断患者的话，通过患者的诉说，可以及时掌握患者的病情及心理变化，了解患方身心的真实情况，发现在治疗中忽视的细节。

（3）认同患者的感受：医生要努力营造使患者感到自在和安全的氛围，让患者及

家属能够主动、自由地表达自己的意见。医生应接受、肯定患者的真实感受，并以感同身受的方式来作出反馈。

（4）复述：医生的责任心会通过细节体现出来，对一些关键问题，让患者复述一遍，一来可防止医生自己说错，二来可防止患者听错，既能体现医生始终在关注患者内心的感知，还可以避免很多纠纷的发生。

（5）真诚鼓励：医生要善解患者的难言之隐，鼓励患者把自己的担心、不安说出来，解除压抑在心里的情绪，对患者的鼓励要具体、真诚而及时。

（6）善于观察，注意对方的反应：医生要用心观察表明患者及其家属感受的种种迹象，既包括语言也包括表情等身体语言。

（7）细致对焦：沟通的最终目的是就焦点问题在医患之间达成理解和共识，也就是将患者想知道的和你想告诉患者的都用通俗易懂的语言向患者表达。表达时，首先应注意自身良好的形象，掌握好语调语速，提高语言艺术。每一个医者都必须致力于锻炼日常医疗用语和平易近人的交流方式。其次，应充分利用身体语言，拉近医者与患者的距离。再次，在解释一个复杂的问题时，可充分利用图像、资料、实物标本，将复杂的沟通过程简单化，可以巧妙地应用一些比喻、类比、举例的方法，让患者认同医生的行为。最后，让患者复述你的观点，表示对方真正理解与认同。

（三）术前指导与谈话

外科医生在手术前应该想到手术可能发生什么危险，手术会存在哪些个体差异和解剖变异，应该采取什么措施加以预防和处理，还要对患者进行换位思考。这是外科医生的职责与己任，也是对患者负责和尊重的根本体现。

手术前，患者及其家属希望了解手术的必要性和危险性。外科医生应根据患者的不同情况，采取不同方法对患者作针对性的解释和开导，让患者消除顾虑。如果患者惴惴不安地向医生倾诉感受时，医生只以一句"小手术一个，不必紧张"敷衍，一旦治疗效果不理想或出现手术并发症，患者就会抓住医生说的"小手术一个"而纠缠不休，甚至引发医患冲突。

1. 术前指导

手术前，医护人员应遵循"尊重、不伤害，耐心倾听，鼓励表达"的原则，为患者提供正确的心理疏导，指导患者加强自我训练，调动患者的主观能动性，配合医生迎接手术。例如，培养患者的自我分析能力、控制能力和联想能力，让患者分析自己疾病是采取保守治疗好，还是采取手术治疗好，以主动地控制自己紧张、恐惧的状态。

手术前，要叮嘱患者休息好。睡眠对手术顺利进行是非常必要的，所以，对失眠的患者，要告诉他睡眠是为了手术时减少体力消耗，有利于手术的进行。对害怕手术疼痛的患者，要让他明白为免除疾病折磨，手术是必要的，并告知现有的技术已能很好地控制疼痛，使患者平静地接受手术。

患者进入手术室时，医护人员应以端正的仪表、和气的语言向患者介绍手术室的环境、手术医生及麻醉师，使患者对手术有一个大致的了解，告知患者其亲人正在手术室外等候，使患者知道有许多人在关心他，尽量减少患者到手术室后的陌生无助感，提高患者手术期间的安全感和信任度，增加对手术治愈的信心。

■ 2. 术前谈话

手术前，医生要找患者、患者家属或单位领导谈话，并要求他们在谈话记录上签字，这是一种常规制度。告诉患者手术的名称、方法，让患者了解手术的大致情况和适应办法。例如对非全麻下进行腹部手术的患者，应该告诉他，在牵拉脏器时会有不舒服，但只要尽量放松或作几次深呼吸，就可以减轻，又如对胃肠道术后需放胃管的患者，应事先告诉他术后说话会不方便，在这种情况下应如何表达自己的要求等。

通常情况下，医生是在征得患者及其家属同意后才决定手术的。手术是以损伤为前提的，患者是否接受这种治疗，自己完全有权决定。按常理而言，患者都是在无奈的情况下面临手术的。因此，应向患者及家属充分说明手术的必要性，以及不及时治疗可能产生的严重后果，以利于患者及其家属作出决断。当患者充分体会到不进行手术会产生难以接受的后果时，患者及家属才会对手术后的残存症状表示理解。

在与患者家属谈话时，应注意分清家属与患者的关系及家庭成员的构成。一般来说，排在第一位的是患者的配偶、父母、子女，第二位是患者的兄弟姐妹、祖父母、外祖父母。在同一序列中的每一个人都具有同样的权利，这一点应加以注意，特别是当患者失去表达能力时，有事会因家属的意见不统一而产生医疗纠纷，建议家属先统一认识，然后再作出决定。

手术前，与患者及其家属沟通时要注意：

（1）全面、到位：应着重对术中、术后可能出现的危险与并发症进行全面和到位的说明与解释，特别是有可能危及生命的情况，更要说到位，以使家属在术前就有充分的认识和思想准备。同时，也要对医生为防止和应对风险及并发症所做的准备作适当的介绍，以取得家属的信任和理解。此外，治疗所需的费用，也要在术前让家属了解和准备。

（2）实事求是：谈话切忌主观片面，要实事求是地说明病情、手术疗效与风险，任何的夸大其词都将可能成为医患纠纷的隐患。有针对性地组织交流同类手术患者的信息，更有利于促进患者了解治疗的目的。

（3）善意掩饰：对于某些病情较重，预后较差者，应特别注意谈话技巧。直接对患者谈时，应在执行保护性医疗制度的前提下，满足患者的部分愿望，可以有所保留，但对家属就应把问题说透。

（4）个体化：谈话时，医生不能千篇一律地向所有的手术患者和家属都讲同样的话。要根据每个患者的具体情况，有针对性地进行沟通。

（5）关注患者的安全感受：介绍手术医生和护士情况，以使患者及家属对医护人员有更全面的了解，并产生亲近感，从而增强患者的安全感。

（6）要树立风险共担的理念：医生不能陷入医患沟通的误区——把患者及其家属的签字当作免责、减责的凭据。不能认为有了签字，就可以不承担风险和责任。

（四）手术中的沟通

手术进行中，是医患双方都高度关注的治疗阶段。由于疾病和个体的差异，术中仍然可能发生各种难以预料的情况，加之外科治疗手段的特殊性，决定了术中仍应进行实时的医患沟通。术中医患沟通应做到以下几个方面。

1. 言谈举止要把握分寸

手术中，医护人员切不可在非全麻患者面前表现出惊讶、可惜、无可奈何，以免患者受到不良的暗示或知道了不该知道的病情。医护人员不要讲容易引起患者误会的话如"掉了""断了""糟了"等，以免引起医源性纠纷。

非全身麻醉的患者，对医生在施行手术中的一举一动都会非常认真地体会和考虑，当术后发生一些不良情况时，患者常会把手术中的情况联系起来。在手术台上，还应避免谈论与手术无关的话题，特别是手术患者为清醒状态时，手术医生谈论无关话题和接听电话会使患者产生恐惧、增加危险感，即使手术医生能够保证谈话不会影响手术质量，患者的投诉也在所难免。

2. 必要时术中作补充告知

若在手术过程中发现患者情况与术前预计的不完全相符，考虑需要扩大手术范围或者改变手术方式，甚至可能损伤周围的组织、器官或需要切除预定范围外的组织、器官时，医生应及时告知患者家属，做好有效沟通，征得患者家属的同意并签字后方可继续进行手术。术中出现意外大出血或其他危及生命的情况，也应及时与患者家属沟通。

3. 避免不良刺激对手术的影响

事先要告诉患者在手术中听到医疗器械的碰撞声、医护人员的走动声时，不必惊慌，以免影响麻醉和手术进程。

（五）手术后的沟通

手术结束，并不是一切都平安无事了，术后仍可能发生病情变化，有时甚至是瞬息万变的。医生除了应重视术后患者的观察与处理，还应继续做好医患沟通。术后医患沟通应当重点注意如下几点。

■ **1. 及早沟通**

手术结束后，医生应及时向患者和家属说明手术情况，并再次说明术后病情恢复的一般规律，可能出现的并发症及观察与治疗的方案，使患者及其家属对病情有更深入和客观的认识。

■ **2. 及时说明，消除顾虑**

有时虽然手术非常成功，但对于有些术后身心反应严重的患者，仍可能有较多的不适主诉和顾虑，情绪不稳定。医生要给予指导，帮助患者减少"角色行为"，让患者认识到术后病情是逐渐好转的，以增强患者的信心。

■ **3. 正确指导术后患者的活动**

如叮嘱肺部手术后患者多咳嗽、咳痰、保障气管通畅；腔镜手术后患者适当活动，以加速血液循环，促进康复，一有排气就要告诉医生。告诉他们做这些动作刀口不会裂开等。

■ **4. 适时沟通，及时了解**

在术后出现病情变化或并发症时，应及时向患者家属说明可能的原因、转归和处理方法，以求得患者和家属的理解和配合，并在观察治疗过程中随时进行必要的沟通。

【参考文献】

[1] SUNG H, FERLAYJ,SIEGEL RL, et al. Global cancer statistics 2020: Globocan estimates of incidence and mortality worldwide for 36 cancers in 185 countries [J]. CA Cancer J Clin, 2021, 71(3): 209-249.

[2] 黄健. 中国泌尿外科和男科疾病诊断治疗指南 [M]. 北京: 科学出版社, 2020.

[3] 梅骅, 陈凌武, 高新. 泌尿外科手术学 [M]. 北京: 人民卫生出版社, 2008.